从经典到临床——

国医大师 熊继柏

《内经》与临证治验

熊继柏 著

「十三五」国家重点图书 国医大师文丛

人民卫生出版社
·北京·

图书在版编目（CIP）数据

从经典到临床 . 国医大师熊继柏《内经》与临证治验 /
熊继柏著 . —北京：人民卫生出版社，2020.11
ISBN 978-7-117-30868-7

Ⅰ.①从…　Ⅱ.①熊…　Ⅲ.①中医内科学　Ⅳ.
①R2

中国版本图书馆 CIP 数据核字（2020）第 215794 号

人卫智网	**www.ipmph.com**	医学教育、学术、考试、健康，
		购书智慧智能综合服务平台
人卫官网	**www.pmph.com**	人卫官方资讯发布平台

从经典到临床
国医大师熊继柏《内经》与临证治验
Cong Jingdian dao Linchuang
Guoyi Dashi Xiong Jibai *Neijing* yu Linzheng Zhiyan

著　　者：熊继柏
出版发行：人民卫生出版社（中继线 010-59780011）
地　　址：北京市朝阳区潘家园南里 19 号
邮　　编：100021
E - mail：pmph @ pmph.com
购书热线：010-59787592　010-59787584　010-65264830
印　　刷：保定市中画美凯印刷有限公司
经　　销：新华书店
开　　本：710 × 1000　1/16　印张：19　插页：4
字　　数：311 千字
版　　次：2020 年 11 月第 1 版
印　　次：2022 年 7 月第 2 次印刷
标准书号：ISBN 978-7-117-30868-7
定　　价：65.00 元

从经典到临床——
国医大师熊继柏《内经》与临证治验
整理工作委员会

主任委员:何清湖

副主任委员:李　点　姚欣艳　刘朝圣

委　　员(按姓氏笔画排序):

龙　玲　兰　蕾　许家佗　李　花　吴中平

余绍清　邹晓玲　张伦忠　罗成宇　周　兴

聂　娅　蒋学余　嵇克刚

学习中医经典
立足临证实践

熊继柏 二〇二〇年十月昔

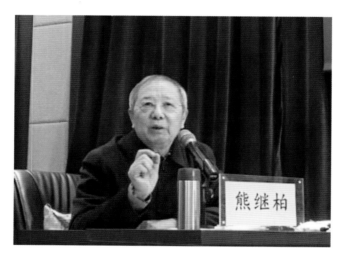

熊继柏教授讲课

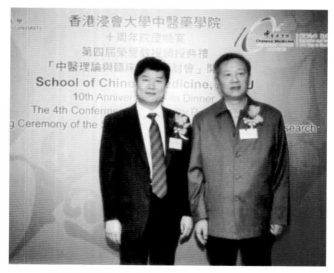

熊继柏教授与北京中医药大学高思华教授合影

熊继柏教授简介

熊继柏,男,1942年出生,湖南省石门县人。国医大师。湖南中医药大学教授,主任医师,博士生导师。湖南省第一届名中医,全国第四、第五、第六批老中医药专家学术经验继承工作指导老师,湖南中医药大学第一附属医院学术顾问、终身教授,香港浸会大学荣誉教授,上海中医药大学名誉教授,内经国际研究院顾问,中华中医药学会内经学分会顾问。

熊氏13岁从祖父熊玉田先生习医,14岁参加联合诊所,先后拜师于常德地区名老中医胡岱峰先生、陈文和先生门下。自幼熟读中医经典及各医家著作,为今后的发展打下了坚实的理论基础。1958年实习当医生,直至1979年,在石门县维新中医院连续从事中医临床21年,积累了丰富的医疗实践经验。1979年年底,经全国中医选拔考试,被选调到湖南中医学院(现湖南中医药大学)任教师,迄今已40余年,对《黄帝内经》(本书统一简称《内经》)进行了专门研究,主讲《内经》课,并主讲过《难经》《金匮要略》《温病条辨》和《中医内科学》,曾先后8次被湖南中医学院(现湖南中医药大学)评为优秀教师、教学效果好的老师和学生最喜爱的老师。

熊氏从事中医临床60余年,始终坚持中医理论与实践相结合,善于辨证论治,精于理法方药,对诊治内科杂病、儿科病及妇科病,均有丰富的临床经验。在诊治急性热病和疑难病证方面,尤有独到的经验,在省内外享有很高的医疗威望,是著名的中医内科专家。1999年被湖南省人事厅、卫生厅评定为湖南省名中医。熊氏的医学著作颇多,代表性著作有《国医大师熊继柏临床现场教学录》《熊继柏医论集》《熊继柏讲〈内经〉》《熊继柏医案精华》《一名真正的名中医——熊继柏临证医案实录1》《疑难病辨治回忆录——熊继柏临证医案实录2》《内经理论精要》《中医创造奇迹》《中医真谛访谈录》《熊继柏医论集》等。

前　言

《从经典到临床——熊继柏〈内经〉与临证治验十三讲》自 2012 年 1 月在人民卫生出版社出版以来,深受全国广大读者喜爱,8 年间多次重印发行。熊老一贯倡导的"熟读经典,立足临床""中医的生命力在于临床"等理念也得到了越来越多中医同行的认可。熊老的著作深入浅出,紧扣临床,真实实用的风格也给广大读者留下了深刻的印象。很多读者通过信件或网络留言等方式,给予《从经典到临床——熊继柏〈内经〉与临证治验十三讲》一书极高的评价,认为这本书既有对中医经典尤其是《内经》学习方法的指导,又有熊老治疗临床常见病、多发病的独到辨证思维和个人经验,鲜活生动地演示了如何用经典理论指导临床实践。书中的经验易懂易学,学之能用,用之有效。在此期间,熊老也于 2017 年荣获"国医大师"称号,其独特的成才之路、娴熟的中医经典理论功底和高超的临床诊疗水平也更广为人知。

近些年来,全国各地很多青年医师联系我们,希望能够有更多机会聆听熊老的讲座或跟师学习,但由于熊老年岁渐高,加之诊务繁忙,很难满足所有同志的请求。为此,我们决定对《从经典到临床——熊继柏〈内经〉与临证治验十三讲》进行修订再版,在保留原有内容的基础上,新增补眩晕、头痛、胃痛、胁痛、痹证、失眠、淋证、便秘、痛经、崩漏 10 个新病证及其辨治。另外,熊老亲自修订了原书中的一些错漏之处。再版后书名也修改为

《从经典到临床——国医大师熊继柏〈内经〉与临证治验》。其中,第十四、二十三讲由刘朝圣整理,第十五、十六、十七、二十一讲由姚欣艳整理,第十八讲由李点整理,第十九讲由聂娅整理,第二十、二十二讲由邹晓玲整理。我们衷心希望读者可以通过对本书的反复研读,举一反三,领悟体会到熊老博大精深的中医功底和朴实纯正的临证风格,用以指导临床实践,提升中医辨证施治水平,这也正是熊老的希望所在。

在本书的再版过程中,得到了人民卫生出版社和湖南中医药大学领导的大力支持,在此深表感谢!

"知行合一守正道,大医精诚序真谱",这是熊老在75岁寿辰时的自勉,更值得我辈中医后来者恪守笃行。

国医大师熊继柏传承工作室

2020 年 3 月

前言（1版）

2011年9月初，适逢熊继柏教授70寿诞，我校隆重举行了"熊继柏教授行医54周年暨70寿诞"的庆祝仪式，湖南省卫生厅、湖南中医药大学对熊教授50多年来的工作给予了很高的评价：既是名医，亦是名师。

熊继柏教授是湖南中医药大学教授，湖南省名中医，全国第四批老中医药专家学术经验继承工作指导老师，湖南中医药大学第一附属医院学术顾问，兼任广州中医药大学博士生导师，香港浸会大学名誉教授，中华中医药学会内经学分会名誉顾问。熊教授1942年出生于湖南省石门县，13岁从祖父熊玉田先生习医，14岁参加联合诊所，先后拜师于常德地区名老中医胡岱峰先生、陈文和先生门下。自幼熟读中医经典及各医家著作，为今后的发展打下了坚实的理论基础。1958年实习当医生，直至1979年，在石门县维新中医院连续从事中医临床21年，积累了丰富的医疗实践经验。1979年年底，经全国中医选拔考试，以湖南省最优的成绩被选调到湖南中医学院（现湖南中医药大学）任教师，迄今已32年，对《内经》进行了专门研究，主讲《内经》课，并主讲过《难经》《金匮要略》《温病条辨》和《中医内科学》。

作为一名医生，熊教授挚爱中医，关爱病人，医德高尚，医术高超，行医54年来，接诊患者80余万人次，无数危重病人、疑难病例在他的诊治下起死回生，药到病除，医名誉满三湘大地，是湖南省继李聪甫、刘炳凡、欧阳锜、

11

谭日强、夏度衡五大名老中医之后最为杰出的中医大家之一，是一位真正的名医。

作为一名教师，他为本科生、研究生讲授《内经》及其他经典课程达8 000多学时，他讲课条分缕析，深入浅出，理论紧密联系临床，总是让学生听得津津有味，能身临其境地感受中医经典的无穷魅力，他还先后培养了80多名硕士、博士及高级学徒，先后8次被湖南中医药大学评为优秀教师、教学效果好的老师和学生最喜爱的老师，近几年来更是赴北京、上海、广州、深圳、香港等全国20多所中医药院校、医院讲学、会诊，听众逾万人，是一位真正的名师。

我个人认为，真正的名中医应该具备几个基本条件：中医基础理论扎实，能够融贯经典，临证善于辨证论治，临床疗效卓著。熊继柏教授有着非常丰富的临床经验，加之长期从事经典教学，对中医经典理论十分熟稔，既擅临床，又精熟理论，是真正的中医大师。大学，特别需要大师，当代中医，特别缺乏大师。名医名师对于中医青年学子和中医后学，有着特别的标杆意义，可以起到很好的激励作用。但是，由于年龄问题，加之诊务繁忙，近10年来，熊教授已经离开了大学本科的讲台，很多倾仰熊教授的大学生无法再在大学课堂一睹熊教授的风采，这是众多学子的遗憾。为此，我和熊教授商量，能否在湖南中医药大学搞个系列讲座，争取每月或每两月讲座一次，就讲中医内科具体病种证治，一则可以激励青年大学生树立正确牢固的专业思想，二则可以弥补众多熊教授"粉丝"未能亲听大师授课的遗憾。熊教授欣然应允，于是，从2008年3月开始，熊教授坚持为湖南中医药大学的学生作中医内科临证的系列讲座，迄今已讲完10讲。熊教授的系列讲座，因为内容精彩，加上个人魅力，场场火爆，每次讲座由于学生太多，均需凭票入教室，而且在校园内掀起了一股学习经典的热潮。

熊教授的中医内科临证系列讲座，因为不是常规的本科教学，所以特色非常鲜明，每个病种的证治，主要包括"主症辨析""辨治要领""个人经验""病案举例"和"现场答疑"五个部分。熊教授自己评价："这种讲座，我是倾囊相授，将我个人的经验和心得毫无保留地讲给学生，而且学生学了就能用。"确实，每一个病种的证治讲座，均体现了熊教授的个人体会和宝贵经验，是很好的学习资料。我们组织"熊继柏学术思想和临证经验研究小组"的成员，将部分讲座录音整理成文，并经熊教授亲自修改，这就是本书第四讲至第十三讲的主要内容。

另外，熊教授一直倡导："中医的生命力在于临床"，青年中医要"读经典，做临床"，今年 4 月，熊教授作为主讲专家在"国家第四批、湖南省第二批名老中医学术继承人理论学习班"上，为学员系统讲了《内经》课，深受学员好评。我们将讲课录音整理，构成了本书的第一讲至第三讲内容。两部分内容结合，构成了这本十分精彩的《从经典到临床——熊继柏〈内经〉与临证治验十三讲》专著。

具体的录音整理工作是由"熊继柏学术思想与临证经验研究小组"完成的，其中，第一、二、三讲由李花整理，第四讲由龙玲、刘朝圣整理，第五、六、七、十讲及附录由聂娅整理，第八、九讲由兰蕾整理，第十一、十二、十三讲由周兴整理。

由于是根据录音整理，虽然全部文稿都经过熊教授亲自修改，但难免出现文字口语化，或有些内容不系统、不完善，但也从一个侧面体现了熊教授讲课的特点和魅力，我相信这是一本值得一读的好书，是一本有价值的好书。

何清湖

湖南中医药大学副校长、教授、博士生导师

2011 年 10 月 20 日

目 录

《内经》理论篇

临证实践篇

《内经》理论篇

第一讲 怎样学《内经》

一、《内经》的主要特点

这一次的学习班,主要是讲经典与临床,主要的目的是来学经典。今天讲第一个内容,怎样学《内经》。我们知道《内经》难学,读《内经》的人看到《内经》就伤脑筋,讲《内经》的人,估计全国没有哪个老师会说《内经》好讲,都怕讲《内经》。所以《内经》这个学科要想找个老师是不容易的,因为《内经》讲得不好就枯燥无味啊。从这种情况我们就可以看到,《内经》确实难学。为什么难学呢? 因为它具备了一个特点,就是王冰所讲的"文简意博,理奥趣深"。"文简",文辞简练,先秦文学啊,焉得不简练啊;"意博",内容广博,上及天文,下及地理,中及人事,什么内容都有。不仅讲人的生理病理,不仅讲人与自然的统一,不仅讲辩证法,而且还涉及天文、地理、术数,包罗很广。"理奥",理论深奥。因为《内经》一百六十二篇文章不是一个人写的,也不是一个时代成书,所以它的理论显得比较零散,我们读后需要把它加以融会、加以提高、加以总结。

《内经》是我们中医学理论的导源,中医学的整个理论体系是从《内经》开始的。我们中医学的理论,几千年以来,基本上没有脱离过《内经》这个范畴。我们现在讲的理论基本上都是出自《内经》,不论你怎么讲,其源头都是在于《内经》,所以他的理论特别深奥。于是乎意趣也就深远。正因为有这样几个特点,所以我们读《内经》就显得很难。姚止庵说:"后人见之不敢读,读之不能解,解之不尽明。"为什么不敢读呢? 搞不明白啊,即使解释也解释不通啊! 历代的《内经》注家特别多,代代都有注家,他们对于《内经》的研究是花了大量的精力,出了很多的著作,但往往为一个字、一句话、一个观点或一个理论扯不清。所以在《内经》的注解方面,出现一种现象,就是众说纷纭,不能下定论的地方比较多,有争议的地方比较多,这就给我们后世学习《内经》带来了一定的难度。当然,我们读《内经》主要是依据古人的注解,但是遇到一些难度大的地方,往往就搞不清,就需要我们再进一步去动脑筋,这就是《内经》的难处。王冰讲得好:"将升岱岳,非径奚为;欲诣扶桑,无舟莫适。"这是告诉我们走路一定要有路,要达到一个目的一定要通过一定的途径。换句话讲啊,我们学《内经》一定要有一个方法。所以我今天就讲一讲,我们学《内经》应该有一个方法,应该有一个标准,应该有一个要求。

二、学习《内经》的要求

第一点,读懂。读《内经》的第一关就是读懂,也就是所谓文辞关。不仅文要懂,辞要懂,而且要懂它的意义。如果不懂意义,生搬硬套,就不会起作用。我记得我十三四岁的时候学医啊,跟着我的老师读《伤寒论》,读《金匮要略》。老师只简单讲了一下,《金匮》也讲了,《伤寒》也讲了,但是似懂非懂。老师就来个硬性指标,要求背下来。我的同学三十多个,能背《伤寒论》《金匮要略》的就我一个。当时背下来,不觉得有什么好处,甚至还有反感。当医生以后,就发现这个书背得好。特别是现在,越来越感觉当初背书的这个功底啊真是打得好。现在回想起来,什么叫严师啊,这就是严师。老师如果不严格要求你背书,你不可能有这个功底。那么我们读《内经》,死背行不行呢? 光死背是不行的,首先一定要读懂。

我举一个例子,就举一个字。这个字我们怎么理解,由此就可以认识到整个《内经》的字、词你要怎么理解。大家就可以举一反三,看看《内经》的字,《内经》的词应该怎么理解。我举一个"精"字。这个"精"字《内经》里面特别特别多,到处都有。《说文解字》解释"精"字的本意:"择米也。"就是很细很细的白米,很精的米,就称为"精",也就是精华的意思。《内经》里面这个"精"字,在不同的地方,不同的句子里面,它所指的含义不一样。《灵枢·本神》:"五藏主藏精"毫无疑问是讲五脏主要的功能是藏蓄人体的精气。这个"精"字肯定是指精气,这是广义的。再看《素问·五藏别论》:"五藏者,藏精气而不泻也。"这就很明白了,《灵枢·本神》讲的"精"字就是精气，在这里其实就做了解释，就进一步肯定了"五藏主藏精"是讲人身的精气。这个"精"字是广义的精。

《灵枢·经脉》讲："人始生，先成精"，这个"精"字怎么理解？人在开始有生命之先，是成于什么呢？是成于精。也就是说，是由精而后成为人。《灵枢·本神》还有一句话："两精相搏谓之神。"神是什么？神是生命活动。人的生命活动的来源是"两精相搏"，哪两个精呢？男女两精的合和。这个男女两精的"精"就是讲的"人始生，先成精"之"精"。那这个"精"字是什么意思呢？这个"精"字和我们刚才前面讲的"五藏主藏精"的这个"精"字就不一样了。这个"精"是专指生殖之精，就是我们现在讲的先天之精。

再看，《素问·太阴阳明论》："脾藏者，常著胃土之精也。"脾的功能是干嘛的呢？是化归胃土的精，胃土就是胃中的精华。胃中什么精华呢？"食气入胃"，食物经过胃的腐熟，就变化成两种，一种是精微，一种就是糟粕。这个精微的部分是由脾气转输，然后上升成精微物质，再通过肺气的布达，通过心的作用，变为气血，变为津液，营养全身。那么胃土的"精"是什么精呢？就是我们今天所讲的水谷之精，同时称为后天之精。你看看，这两个精，"人始生，先成精"——先天之精，"脾藏者，常著胃土之精"——后天之精，这两个所指就不一样了。

这个例子，让我们明白，我们读《内经》的时候，应该用什么方法，去分析它的字词的含义。再看《素问·通评虚实论》"邪气盛则实，精气夺则虚"这句话。邪气和精气相对，实与虚相对。"邪气盛"，邪气亢盛就是实证；"精气夺"，夺者，脱也，虚衰。精气虚衰就是虚证。这不是虚证和实证的概念么？我们讲虚实证候，什么是虚证，什么是实证啊？精气夺就是虚证，邪气盛就是实证。那这个"精气"是指什么呢？"精气"和"邪气"相对，这个"精气"毫无疑问是指正气。这个精气就变了，在这里应该作为正气来理解。

《灵枢·营卫生会》："营卫之行，不失其常，故昼精而夜瞑。"瞑，就是眠。这句话的意思是讲营卫的运行如果正常，"不失其常"，就是没有违背它的常规，它的运行没有紊乱。营卫的运行正常，仍然维持了它的常规，那么这个人精神就健旺。"昼精"，白天的精神就旺盛；"夜瞑"，晚上就能够很好地睡觉。这个"精"绝对不是讲的精气，既不是讲先天之精，也不是讲后天之精，也不是讲正气，而是旺盛、健旺的意思。你看这个精字的用法就不一样了。

我们再看《灵枢·大惑论》："五藏六府之精气，皆上注于目而为之精。"

五脏六腑的精气都上注到眼目。我们眼科学不是有五轮八廓学说么？为什么会形成五轮八廓学说呢？就是因为眼睛受五脏六腑精气所灌注。"而为之精"，这个"精"字怎么理解？这其实是讲五脏的精气，灌注到眼目以后而使眼目产生神气精光。这个"精"字就是指眼的精光。好像眼睛都闪光了，眼睛像放电一样的，很有神，这是五脏的精气上注到眼目才有的。所以年轻人，身体强盛的，体质很强健的，眼睛就炯炯有神。年老的人，体质很衰弱的人，眼睛就不闪光。而濒危的人，眼睛就没有光。所以我们讲望神啊，望眼睛是一个重要的内容，为什么望眼睛？就是望这个人有没有神。五脏精气充实的人，眼睛就有神，五脏精气虚衰的呢，眼睛的神就不足。所以这个"精"字是指神气精光。

《素问·五常政大论》："阴精所奉其人寿，阳精所降其人夭。""阴精所奉"是讲的西北部，"阳精所降"是讲的东南部，这是讲地域气候。我们国家在西北部是阴寒气候为主，在东南部是温热气候为主。西北部是"阴精所奉"，就是阴气所奉养的地方，奉就是向上啊，它是阴气向上的地方。这个"精"字就不是精光了，是指气。西北部是阴气向上，因此那个地方的人就多寿，就长寿。而我们东南部呢，是温热为主，特别是热，是阳气下降的地方，容易耗气伤精，所以其人就容易夭折。这是两者的一个比较，"夭"不能就看成死亡。这是两者比较，用了一个"夭"字和一个"寿"字。这个"阴精"和"阳精"，显然是讲的西北之气和东南之气。西北之气是阴气为主，东南之气是阳气为主，这个"精"字完全变了。

再看《素问·生气通天论》："谨和五味，骨正筋柔……骨气以精，谨道如法，长有天命。"严谨地调和五味就可以使人"骨正筋柔"。于是"骨气以精"，"骨"就是形体，"气"就是人体气血津液，也可以当功能来讲。人的形体也好，人的功能也好，都"精"，这个精字怎么理解？这个"精"是强健的意思，形体也强健，功能也强健，气血也旺盛，于是就"长有天命"啊。

我举的这几个例子啊，足以说明这个"精"字在《内经》里面的运用情况，表明它的意义是非常广泛复杂的。我们对于这些重点的字一定要搞清楚，这是一个方面。另外呢，就是我们读《内经》原文的时候，一些重点的原文，一些具有原则性的重点原文，它的意义一定要弄懂。如果你不弄懂意义，就会产生误解，这个误解往往造成差错，很可能就会闹笑话。

我举个例子，比如我们大家都熟悉的《素问·四气调神大论》有一句话叫"春夏养阳，秋冬养阴"。这句话我们都知道，"阴阳四时者，万物之根本也,所以圣人春夏养阳,秋冬养阴,以从其根。"是说一年四季的阴阳变化是万物的根本所在,所以我们春夏要养阳,秋冬要养阴,就是为了顺从四时阴阳这样一个根本规律。"春夏养阳,秋冬养阴"这句话,历代医家的解释就大不一样。王冰,这是最大的注家,他说"春夏养阳",就是春天、夏天要吃凉爽的东西,秋天、冬天要吃温热的东西。这话好像说得对,我们春天夏天确实都喜欢吃凉爽的,吃凉菜,秋天冬天就吃热的,火锅之类啦,这听起来是挺对的。但是这与"春夏养阳,秋冬养阴"好像不太符合。有人就把王冰这个话圆了一下,说春天夏天为什么要吃凉的呢,这是为了保存阴气然后保养阳气。秋天冬天为什么要吃热的呢,吃热的是为了助长阳气以保养阴气。这话解释得比较牵强,难以让人信服。

孙思邈说,春夏养阳就是养心养肝,秋冬养阴就是养肺养肾。为什么呢?春天通于肝,夏天通于心,秋天通于肺,冬天通于肾。这是对的啊,春夏就养心肝,秋冬就养肺肾,也解释得通。《内经》里面也有原文,《素问·四气调神大论》讲:"(春天)逆之则伤肝……(夏天)逆之则伤心……(秋天)逆之则伤肺……(冬天)逆之则伤肾",这是对的啊。

李时珍说,四季用药不一样。春天要用辛温的药,要用荆芥、防风啊,取春天的升发之气;夏天要用辛热的药,顺应阳气上浮;秋天呢要用收涩的药,取其收敛之气;冬天呢要用苦寒的药,取其沉降之气。这个说法临床上可以作为一定的参考。

还有张景岳、张志聪,一个说是阴阳互根,一个说是阴阳虚实。很多医家对于"春夏养阳,秋冬养阴"的说法都不一致,为什么? 就是因为对于原文的理解不同。

我们读《内经》的原文啊,一定要明确这一篇原文是讲什么主题,这段原文前后是讲什么内容。除了盯住这个地方以外,你还要联系《内经》整个思想来考虑它在讲什么。"春夏养阳,秋冬养阴"是讲什么呢? 它的前面有四段文字,"春三月,此谓发陈。天地俱生,万物以荣……夏三月……秋三月……冬三月……"意思是春天万物生发,自然界呈现一派勃勃生机,人要顺应这个气象,于是你也要有一种勃勃生机的模样。夏天阳气生长,万物都开始开花、结果了,称为"蕃秀"。那么人呢,阳气也就要外露,喜悦要表现在外,要表现出很高的热情。秋天阳气开始收敛,那么人呢在这个时候也要收敛阳气,秋天称为"容平"啊,容貌平定啊,因此人的阳气也要收敛了。冬天大地阳气闭藏,"水冰地坼,无扰乎阳"。自然界的阳气已经潜藏了,那人也一样要潜藏阳气。这个时候要早卧晚起，要等到太阳晒到你了你才起床，不要起早了，为什么呢？不要受寒冷的阴邪侵袭，要保存阳气。

古人讲的一些东西不一定都符合我们现在的生活节奏，但是古人是根据四时的一个变化规律来确定的。什么规律呢？春天生发之气，夏天长养之气，秋天收敛之气，冬天闭藏之气，这叫春生夏长秋收冬藏。在这个基础上，《内经》就给我们一个结论，春天"养生之道也"，夏天"养长之道也"，秋天"养收之道也"，冬天"养藏之道也"。道，就是养生的法则。春天，我们要养生气，夏天要养长气，秋天养收气，冬天养藏气。也就是说要适应四时的气候来保养人的身体，调养人的精神。"四气调神"，就是指要顺应四时的气象变化来调养人的精神。于四季而言，春夏属阳，秋冬属阴，这个阴阳是这么划分的，所以概括起来就是"春夏养阳，秋冬养阴"，这不就很清楚了么？那就是说《四气调神大论》这一篇文章归结起来就是八个字"春夏养阳，秋冬养阴"，这句话其实是一个总结性的话。而我们后世一发挥，有的发挥到饮食上，有的发挥到药物上，有的发挥到阴阳互根，阴阳虚实，讲得很多。其实呢，没那么复杂。所以我经常讲啊，我们学中医，中医的理论本来就博大精深，我们学的时候，一定要把这复杂的理论简单化，一定要把这深奥的理论浅显化，绝对不要人为复杂化。本来就复杂，你人为还搞复杂一点，大家都不愿进你这个门，望而生畏。我们要把复杂的东西简单化，这就是明确意义啊。我讲的读懂，应该是这么两个方面，一个就是知识的懂，二个呢就是意义的懂。这是一个方法问题，我们读《内经》的原文都应该是这样，这是第一点。

第二点，读熟。熟到什么程度啊，是不是《内经》全都要背啊？也没必要。要背什么东西啊？背那些确实是重点的东西。比如《内经》里面的理论原则之类的文章是一定要背的。哪些东西是理论原则呢？阴阳学说里面有，五行学说里面有，藏象学说里面更有，病因病机学说里面多得很，诊断学说里面也多得很，各个方面都有。一看就是重点的原文当然要背啊。我们现在的中医学基础大量地引用了《内经》里面的原文，我看引用的基本上都是重点。什么是名医啊？既要是理论家，更要是临床家。你如果只是一个理论家，我看不是一个完整的中医，你只能讲是一个读书人，你书读得好。如果你只是一个搞临床的，必然会看很多病，但你深入不了，你理论知识很浅薄，我看你也不是一个真正的名医。要当一个真正的名医啊，既要当临床家，也要当理论家。我觉得应该具备三条，一条是具备扎实的理论功底，二条就是具备丰富的临床经验,三条是理论和临床两者要密切结合。所以专业的书一定要背一些,比如我建议大家把《伤寒论》《金匮要略》的主症、主方背下来,麻黄汤、桂枝汤、真武汤、五苓散、苓桂术甘汤等等。主症、主方你不背,你将来怎么用啊?《内经》里面的重点就更多了。

第三点,融会贯通。什么叫融会贯通? 我前面讲过,《内经》一个最大的、最突出的特点,就是这本书不是某一个人写的,也不是某一个时代的作品。一百六十二篇文章,很可能是一百六十二个作者,也很可能是一百个,也很可能只有几十个。这样,它的理论就不是很系统。好像我们现在讲的第一是什么,第二是什么,第三是什么,它没有这样,每篇没有,整个《内经》没有。很多理论这里讲一下,那里提一下,几个讲法说不定还不是一致的。这就要求我们在读《内经》的时候要学会一种方法,融会贯通。不仅读《内经》是如此,读《伤寒论》《金匮要略》也是如此。读《伤寒论》《金匮要略》比读《内经》要容易得多,为什么呢? 它是张仲景一个人写的,它的系统性很强。融会贯通是一个方法,我们要学会。在读懂、读熟的基础上,你一定要学会融会,并且贯通。这样,你就能够比较系统地、比较完整地掌握它的理论知识。

我举几个例子。比如《素问·痿论》:“论言治痿者独取阳明何也?”这句话,我们的《中医内科学》引用了,但很多人没搞明白这句话的意思,认为治疗痿证,就是取阳明。为什么呢? 因为有一个“独”字。把这个“独”字看成唯一之法。如果你认为治痿证唯独取阳明,那我只要一个例子就把你推翻了。朱丹溪的虎潜丸(其中虎骨已禁用,一般以壮骨丸代)是不是治痿证的? 是不是取的阳明? 不是。张锡纯的振颓汤是不是治疗痿证的? 是的。是不是取的阳明? 也不是。《内经》里面讲“治痿独取阳明”,为什么临床上不是这么回事呢? 这就说明我们理解出了问题。《内经》里面讲“治痿独取阳明”,不错,但是前面有“论言”两个字。“论”是指哪儿呢? 是指《灵枢·根结》。在《素问·痿论》里面讲“治痿独取阳明”是什么道理呢? 这是黄帝提问,岐伯回答说:“阳明者,五藏六府之海,主润宗筋……阳明虚则宗筋纵,带脉不引,故足痿不用也。”他是为了解释痿的病机,绝对不是讲治法。治法在哪呢? 后面讲“治之奈何”,这里才讲到治法。前面都是在讲病机,在讲病机时提到《灵枢·根结》里的原文。那我们看看《灵枢·根结》里面是怎么讲的,“太阳为开,阳明为合,少阳为枢。故开折则肉节渎而暴病起矣,故暴病者取之太阳”,“合折则气无所止息而痿疾起矣,故痿疾者,取之阳明","枢折即骨繇而不安于地,故骨繇者取之少阳"。这三句话的意思是什么呢? 太阳经受邪最容易出现的是外感暴病,因此治外感暴病只取太阳,不取阳明,不取少阳,指针刺而言的。阳明经如果受邪就会出现痿证,因此治痿证的时候就不取太阳,不取少阳,只取阳明。少阳经受邪就会容易出现"骨繇而不安于地",因此"骨繇而不安于地"就只取少阳而不取太阳,不取阳明。这就是《灵枢·根结》中的原文,是以太阳、阳明、少阳,三经相提并论而言的。治暴病只取太阳,不取阳明,不取少阳;治痿证,只取阳明,不取太阳,不取少阳;治骨繇,只取少阳,不取阳明,不取太阳。这是以三经相提并论而言的。于是这个"独"字就来了,这不就是刚才"治痿独取阳明"的那个"独"字吗? 它也是指三经相对比较而言的,绝不是说我们治疗痿证,就统统只取阳明。《内经》里有五脏气热致痿,还有湿热成痿,还有津亏成痿,朱丹溪还有痰饮成痿,李中梓还讲死血成痿,好多的痿证啊!《素问·痿论》里也不只讲一个啊! 五脏气热皆可致痿啊,心气热,肝气热,肺热叶焦,肾气热,脾气热,都可以发生痿证啊! 绝不是只有一个阳明啊。这就要融会贯通。

《素问·痿论》后面还讲了"治之奈何""各补其荥而通其俞,调其虚实,和其逆顺,筋脉骨肉,各以其时受月,则病已矣"。治疗要分清虚实,还要分清年月因时而治,还要补荥穴,通俞穴,要分经论治,治法是很多的。如果不能够融会贯通,不能联系比较,那么"治痿独取阳明"我们就没有搞通。我现在举的这些例子都是一些重点的东西。不读经典是不行的,所以大家应该重视学习经典。

我再举个例子,"夺血者无汗,夺汗者无血",这是《灵枢·营卫生会》中的原文。这原文好简单啊,夺,脱也。夺血,即血脱。血脱就会没有汗。夺汗,即脱汗。脱汗就会没有血。很好理解啊! 汗是什么呢? 汗是津液。换句话讲,脱血的就没有津液,脱津液的就没有血液。为什么会出现这样的理论啊? 依据是什么呢? 它为什么会这么说呢? 我们就要思考一下。这是一条重要的理论原则。为什么脱血者就没有津液,为什么脱了津液就没有血液呢? 换句话讲,就是血脱则汗津易脱,汗津脱则血易脱,两者是互相影响的。为什么? 因为血与汗,也可以讲血与津液它是同一个源流。《灵枢·决气》:"精、气、津、液、血、脉,余意以为一气耳",意思是人的精气、津液、血脉都是来源于一个气,即水谷精气,都是由水谷精气所化生的。这就清楚了,津液跟血液都是水谷精气所化生的,那就是一个父母所生啊! 既然来源相同,那么血亏,津液当然就亏,津液亏了血液也就自然亏了。生理上津血同源,血汗同源。那么病理上,血与津液就可以相互影响,这不就是"夺汗者无血,夺血者无汗"吗? 这其实是讲的病理,它为什么有这个病理呢? 是从生理推测而来的。既然生理上血汗同源,病理上相互影响,那么我们再进一步推测治疗呢? 我们治疗疾病的时候,脱血的病人还能伤津吗? 还能发汗吗? 不行。津液大伤的病人,还能给他破血吗? 绝对不行。这不就推衍出治法了吗? 我们再可以联系一下张仲景的麻黄汤里所讲的九条禁忌。这九条禁忌里面,有"亡血家不可发汗""衄家不可发汗",还有"淋家不可发汗",为什么呢? "夺血者无汗"啊。这就是张仲景把《内经》的理论升华了,发展到实践当中去了。还有大汗伤津的病人不能用放血疗法,针刺里有这个禁忌,《内经》里有讲述,这就是"夺汗者无血"嘛!

　　这里还举一个例子,《灵枢·百病始生》:"两虚相得,乃客其形。""两虚",即一个正气虚,一个虚邪贼风。《内经》里面讲外邪是称虚邪,这个虚邪又叫贼风,又叫虚风,名称不同。《灵枢·九宫八风》:"风从其所居之乡来,为实风","从其冲后来为虚风",一个虚风,一个实风。实风是正常的风,用一个"实"字来说明正,只是一个名称而已。正常的风"主生,长养万物"。春天是温暖之风,夏天是炎热之风,秋天是凉爽之风,冬天是寒冷之风;春天是东风,夏天是南风,秋天是西风,冬天是北风,这是正常的,它是生养万物的。自然界的生长收藏,就是靠这种不同的风来完成气候表现的。那么相反的风,《内经》里取了一个名字叫做"虚风"。这个虚字和实字,只是一个代号。虚风就是邪风,"伤人者也,主杀主害者"。杀害万物的就称为虚风,完整地讲就是虚邪贼风,简而言之就是虚风。所以就有"虚邪"这个专有名词。"两虚"就是人体的正气虚与虚邪这两个虚碰到一块了,这不叫"两虚相得"吗? 邪气才能伤害人体,"乃客其形",只有一个虚就不可能伤害人体,这是《内经》一贯的思想。所以《素问·评热病论》讲:"邪之所凑,其气必虚。"邪气之所以能够侵袭人体,是因为人体正气一定虚。人体的正气不虚呢? 那邪气就不可能侵害人体,所以《素问·刺法论》讲"正气存内,邪不可干"。《素问·刺法论》是讨论的瘟疫,"五疫之至,皆相染易,无问大小,病状相似"。瘟疫来了以后,大家都可能得,而且,病症是一样的。但是,也有不得病者,为什么呢? "正气存内,邪不可干"。他体质特别好啊,抗病能力强啊,就不得病。不管什么温病流行,总是有些人不得病,就是因为"正气存内,邪不可干"。这就是中医对瘟疫的发病观啊。我们从"两虚相得,乃客其形",这样一融会一贯通一联系,那么对于我们《内经》里面的发病观就有一个较为全面的了解了。《素问·生气通天论》不是讲:"苍天之气,清净则志意至,顺之则阳气固,虽有贼邪,弗能害也。"都是一个观点。这个观点从《内经》到《伤寒论》《金匮要略》,乃至后世,都得到了继承和发挥。

第四点,临证运用。我们读经典的根本目的在于指导临床实践。中医之所以不倒,就是因为能看好病。但看病是一个很过硬的功夫,我们怎么才能把临床水平提高? 就是学好理论知识,学以致用,用以指导临床,这才是最正确的途径。有的人只想走捷径,偷学几个秘方。前些年,有些外地来的,包括国外来的等等,他们都说去熊老师那里,熊老师那里门庭若市,一定有什么秘方。我说是有秘方不错,但秘方也是在理论指导下使用的。所以我们学习经典的最终目的不在于标榜一下你的理论如何深,不在于显示你有如何深的造诣,关键是在于用理论指导临床,这才是真正的本领,尤其是对于我们这些临床医生来说,就应该这样。

学经典的目的就是学以致用,如果你学而不用,即使你书读得再熟,背得再好,等于没背,因为你没有使用啊。书上的东西你如果不能用于指导实践,那还是书本上的知识,不是你自己的。只有在运用中,你会不断地加深认识,进一步理解,这才会成为你自己的知识。所以我们要养成这样一个习惯,理论与实践绝不要脱节。刚刚上临床,往往有这种现象,书本上的知识好像与临床上的不一致,挂不上钩。这里一定有两个问题:一是你的带教老师有问题,二是你的知识还不能达到临床运用的水平。你不能拿来用,因为你太不熟悉了。无非就这么两个问题。所以我一再地讲,学中医有一个"三不"基本条件:"不蠢、不懒、老师不糊涂"。老师是什么标准? 韩愈曾经在《师说》中说:"师者,所以传道授业解惑也。"能不能传道、能不能授业、能不能解惑,这是老师的基本标准。如果一个老师这三条都不能达到,那么这是你老师的问题。医生也是有标准的,毛主席不就说过:"救死扶伤,实行革命的人道主义。"你能不能救死、能不能扶伤、能不能实行人道主义,这是医生的起码标准。医生就要能帮助患者解决问题,老师就要能传道授业解惑。那我们怎样才能达到这种水平呢? 就是要学理论,学以致用,这是很重要的。所以我们读经典,除了读懂读熟,达到融会贯通这样一个水平以外,更重要的就是临证应用。

我举几个例子,来说明怎样临床运用。我们先谈谈古人是怎样应用的。

《素问·热论》讲："两感于寒者，病一日，则巨阳与少阴俱病……二日，则阳明与太阴俱病……三日，则少阳与厥阴俱病……水浆不入，不知人，六日死。"这是两感于寒，危重病人。我们看看前面讲一日二日三日，三日以后"水浆不入，不知人"，他不讲三日死，而是说六日死，这中间隔了三天。所以马上提问，"五藏已伤，六府不通，荣卫不行，如是之后，三日乃死，何也？"因为三阴三阳都受了病，一日太阳少阴，二日阳明太阴，三日少阳厥阴，这不是三阴三阳都受病，五脏六腑都受伤，营卫已不行了吗？而且"水浆不入"，说明胃气已败；"不知人"，说明神气已败。胃气神气都已败，这种情况还要延续三天，这是什么道理呢？这个提问，是为了引出下面这样一个理论："阳明者，十二经脉之长也，其血气盛，故不知人三日，其气乃尽，故死矣。"阳明经是"十二经脉之长"，长，就是主，即阳明经是十二经脉之主。阳明经是指足阳明胃。手阳明大肠也属于胃，为什么呢？这是因为《灵枢·本输》中说："大肠小肠，皆属于胃。"所以张仲景《伤寒论》中说："阳明之为病，胃家实。"他说一个家字，家就绝对不是只有一个人，所以阳明病既有胃经的烦热，用白虎汤、人参白虎汤，又有大肠的腑实，用承气汤、大小承气汤、调胃承气汤。那我们从《伤寒论》中可以看到，《伤寒论》中的阳明病实际上是两个部位的病：一个胃、一个肠，都属胃家。胃家这个说法来自于哪里呢？从《内经》中来的。《灵枢·本输》中就说："大肠小肠，皆属于胃。"所以"阳明者，十二经脉之长"，说的就是阳明胃。胃经是十二经脉之主，这是因为十二经脉的气血都来源于胃气，水谷精微都化生在胃中。故"其气血盛"，阳明经的气血是充盛的。所以即便病人三阴三阳都已经传尽了，到了第三天，已经"水浆不入，不知人"了，还要等大概三天才死亡，是等什么呢？是等阳明经的气血大概三天以后耗尽，也就是胃气耗尽。

我们读书的时候，不要理解得很呆板，是不是人已经昏迷不醒了，一定还要等三天才死亡呢？如果病人已经昏迷不醒了，我们当医生的去这样告诉病人家属，说不要紧，还要等三天才死，那我们就麻烦了。我们判断生死不是这样死板地来判断。我在附一医院，一个领导找我看病，我一摸是个雀啄脉，我处方都没有开，我说真没有一点办法。雀啄脉我有什么办法呢？我是没办法了。这就是判断生死。我还在门诊上看到一个脉微细欲绝的病人，我说你的血压是不是已经下降得不行了，他说我没量啊，我就要他赶紧测一下血压，结果是休克型血压，我给他开了大剂量的参附汤，人参30g、附子30g，还开了生脉散，麦冬30g、五味子6g，最后居然把他救活了。这就是判断生死。绝不是说病人已经昏迷了，你告诉病人说《内经》里面讲了还要等三天再死的，这就是个大笑话了。《内经》此处是为了说明一个道理：在热病中，判断一个病人的生死时，不仅仅是要判断他的神气是否消亡，更重要的是要判断他的胃气是否消亡。这就告诉我们在热病的过程中，胃气存亡是决定性的因素。那换句话讲，就是在热病治疗过程中一定要注意胃气。

我们知道，温病学家在温热病中，特别注重的是津液。温病学家讲"救得一分津液，便有一分生理"，温病学家还讲"留得一份津液，便有一份生机"，这些话都是一样的，只是用词不一样而已。所以在温热病中特别注重救津液。那么张仲景注不注重救津液呢？张仲景既注重救津液，又注重救阳气，比如大热伤津伤气，脉洪大而芤的，白虎加人参汤主之。阳明病，急下，少阴病，急下，这是因为邪热已乘阴，乘的什么阴啊？津液。少阴热化，为什么要用黄连阿胶汤啊？所以张仲景同样注重保存津液，而且更重要的是存阳气。例如《伤寒论》中讲六经病，三阳病是表热实证，到了三阴以后，特别是少阴病，注重温阳，附子汤、真武汤、参附汤、四逆汤、通脉四逆汤，都属温阳的。所以我们读古人的书也好，我们搞临床也好，不要局限在一点上，要全面考虑，既要注意存津液，又要注意存阳气。应当注意的是，张仲景并不是只注重存阳气。如果只注重存阳气，那么我们会不会搞成这样一种风气，用附子汤成风了，谁用附子用得多，谁就是名医了？我说这是会害死很多人的。不是阳气虚的给他用附子，特别是我们国家东南部地方，温热病特别多，给你开100g附子，难道你就能好了？这是肯定不行的。

张仲景还有一个更重要的东西就是顾胃气。这个理论就是受自《素问·热论》的这个理论"阳明者，十二经脉之长也"。我曾经举过一个例子，就是桂枝汤的煎服法，吃了桂枝汤以后，张仲景叮嘱几句"啜热稀粥……温覆"，目的是取微汗。为什么是"啜热稀粥"，而不是喝一碗烧酒、吃辣椒？三物白散主治寒实结胸，里面用了巴豆霜，但这药不能随便用。服了以后如果拉肚子，要喝冷粥；如果不拉，喝热粥。这是第二次出现一个"粥"字。五苓散的煎服法，张仲景的五苓散是散剂，药碾成粉，冲服，用什么来冲服呢？白饮，即米汤，要用米汤冲来喝。他不是用糖水，而是用米汤。我们联系这三个地方，一个啜热稀粥、一个喝冷粥、一个白饮冲服，这意味着什么？还有竹叶石膏汤、白虎汤为什么要用粳米？就是固护胃气。

　　我们说张仲景是注重顾胃气的，还比如十枣汤是逐水的峻剂，甘遂、芫花与大戟。这方不叫逐水汤，也不叫甘遂芫花汤，而叫十枣汤。是不是说枣能解甘遂、芫花的毒呢？不是，从来没有讲过解毒。我们现在也没有研究十枣汤里的大枣是不是用来解毒的，但是大枣确实是顾胃气的。张仲景取名十枣汤，是要我们特别注意这十个枣，是君药，首先是要顾胃气。我们就可以看出，张仲景用方用药处处都注意顾胃气。在整个外感热病的治疗过程中，始终都十分注重顾胃气，为什么？"阳明者，十二经脉之长也"，必须顾胃气。这就是古人的临床，他们是根据《内经》的理论来运用的，这一点我们应该有所体会了吧。这就是内经理论用之于临床，付之于实践，这是典型的范例。

　　我们再看《灵枢·百病始生》："肠外有寒，汁沫与血相抟，则并合凝聚不得散，而积成矣。"积是什么，是肿块，《难经》不是有解释说积和聚的区别吗？积，是有形的，聚是无形的，积是固定不移的，聚是时聚时散的。积就是现在我们所说的肿块。古人对积聚是怎么认识的呢？这里讲了三个因素：寒，寒气；汁沫，痰饮；血，瘀血。这三个因素"相抟"，抟，聚也，抟聚在一起之后，"并合凝聚不得散"，凝固在一块，不能消散，才形成积块。这就告诉我们，积块的形成是三个因素：一个寒气、一个痰饮、一个瘀血。这三个因素当然可以有所偏重，可以瘀血为主，可以痰饮为主，可以寒气为主，总之三个因素不变。那就是说肿块的形成不是单一的东西，不是某一个方面的问题。不要一见到肿块就祛瘀，或者一见到肿块就清热解毒，那是错误的。当然寒可以从热化，有热证当然要治热，但你一味地清热那就错了，一味地祛瘀也错了，因为它形成的原因是多方面的，是复杂的因素。那再让我们看看古人在临床上是怎么运用这个理论的。张仲景治疗癥积的第一个方出自《金匮要略》，是桂枝茯苓丸。这个方是由下面几味药组成的：桂枝、茯苓、桃仁、赤芍、牡丹皮五味药。这五味药我们分析一下，是起什么作用？这五味药可以分成三组，第一组桂枝，温阳散寒；第二组茯苓，化饮，张仲景用茯苓百分之九十都是用来化饮的；第三组桃仁、赤芍、牡丹皮，祛瘀血。那么我们把桂枝茯苓丸这么一分析，它是三组药物，起三个不同的作用：温阳散寒、化饮、祛瘀血。为什么是这三个作用？看看《内经》的原文不就清楚了嘛。"寒，汁沫与血相抟，则并合凝聚不得散，而积成矣。"为什么我们说张仲景特别伟大，就是因为张仲景读《内经》读得非常好。他还从来不引用原文，他把

《内经》的原文理解消化以后，用之于临床，在他的临床实践中反映出《内经》的理论，这就是他的伟大之处。这就是古人的运用。

我们再看看《素问·通评虚实论》："五藏不平，六府闭塞之所生也。"这是个重大理论。五脏六腑之间是什么关系呢？五脏藏精气，六腑化糟粕，这是它们的主要分工职责。所以《素问·五藏别论》将六腑称为传化之腑，"此受五藏浊气，名曰传化之府"，怎么叫"受五藏浊气"呢？因为水谷进入人体以后，精微都被五脏所吸收，剩下的糟粕，就是"浊气"，就由六腑传化，两个部门分工合作。就好像我们的城市，不要看到表面的繁华，我们要想到这样一个经济发达、人口上百万的大城市，每天产生多少垃圾糟粕，这些都到哪去了？这都是六腑在工作。我们没有六腑行吗？一旦六腑失去这个功能，只要一天，你的身体会是什么样子？下水道阻塞，垃圾不能出去，那就完了，你什么事情都做不成。所以五脏和六腑的分工是特别重要的，五脏与六腑是相表里的，一旦六腑不能给五脏化浊气，传化糟粕出去，五脏不就发生病变嘛？所以《内经》就有"五藏不平，六府闭塞之所生也"。倒过来讲，如果六腑发生闭塞，就必然引起五脏的病变。我刚举的例子说的就是这个意思。假如我们的下水道堵塞，垃圾不得出去，那五脏功能就会失常，各个部门就不能运行了，你的饮食生活都受到严重影响。所以很多很多的五脏不协调的病变，都是由六腑闭塞所导致的。

既然是这样一个关系，这样一个理论，那我们治疗许多五脏不平的疾病，应该怎么做呢？要通六腑。所以后世我们用了几种方法来施行。比如吴鞠通《温病条辨》中说："喘促不宁，痰涎壅滞，右寸实大，肺气不降者，宣白承气汤主之。"什么药组成？杏仁粉、瓜蒌皮、生石膏、生大黄，只有四味药，治疗"喘促不宁，痰涎壅滞"。一个气喘，二个痰多，还有一个特点就是"脉右寸实大"。用这个方，其中有一味很特殊的药，就是大黄。用大黄治疗喘促，我们最多想到的一个理论，就是肺与大肠相表里，绝对不会想到"五藏不平，六府闭塞之所生"。这个理论就上升了一步，就广泛得多了。它并不局限于肺与大肠，而是整个五脏六腑都包含了。这里吴鞠通用宣白承气汤治喘，只是其中一个例子。

再比如我们临床治疗口舌生疮，心火上炎，特别是舌上长疮，用导赤散。这里面有一味药木通，是利小便的。比如我们治疗肝火上炎，头痛目赤，烦躁，脉弦数，用当归芦荟丸，这里面有大黄，芦荟，通大便的。为什么要通大便呢？"五藏不平，六府闭塞之所生也。"这样的例子很多。这就是《内经》

的理论付之于临证。所以我们要学会这种方法,学会读经典,并用于实践。我反复强调这样一句话:熟读中医经典,立足临证实践。这是我们中医要成名、要成家的必经之路。所以我们一要读经典,二要重临证,经典与临证一定是紧密联系的,不可脱离的。

第二讲 《内经》的理论体系

《素问·著至教论》《素问·气交变大论》这两篇文章都先后提到:"夫道者,上知天文,下知地理,中知人事,可以长久。"这就告诉我们,医道要了解的知识特别多。《内经》就是这样,包含了天文、地理、人事。所以张景岳说《内经》是"上极天文,下穷地纪,中悉人事"。具体地讲呢,就是《内经》给我们确立了中医学完整的、系统的理论体系。这个完整的、系统的理论体系不仅是《内经》的,而且是整个中医学的。可以讲《内经》的理论体系,也可以讲中医学的理论体系。这个理论体系是些什么内容呢?归结起来就是十大学说。我讲的这个内容就是把《内经》理论体系的十大内容(十大学说)跟大家做一个简要的介绍。这样,对于《内经》的理论就有一个比较全面的了解。

一、阴阳五行学说

阴阳五行学说,是《内经》独有的东西,也是我们中医独有的东西。它缘于古代的哲学思想。《易经》的《系辞》里面讲:"一阴一阳之谓道。""道",就是自然界的法则、自然界的规律。《易经》的这个话,就是把阴阳作为自然界的一个法则。认识自然,就用这样一个规律,就用这样一个法则,去认识自然,去认识宇宙。《辞海》里面讲,阴阳是哲学里面的一对范畴,是一个哲学的名词,哲学家也讲阴阳。那我们中医学讲阴阳,《内经》讲阴阳,是讲的什么呢?《素问·阴阳应象大论》有云:"阴阳者,天地之道也,万物之纲纪,变化之父母,生杀之本始,神明之府也,治病必求于本。"

"阴阳者,天地之道也",还是《易经》的思想。自然界的法则,自然界的规律,就是阴阳。"万物之纲纪",指出阴阳是万事万物分类的纲领;"变化之父母,生杀之本始,神明之府也",这是讲的来源。"父母""本始"是指来源,生长、消亡、变化的根源就是阴阳。"神明之府",这个"神明"不是讲人的精神面貌,是讲自然界的变化运动。有一些教科书把这个"神明"解释成人的精神面貌,这是错误的。因为《内经》里面讲神是包括两种,一种是自然界的神,一种是人体的神。自然界的神,就是讲自然界的变化运动。人体的神是讲人体的生命活动,这是广义的;讲人的神志思维,这是狭义的。这个概念我们要清楚。《内经》有原文,《素问·阴阳应象大论》《素问·天元纪大论》都有这个话:"神在天为风,在地为木,在天为热,在地为火。"这个神是什么呢? 自然界的变化运动。阴阳是自然界的法则、自然界的规律,一切的生长收藏变化运动都在于阴阳。

自然界的万物都离不开阴阳,那我们人呢?"人身有形,不离阴阳"(《素问·宝命全形论》)。人也一样,我们中医就用阴阳这个法则来认识自然、认识人体。张景岳有一句话:"阴阳者,一分为二也",这个话出自《类经》。《内经》里面又讲:"天为阳,地为阴,日为阳,月为阴"(《素问·阴阳离合论》),"积阳为天,积阴为地""左右者,阴阳之道路也"(《素问·阴阳应象大论》)。在人呢,男为阳,女为阴,气为阳,血为阴,"阴阳者,血气之男女也"(《素问·阴阳应象大论》)。这都是从《内经》的原文中出来的。所以一切事物都用阴阳来分类,那这个法则是个什么法则呢? 这个法则用哲学家的话讲,就是辩证法。所以张景岳讲一分为二,实际上就是辩证法。因此啊,阴阳就是辩证观,中医的辩证思想就是阴阳。

我们认识自然是分阴阳,认识人体分阴阳,认识生理分阴阳,认识病理分阴阳,指导治疗分阴阳,药物分阴阳,看脉分阴阳,哪个东西不分阴阳啊?"察色按脉,先别阴阳"(《素问·阴阳应象大论》),二十八脉里面一半是属阳的,一半是属阴的,《濒湖脉诀》讲得很清楚。药物气味"辛甘发散为阳,酸苦涌泄为阴"(《素问·阴阳应象大论》)。事物都要分阴阳。所以阴阳是个什么东西呢? 就是一个辩证法则。它不是具体指某一个东西,如果你硬要讲某一个东西,那就是水为阴,火为阳,"水火者,阴阳之征兆也"(《素问·阴阳应象大论》),这不就很清楚吗? 因为万事万物都可以用阴阳来划分,大而天地、日月,小而每一个物体,比如这个杯子,上面是阳,下面是阴,外边是阳,里边是阴;这个教室,外边是阳,里边是阴,里面坐的人,男为阳,女为阴,所以,《素问·阴阳离合论》讲:"阴阳者,数之可十,推之可百,数之可千,推之可万,万之大,不可胜数,然其要一也。"它的关键是一个,就是辩证的法则。所以阴阳是我们中医学理论的纲领,我们把它作为一个理论纲领,不论是什么事物,都用这个纲领去认识,比如八纲辨证,它的纲就是阴阳。《伤寒论》六经分证,实际上它的纲也是阴阳,三阳是阳证嘛,三阴是阴证嘛,它按照《内经》的三阴三阳来划分。大家学过中医学基础,就是了解阴阳学说实际上就是中医的辩证观。

五行,五行是什么? 五行本来出于《尚书·洪范》,春秋战国时期的书。《尚书·洪范》里面讲五行,第一个是水,它第一个讲的不是木而是水,第二个讲的火,第三个讲的木,第四个讲的金,第五个讲的土。"水曰润下,火曰炎上,木曰曲直,金曰从革,土曰稼穑。"它是讲的五种物质的特性,关键在于特性。我们中医学《内经》就把《尚书·洪范》中的五行论搬到我们《内经》里面作为一种理论。作为一种什么理论呢? 仍然用五行这种物质的特性,来说明万事万物的类别和联系。我们对万事万物的认识不仅有阴阳一个大纲,一个大的法则,而且有五行来分类,分为五种类,并且说明它们之间的复杂的联系,这就是五行。所以,我们看看,《素问·天元纪大论》讲:"天有五行御五位,以生寒暑燥湿风。"五行,主五个方位,东南西北中,产生五风。换句话讲,就是指五风,风、热、湿、燥、寒,用五行来分类。而人呢? "人有五藏化五气,以生喜怒思忧恐。"人有五脏,五脏又化生五种功能,产生什么功能呢? 产生神志活动,即喜、怒、思、忧、恐。那就是说,用五行来认识自然界,用五行来认识人体,就根据这样一个认识,在我们《内经》里面就成了一个五行系统。这个五行系统呢,就是把自然界和人体融到一起归类。这个归类具体的原文就在《素问·阴阳应象大论》。

我们来看一段,《素问·阴阳应象大论》:"东方生风,风生木……在天为风,在地为木,在体为筋,在藏为肝,在色为苍,在音为角,在声为呼,在变动为握,在窍为目,在味为酸,在志为怒。"

我们看看这段文字,它归了些什么类。东方,方位;风,五气;木,就是五行;在天,自然界,天上的气候,是风;在地下,五行,是木;在人体,就是筋;在人体的五脏,就是肝;在五色里面,苍色,青也;在五音里,为角;在声,为呼;在变动,这个变动是讲肝脏的变动,肝脏的变动就是病变举动,它的最常见最主要的举动是什么呢? 是握,握就是拘挛,拘挛就称为握。在窍,肝开窍于目;在味,味就是酸味;在志,五志里面,就是怒。这就是五行归类。

我们再看一段,"南方生热,热生火……在天为热,在地为火,在体为脉,在藏为心,在色为赤,在音为徵,在声为笑,在变动为扰,在窍为舌,在味为苦,在志为喜。"在天,热气;在地,属火,五行里面的火;在体,为血脉;在脏,心脏;在五色,赤色;在五音里面,是徵,"角徵宫商羽",五音;在声,就是笑声;在变动,为扰,注意《素问·阴阳应象大论》原文里面,这个字是个"忧"字。我现在把它改过来了,因为我发现《素问·阴阳应象大论》当中这个"忧"字极有可能是错的。为什么呢?第一,这里是讲的变动,不是讲的情志,前面的变动是握,这个变动如果是忧,忧是情志,这不符合逻辑。第二个理由,后面的肺为忧,这又出现个"忧",是重复的,这是第二个理由。但是这只是一种推测。另外《素问·五常政大论》有这么一句话:"赫曦之纪……其动炎灼妄扰。""赫曦之纪",就是讲的火运之年,这一年的主要病变,是什么呢?炎灼,就是火热病变;妄,就是神志妄动;扰,注意这个扰字,妄扰,它不就是乱动吗?我们又称为躁扰不宁,是不是?火热就会扰乱心神,那不就出现躁扰不宁啦。因此,从《素问·五常政大论》反馈到《素问·阴阳应象大论》,这个"忧"字很可能是错的,多半是笔误。古人写"忧"字和"扰"字怎么写的,就差一个提手。所以我就琢磨这个字肯定是个"扰"字,不是"忧"字。接下来,在窍就是舌;在味就是苦味;在志为喜。后面还有几段,我就不列举了。

这几大段文字,"东方生风,风生木""南方生热,热生火""中央生湿,湿生土""西方生燥,燥生金""北方生寒,寒生水",就是一个系统的五行归类。这就形成了一个五行系统,即将自然界的方位、五风、五色、五味、五音,人体的五脏、五气、五官、五种病变举动等联系起来,形成了一个五行系统。所以张仲景的《伤寒论》序论里面讲:"夫天布五行,以运万类;人禀五常,以有五藏。"天、人、万事万物都用五行来归类。张仲景的《金匮要略》里面又讲:"夫人禀五常,因风气而生长",一开头就是这句话。所以说它离不开这个阴阳五行。

我们运用五行来对万物进行归类,对人体进行归类,形成一个五大系统。形成五大系统归类以后,我们还要进一步认识它的变化。第一个变化,就是相生的规律,第二个变化,就是相克的规律,这是两大规律。相生的规律,五行不是主五时吗?生长化收藏,就是春、夏、长夏、秋、冬,这是一个什么规律呢?这是一个五行相生的规律,木生火,火生土,土生金,金生水,水生木,春-夏-长夏-秋-冬,它是一个相生的顺序。我们就形成了一个五行相生的规律,就是这么认识的。生长化收藏,实际上就是一个相生的规律,春生才有夏长,夏长才有长夏化,长夏化才有秋收,秋收才有冬藏,有了冬藏才有春生。自然万物是如此,我们种庄稼更是如此,气候也是如此。这是相生的规律。那么相克的规律呢?《内经》里面讲了很多,我举一条,《素问·六节藏象论》里面"五运之始,如环无端……五气更立,各有所胜,盛虚之变,此其常也"。这是规律,我们叫"胜制",简称相克。春胜长夏 – 木克土,长夏胜冬 – 土克水,冬胜夏 – 水克火,夏胜秋 – 火克金,秋胜春 – 金克木,这就是五行按照时令的相胜。实际上呢,就是五行相克的规律。

我们认识五行相生相克,是从自然界的变化来认识的。因此我们学习五行,不能把它看成呆板的五种物体,这样就错了,它讲的是特性。古人最早是认识一年五季的变化之间的复杂关系。《内经》把它沿用过来,认识人体,那么人体五脏之间,六腑之间,五官之间,五体之间,也就根据五行这个相生相克的理论去认识它的变化。归根结底,五行是系统论。我用两句很简单的话概括,阴阳是辩证观,五行是系统论。这就是我们要理解的阴阳五行学说的基本的概念,阴阳五行学说的基本概念就在于阴阳是辩证观,五行是系统论。阴阳五行学说是我们中医学理论的纲领,这一点,是毫无疑问的。

二、藏象学说

什么叫藏象学说? 西医讲脏腑学,中医不讲脏腑,而讲藏象。张景岳有一个解释,什么叫藏象。藏象这个名词啊,出于《素问·六节藏象论》:"藏象何如?"什么叫藏象呢?"藏居于内,形见于外,故曰藏象"(《类经》)。这个"见"要念"现",表现的现。"藏居于内",是讲人体脏腑在形体之内,这是指解剖而言,就是西医的解剖学知识。中医有没有解剖呢? 有的。《灵枢·经水》首先提到:"夫八尺之士……其死可解剖而视之。"腑脏的大小,六腑盛谷的多少,肠胃的大小长短,脏腑的上下位置,脏腑的坚脆,都有。这就是说,在我们《内经》里面,就已经有解剖知识,只是没有西医解剖那么细微。中医是讲整体的,但是也想到胃有多少的容量,大肠有多长,小肠有多长,大小肠怎么衔接。《难经》不是还讲了个"七冲门"吗? 唇为飞门,齿为户门,会厌为吸门等等,把人消化道的七个关隘都搞清楚了,不通过解剖它怎么知道? 我们古人有解剖啊,王清任不是写了个《医林改错》嘛。他自己讲他到处去看死人,要把人体脏腑的解剖给搞清楚。那就是说,在我们中医的历史上,确实有解剖,《内经》就有这样的记载,这是一点不假的,这个解剖是什么呢？就是今天我们西医所讲的解剖。当然没有西医学的解剖所讲的那么细那么微,它只是讲一个大概而已。这就是"藏居于内"。"形见于外",形,形象,就是表现在外的。脏腑的功能表现在外,这叫"形见于外"。那么加起来就称"藏象",着眼点在"象",而不是"藏"。这就是我们中医学藏象学的特点。

中医的藏象学,由此可见,讲的是什么呢？讲的是脏腑的功能。这一点特别重要,作为临床的中医,特别要注意这个藏象学。为什么？你连五脏六腑的功能都不能了如指掌,那么你在临床上,你就无从辨证了。临床上所出现的病变,往往就是功能失职。如果你熟悉藏象理论,你一眼就可以看出来这是哪个脏腑功能的失职。如果你不熟,那你就搞不懂啊。比如我们现在教室突然关灯啦,电灯熄啦,这是功能失职。谁的毛病呢？咱们都知道,电工班的毛病。那是你了解啦,如果你不了解,你就可能会跑到厨房里去找炊事员。这行不行呢？那你找错门了。中医看病就是这样,一定要了解五脏系统的功能,这个是至关紧要的。

我们学中医,往往容易误入歧途。在这个问题上,是个至关重要的地方。把中医的藏象学看成是西医的解剖学,这就错啦。问你是什么病呢？肝病。那去做个 B 超,看肝脏肿了没有？肝脏萎缩了没有？你去验个血,看你的转氨酶有多高。这是西医的检验,也当然重要。而我们当中医,如果局限在这一点上的话,就大错特错了。因为,我们中医的肝还有大量的功能,比如肝藏血,如果调节血量的功能失常,这就是肝的病。所以,血压高,与肝有关,女子的月经不调也与肝有关。肝主气机的疏泄,气机不利,气机郁滞,这是肝的毛病。临床上有肝气犯胃,肝气乘脾,这也是属肝的病变。肝主怒,有些人烦躁易怒,也与肝相关。肝与胆相表里,当胆有毛病,反映到肝,肝有毛病,就反映到胆,这个也与肝相关。肝主筋,筋有病也是肝的病啊。肝主风,与风相通,风者,动也,"风胜则动"。抽搐、麻木、痉挛、半身不遂、振掉、摇摆,这个你找谁啊,首先找肝啊。"诸风掉眩,皆属于肝"。这都是有理论的啊。我们临床上就要根据这些东西去分析。刚才还有讲肝开窍于目啊,还有肝的经脉循行啊,肝经循行在哪些部位,哪些部位的病变就是肝的病,要一目了然啊。基本路线你都不清楚,怎么行呢？你得跟交警似的,哪里出事故啦,你马上就要知道在哪个地方,要很清楚啊。我们认识人体的时候,也得跟交警一样,把人体循行的经络路线要搞清楚。

　　脏腑与经络是相联系的,这个东西你如果不知道,一个脏它与哪个腑相联系,与哪些体表相联系,与哪些官窍相联系,与哪些经脉相联系,与自然界哪个时令相联系,如果这些东西都不懂的话,你怎么当中医啊?你就只能头疼医头,脚疼医脚。头疼吧,给你开川芎、白芷、细辛、藁本;腿疼吧,给你开牛膝、木瓜;腰疼给你开杜仲、续断;肚子疼吧,开厚朴、广香、乌药,就只能达到这个水平了。所以中医的这个藏象学说是绝对要熟的。我们注重的是功能,而不是解剖。有的病人一来啊,提着一个袋子,什么东西啊? CT、B超报告单和照片等一大包。其实中医不是搞这个的。为什么呢,你不是讲解剖的,你不是开刀的,你是要辨证论治的。例如腰椎间盘突出,片子上哪个部位突出看得清清楚楚,但你怎么治?第二个腰椎还是第三个腰椎突出,你难道用药还有区别啊?没有吧,是不是?这些检查结果只是给了我们一个值得参考借鉴的信息,就是病人确实腰椎间盘突出,或者确实长了肿瘤,或者确实在哪个部位有梗塞,这个告诉我们了。你知道这个大的病种了,但是,我们是要辨证的。比如量血压,我就是量到你是高血压,量到你是低血压,又怎么样呢?我没有这样的处方专治高血压啊,我必须根据辨证开方啊,是不是?中医就是要根据藏象的功能去辨证。所以这个藏象学说啊,对我们中医来讲,是至关重要的,尤其是临床医生,必须重视。

　　《内经》里面关于藏象的知识,讲得很具体。比如《素问·六节藏象论》里面讲:“心者,生之本,神之变也,其华在面,其充在血脉……通于夏气。”我就讲这一条,看看古人是怎么认识的。心,是生命的根本,因为心者,君主之官。十二脏腑,以心为主,为什么呢?心主神明,是我们的首脑机关。我们现在有人讲,神明不是心主的,是脑主的。殊不知我们中医是以五脏为系统的,这是一个理论体系,它绝不是讲解剖。脑由哪儿主啊?脑的神明是由心主的。脑所藏的髓是由肾主的。它是由五脏分工的,你为什么还要讲脑呢?这不就无形之中变成了西医的解剖学吗?所以我们不要犯这样的错误。不然的话,我问你啊,吴鞠通的清宫汤,它清哪个地方的啊?这是治昏迷的,治热入心包的方。现在你要改,那就要改成清脑汤了,热入心包就要讲热入脑包了,是不是?肯定不行。我们中医不能这么讲。中医的理论系统是五脏系统,这是以五脏为核心来认识的。它几千年以来已经形成一个理论系统,我们不能随便乱改。我们要先把古人的东西搞明白,在没明白之前,最好不要乱改。

这一段你看看，里面讲了它的荣华在面，它的充养在血脉，而且通于夏气等等。五脏都是这么讲的，就把人体整个形成一个系统。前后连贯，这样就形成一个理论系统了。后面几段我就不讲了啊。

《素问·灵兰秘典论》里面把人体的十二脏腑划分为十二官，把整个人比喻成一个国家，这是一种形象的描述。这个国家的统治集团就是五脏六腑。五脏六腑既统一又分工，它有严密的组织。心者，是"君主之官"，为什么是君主呢？主神明。肺者，是"相傅之官"，为什么？因为它主治节，就是治理、调节，整个国家的治理调节归它负责。肝，主谋虑。胆，主决断。膻中，主情志表现，谁的情志表现呢？心脏的情志表现。脾，仓廪之官，管粮仓的，管消化的。大肠，是传导糟粕的。小肠，是化物的。肾，是藏精的。三焦，主水道。膀胱，藏津液，而且还主排泄、气化等等。这是讲它们主要的功能。这个十二官，就把我们人体的主要功能归属到十二脏腑，这就形成了一个完整的系统，各个方面都有部门管，所以哪个方面出故障就要找哪个系统。

《素问·五藏别论》还把五脏六腑做了一个总体的分工。五脏和六腑一个是藏精气的，一个是传化水谷的；一个叫"满而不实"，一个叫"实而不满"。满者，精气盈满；实者，水谷充实。这两个字要搞清楚啊。五脏，是藏精气的，精气盈满而不能被水谷所充实，这就叫"满而不实"；六腑，是传导水谷的，水谷能充实其中，但是它不能受精气的盈满，它不藏精气，叫"实而不满"。这就是两者在大体上的分工。《灵枢·本藏》又进一步讲了这个问题，但是它加了个内容，"五藏者，所以藏精神血气魂魄者也"。我们推敲这几个字眼。精，精微物质，这是刚才前面讲的"五藏者，藏精气而不泻"。神，神明活动。魂魄，也是神明活动。这就进一步具体了，那就是说五脏不仅藏精气，而且又藏神。因此我们《内经》里面有"五神脏"的说法。《灵枢·本神》："肝藏血，血舍魂，肝气虚则恐，实则怒；脾藏营，营舍意……心藏脉，脉舍神……肺藏气，气舍魄……肾藏精，精舍志……"这一段就反映了五脏藏精又藏神，而且藏精藏神还有虚实的证候表现。人的精是由五脏所藏，人的神是由五脏所主，所以临床上有很多神志方面的病变，我们要根据病变不同的表现，推敲到五脏。

《内经》里面，关于藏象学说重点就是讲生理，然后反证到病理。所以我们认识《内经》里面的藏象学说，就是认识五脏的生理和它的病理。这是第二个学说。

三、经络学说

经络，就是人身的经脉和络脉。我们现代呀，研究经络实质，国家恐怕花费了大量的钱财。经络是什么？到现在没有找出东西来。是血脉？不是。是神经？是神经可能是对的。至少现在没有结论。十二经络看不看得到？看不到，我们在身上找不到经脉，找不到络脉，看不到。但是它确实是灵验有效的，比如针灸，比如我们中医辨证论治，根据这经络学，准确无误。所以古人发现经络，特别神奇啊。我们长沙出土过一个马王堆医书，这个马王堆医书，是成书于《内经》之前。马王堆医书挖出来以后，给我的分工就是整理《十一脉灸经》。这个《十一脉灸经》就是最早的经络学。那个时候就发现人体有十一条经脉，后面到了《内经》就进一步认识到有十二条经脉，并且有更多的络脉。

经络，古人把它看得非常非常重要。为什么呢？在《内经》时代，我们治病主要用的不是中药，不是方。整个《内经》只有十三方。那个时候治病的主要手段是针刺，针刺是绝对离不开经络的，因为要循经取穴。所以在那个时代啊，经络学就显得特别的重要。而我们现在呢，由于大家不是搞针灸专科的，往往就忽视了经络学，其实这是错误的。一个中医，如果不懂得经络学的基本知识，你在临床上啊，就往往容易犯错误。我们看看经络学是何等的重要。

首先，看《素问·调经论》："五藏之道，皆出于经隧，以行血气，血气不和，百病乃变化而生，是故守经隧焉。"五脏的道路都是从经络发出的。那就是说，五脏与六腑的联系，五脏与体表的联系，人体各个部位、各个器官之间的联系靠什么？靠经络。所以我们要掌握经隧啊，"守经隧"，就是要把握经隧，这样你才能够了解五脏系统。这是经络的重要性。《灵枢·经脉》："经脉者，所以能决死生，处百病，调虚实，不可不通。"经脉是干什么的？是用来决断死生，处治百病，调理虚实。所以我们对于经络"不可不通"。这个"不可不通"，有两种解释。一种解释是说经络本身不可不通，不通就麻烦啦。也可以这么讲，经络不通，当然五脏就不通，气血也就不通。但是，从这条原文的整体思想来看，应该是告诉我们对于经络学不可不通，一定要通晓经络学。如果大家忽视这个问题，那就不行。我后面第三讲就跟大家讲一些病例，其中有一些就是靠经络学来诊断疾病的。所以一个好中医啊，不仅要掌握藏象学的基本知识,而且要掌握经络学的基本知识。

经络学有哪些基本知识呢? 我列几条。第一条,经脉的作用。《灵枢·本藏》:"经脉者,所以行血气而营阴阳、濡筋骨、利关节者也。"这是经络的大体作用。它是运行气血,营运阴阳,濡养筋骨,滑利关节,起这样的大作用。所以人体的运动、人体的营养、人体的气血循行都要依靠经络。这是第一。

第二,要掌握经络的大数。《素问·征四失论》:"夫经脉十二,络脉三百六十五,此皆人之所明知,工之所循用也。""征",惩罚的意思。我们当医生啊,看病的时候有四种过失,如果犯了就应当惩治,叫"征四失"。络,就是分支,小路;经,就是主干线,大路。"工"是什么,就是医工。医工都要遵循这个法则,遵循经络学去运用。经络有十二,络脉有三百六十五,这是经络的大数。

第三,就是经脉的走向。刚才前面已经讲了,五脏六腑与经络相通,《灵枢·海论》:"夫十二经脉者,内属于府藏,外络于肢节。"经络有一个大体的走向,这个我们是绝对要熟悉的。"手之三阴,从脏走手",我们后世把这话给改了,也是可以的,改为"手之三阴从胸走手",也可以啊,从胸腹走到手部。"手之三阳,从手走头;足之三阳,从头走足;足之三阴,从足走腹。"这是它大体的循行规律,这是第三点。

第四点是最重要的,十二经的循行。我记得我第一次跟北京中医药大学的高校长见面,吃饭的时候,不知怎么谈起说现在的研究生,学专业学得不好。他就跟我讲,他们学校有几个博士生,有一天跑到他办公室:"校长,我们外语没考及格,你得放我们一马,因为我们的精力都学中医学去了。"他说:"你们花了蛮多的精力,那我考你们一个题目,把经络的走向背背看。""那个东西,我们没背。"还有一个学生讲:"我们不是学针灸的。"高校长说:"你不能背,我背一条给你们听听。"高校长是方药中老师的研究生啊。他就背了一条经脉循行的原文,那学生就傻眼了。几个学生乖乖地出去没吭声。这是高校长亲口跟我讲的,当时在座的还有浸会大学的校长和他们的一些教授。高校长说现在的研究生普遍都不学专业,那怎么行啊,我们就要纠正这个倾向,一定要学专业。所以北京中医药大学研究生的专业学习现在要求比较严。其实我经常讲,我们中医的研究生啊,下很大力气去学外语,当然没错,是要学外语。我出国回来以后就提出了这样的观点,我们必须要有两手功夫,第一应该是专业,第二应该是外语。但是你不能光学外语不学专业啊，因为你是中医研究生啊。高校长这话对我的启发很大，我觉得他这个思路是很正确的。

十二经脉的走向，按要求是要背的。我们现在不一定要求背，但是大致的走向要知道，就好像一个城市主要的几个地方你要知道吧。病人身体出了毛病，大致是哪一个地方的病变你都不知道，你怎么办？所以十二经脉的走向我觉得是非常重要的。你看看《灵枢·经脉》："肺手太阴之脉，起于中焦，下络大肠，还循胃口，上膈属肺"，肺手太阴之脉从胃中发出，在胃口上绕了一个圈，又往下面大肠去了。所以肺与大肠相表里，为什么相表里呢？它们俩有内部联系。为什么治肺病往往要治大肠呢？为什么肺病会传给大肠呢，大肠有病为什么会影响到肺呢？因为它们俩有经脉联系啊。《素问·咳论》不是有句话吗："皮毛者，肺之合也，皮毛先受邪气，邪气以从其合也。"肺主皮毛，皮毛受到外邪侵袭以后就传入到肺呀，为什么？肺主皮毛呀，这是一。第二，"其寒饮食入胃，从肺脉上至于肺，则肺寒。"大家注意这句话，寒凉饮食进入胃中，从肺的经脉上升到肺，形成肺寒，你怎么理解？我们吃的冰棍，我们喝的冷饮，都进入了胃，怎么会到肺的里面，造成肺寒，而出现肺咳？你看经络学就理解了，"肺手太阴之脉，起于中焦……还循胃口，上膈属肺"，肺的经脉是起于胃中，所以胃里面有任何反应，都可以上传到肺，这就是中医的理论啊。

那我们想想看这个经络学重不重要啊？重要啊。如果我今天不这么讲，大家就不会引起重视。经络学有什么重要的，这是搞针灸专业的人学的，跟我们有什么关系？有的，在临证当中就有。我们在临床上遇见那些怪里怪气的病，你一眼就可以认出来这是什么病。经络学给我们临床诊疗疾病提供了极为重要的信息。所以我讲中医在临床上是不是一把高手，全凭你的理论功底和临证经验。你没有扎实的理论功底，很多疾病，特别是疑难杂症来了，是没有办法的。往往只能治一个病，或者就治一种病，当然能治一种病还算不错了。《灵枢·邪气藏府病形》给我们提出了一个标准："上工十全九，中工十全七，下工十全六。"古人把医生分为上中下三等，上工治十个病有九个是有效的，百分之九十。中工十全七，百分之七十；下工十全六，百分之六十。大家掂量一下自己的水平，你看十个病有六个见效的吗？你要想达到这个标准不简单的，必须要有理论功底，必须要有临床经验。所以我讲当医生绝不能趾高气扬，绝不能吹牛皮。当医生啊，我跟你说，真的是如履薄冰，如临深渊啊。你要想保证你的疗效，那不是一个简单的功夫。

我们越学就越觉得中医深奥,越学就越觉得中医难。所以我经常讲学中医难,当中医更难,当名中医那是难上加难,不容易。这既是我个人的切身体会,也是完全符合事实的。

四、病因病机学说

《素问·至真要大论》中讲:"审察病机,无失气宜","谨守病机,各司其属"。张景岳有一个注解:"机者,要也,变也,病变所由出也。"这是对病机这个词的含义最准确的解释。要,就是关键;变也,疾病的变化;由,就是疾病的缘由,疾病的来由,也就是我们今天讲的疾病的原因。出,疾病的去向,它的变化、发展、走向。这里讲了四个内容,疾病的关键,疾病的变化,疾病的缘由,疾病的去向。这四个内容,在《内经》里面概括为病机。我们后世,把病因作为一大项进行了发挥,和病机学说一起就发展为病因病机学说。病因从什么时候开始明确发展呢?从张仲景就开始了。《金匮要略》一开头就讲:"千般疢难,不越三条。一者经络受邪入脏腑,二者四肢九窍血脉相传壅塞不通,三者房室金刃虫兽所伤。"这不就讲了三条吗?陈无择把这三条归结为三因:内因、外因、不内外因,其实他只是个总结而已。张仲景的讲法又是从哪里来的?是从《内经》来的。《内经》既讲了病因,又讲了病机,讲了发病观,还讲了疾病传变,讲了很多内容,我们现在来看看。

(一)病因

《素问·调经论》讲:"夫邪之生也,或生于阴,或生于阳。其生于阳者,得之风雨寒暑。其生于阴者,得之饮食居处,阴阳喜怒。"我们前面不是讲了阴阳学说吗?《内经》不论讲什么,都是以阴阳为纲,所以病邪也是阴阳两纲。属于阳邪的是什么呢?是风、雨、寒、暑,其实就是六淫。很多地方都讲了,只是说法不一样。《素问·至真要大论》讲:"百病之生也,皆生于风寒暑湿燥火,以之化之变也。"风寒暑湿燥火的特异变化,就是虚邪贼风,也就是高士宗曾经注解的"四时不正之气"。我们现在称之为六淫,就是外邪。"生于阴者",阴邪,阴邪就是内邪,内邪是什么呢?"饮食居处,阴阳喜怒。"饮食,生活起居,男女之间的,情志方面的,这都是属于内因,称为阴邪。《素问·调经论》就把病因分为两种,一种是外邪,一种是内邪;一种是阳邪,一种是阴邪。《素问·阴阳应象大论》进一步论证了这个问题:

"喜怒伤气,寒暑伤形。"寒暑就是指六淫,六淫伤的是什么呢? 伤的是形体。喜怒指的是情志,情志伤的是什么呢? 伤脏气。《灵枢·百病始生》也讲:"喜怒不节则伤脏。"这就符合了《素问·调经论》的讲法,阴邪是内邪,阳邪是外邪。湿和风,在《灵枢·百病始生》中又分阴阳,各自所伤部位不同,风雨伤上部,冷湿之邪伤下部,这是《内经》一贯的说法,风邪伤上,湿邪伤下。

《内经》还有一个理论,不论什么事,只要是过度,都可以得病,比如劳逸过度,房事过度。《素问·经脉别论》里面讲:"生病起于过用。"过用就是过度的耗用。什么事情都不能过度,都要适可而止,都要适度。我讲个事例给大家听。湖南一个县的副县长,患亚急性的肝坏死,在长沙一个医院住院,已经没救了。那里的教授要他来找我看看。六个人从医院用一个担架把他抬到我的门诊上,我一看那人已经奄奄一息。我说:"给你开点药吃试试看啊,我也没把握。"就开了药让他回去服。第二次来我的门诊,他是扶着他老婆走来的。第三次来,他是自己大摇大摆走进来的。第四次,他来了,我说"你还喝酒不?""现在喝不了很多了。"我说:"还喝好多啊?""喝一斤吧。"现在他还喝一斤,原来他喝好多你想想看。我说:"我告诉你啊,你如果要命,你就不要喝酒,你如果硬是不要命,你就喝酒。"我话说得很直了。他回去了,后来还到我这来过两次,一直情况很好。每次我都问他"喝酒没?""没有!"第二年,那个县的卫生局长到我这儿来看病,我说"你那个县长呢?""县长死了。""什么时候死的?""上个月死的。""不是好了吗? 怎么死了呢?""喝酒啊!"我说"不是不喝酒了吗?""照样喝! 谁都管不住,他偷偷摸摸喝,一餐喝一斤。"你说这不是不要命吗? 这不就是"生病起于过用"吗? 由此及彼。饮食、劳倦、男女之间的房事、情志过度,无论哪一项,只要是过度,都会生病啊。这句话是非常经典的,这真的是《内经》经典的文章啊。"生病起于过用",这句话一点不假。

另外还有一个五劳所伤。《素问·宣明五气》讲:"久视伤血、久卧伤气、久坐伤肉、久立伤骨、久行伤筋。"伤的是哪? 伤的是五脏。为什么伤的是五脏呢? 你仔细琢磨一下,血肉筋骨气,伤久以后就会进一步伤脏的。现在的人打麻将,坐在那里日以继夜,伤不伤人? 伤人的。现在的富贵病特别多,过去没有的好多病,现在也出现了。大家恐怕比我更清楚。这是第一点,讲的病因。

（二）发病

《内经》认为，人体发病与否，取决于两方面的作用，一是邪气，二是正气。两者之间，起主导作用的是正气。不论有什么邪气侵袭，只要"正气存内，邪不可干"，包括疫病。这个话出自《素问·刺法论》："五疫之至，皆相染易，无问大小，病状相似。"瘟疫来了，只要"正气存内"，就"邪不可干"。这就告诉我们啊，人体的发病与否，固然是两个方面的作用，但是决定因素是正气。这一点，正是我们中医的独到认识。所以中医特别注重顾护正气啊。《内经》还说："邪之所凑，其气必虚。"邪气之所以侵犯人体，人体的正气一定虚。所以虚人就容易受病啊。"气之强盛者"——正气很盛的人，往往不受病。《灵枢·百病始生》讲了一个"两虚相得，乃客其形"。这是关于发病。

（三）伏邪

伏邪，又称为伏气。这个伏气，见于温病，其实理论呢，是源自《内经》。我们《温病学》里面，有风温、有春温、有暑温、有湿温、有伏暑、有秋燥、有冬温。这些是根据不同的季节命名的。其中，春温和伏暑就称为伏气温病。什么叫伏气温病呢？冬天感受的寒邪，当时没有发病，这种邪气已经进入体内，到了春天，借那个春生之气，伺机而发。发病的特点跟风温不一样，开始有一点点外感的症状，紧接着就是内热亢盛，这就是春温。属于什么病呢？伏气温病。伏暑，夏天感受的暑湿，当时没有发病，入秋借秋凉之气引动而发，开始有点秋燥症状，紧接着就是暑湿猖獗。这种发病情况，温病学家称为伏邪发病。这个理论从哪儿来的呢？从《内经》来。《素问·生气通天论》中讲："春伤于风，邪气留连，乃为洞泄。"邪气留连，就是停留不去，变化了，不是风病了，是洞泄、泻痢；夏伤于暑，到秋天，就可以发痎疟，邪气流连四个字简略了；秋伤于湿，可以发为痿厥；冬伤于寒，到了春天发温病。这就是《内经》最早的伏气学理论。这个理论啊，属于我们病因病机学里面的一大特点。

（四）辨证

我们中医的辨证法则很多，有八纲辨证、脏腑辨证、经脉辨证，《伤寒论》有六经辨证，《金匮要略》有脏腑经络先后辨证，温病学里面还有卫气营血和三焦辨证。这些辨证法则的起源是哪儿呢？也是《内经》。

《内经》最早的辨证是三个，第一个是八纲，第二个是脏腑，第三个是经脉。张仲景的六经辨证哪儿来的呢？《内经》。《素问·热论》不是提出来六经吗？张仲景的脏腑辨证哪儿来的呢？《内经》。《内经》里面首先就提出来了脏腑辨证，什么病都要以五脏来划分。八纲辨证，后世提出来的，怎么也是来源于《内经》呢？我们看看《内经》的原文就清楚这一点了。《素问·调经论》："阳虚则外寒，阴虚则内热，阳盛则外热，阴盛则内寒。"大家把这四句话叠起来写，"阳虚则外寒"写第一行，"阴虚则内热"写第二行，"阳盛则外热"写第三行，"阴盛则内寒"写第四行。我们读一读，四句话的开头第一个字：阳、阴，第二个字，虚、盛，就是虚、实。接着后面的第四个字是内、外，第五个字：寒、热。看到没有？阴阳、虚实、内外、寒热。内外是什么？表里啊。八纲不就出来了吗？所以八纲辨证的起源是《内经》。

（五）病机

《素问·举痛论》讲："百病生于气也。"气，就是气机紊乱，这就涉及病机了。后面都是讲的气，比如"怒则气上"等等。哪一个的气啊？五脏之气。当然这不是泛指五脏，是有所指的，比如怒伤肝，肝气上逆，所以"怒则气上"。我们有句俗话叫怒发冲冠，你把那个"冠"字改一下，改成"鞋"字看行不行。你说我发怒发得脚上发烧，鞋子都要甩掉啊。不是这样的，他绝对是揭帽子，不是脱鞋子。怒气是向上冲的，不是向下冲的。只有恐就是向下，恐惧过度的人就尿到裤裆里了。"喜则气缓"，你大笑不止，笑得弯腰曲背，停了以后就会感觉拉不上来气，这不是喜则气缓吗？那些有心脏病的人，突然暴喜，就很容易发病。

《素问·至真要大论》当中讲病机十九条，我随便举几条。"诸风掉眩，皆属于肝。"诸，许多，多种，绝不要解释成为所有。风，内风。掉，摇摆。眩，旋转。许多因为内风导致的震颤、摇摆、头晕、目眩，大多都与肝相关。每一条都要按这个模式解释。

十九条里面有几条是有争议的，比如"诸痉项强，皆属于湿"。痉，痉病。什么叫痉病啊？吴鞠通讲："痉者，强直之谓。"痉就是强直的病症，后人所谓角弓反张。换句话讲就是拘挛、强直、角弓反张，就是痉病。张仲景在《金匮要略》给痉病下了一个定义："病身热足寒，颈项强急，恶寒，时头热，面赤目赤，独头动摇，卒口噤，背反张者，痉病也。"《金匮要略》里面有一个"痉病篇"，专门讲痉病的证治，讲得比较具体。《伤寒论》里面也有痉病，有刚痉，有柔痉，有发汗太过成为痉病，有阳明腑热成为痉病，有新产的妇人失血伤津的痉病，唯独没有讲属于湿的。所以吴鞠通就对这个湿字提出异议，说："似湿之一字不能包括诸痉，……似风之一字，可以包得诸痉。"他意思就是这个湿字要改一下，改成一个风字。吴鞠通的说法对不对呢？"诸痉项强，皆属于湿"，许多的痉病，包括颈项强直等等，都与湿相关，这是原文的本意。原文并没有讲所有的痉病都属于湿。你如果那样理解就错误了。有许多痉病是属于湿的，也有许多痉病不是属于湿的。属于风的，属于热的，都有啊。我们要明确这条原文的意思，就得搞清楚，湿能不能导致痉病。我们首先看《内经》的原文，《素问·生气通天论》讲了一句话："因于湿，首如裹，湿热不攘，大筋缂短，小筋弛长，缂短为拘，弛长为痿。"拘，收缩，痉挛。湿邪不除，形成湿热，湿热可以引起筋脉的痉挛。这就告诉我们湿热可以导致痉挛。另外有一个温病学家叫薛生白，他的著作叫《湿热病篇》。《湿热病篇》第四条："湿热证，三四日即口噤，四肢牵引拘急，甚则角弓反张，此湿热侵入经络脉隧中。"这不就是讲的痉病吗？这个痉病就是由于"湿热侵入经络脉隧中"所导致的。薛生白是一个临床家，特别会治湿热病。他就碰到过湿热病发痉，在他的著作中记录下来了。这就给我们直接回答了，湿邪可以成痉。所以《内经》里面讲的这一条"诸痉项强，皆属于湿"，从《内经》其他的原文，从后世的临床实践，说明了这条原文的准确性。

还有两条原文，值得注意。"诸转反戾，水液浑浊，皆属于热。诸病水液，澄澈清冷，皆属于寒。"这两条我们要比较一下，"澄澈"跟"浑浊"刚好是相反的。"清冷"，一看就是冷的，一看就是清稀的。这两条正好反映两种不同性质的疾病，一个属热，一个属寒。所以这两条原文就给我们提供了诊断上一个重要的鉴别要点。对于病人排泄的液体，不论是哪方面的液体，我们都要搞清其清澈和浑浊，这是区别点。比如鼻涕、痰涎、汗液、小便、大便，包括女子的月经、白带，痈疽流的脓水，这不都是分泌的液体吗？《内经》就给我们提供了一个很重要的鉴别诊断要点。

我们读古人的书，读经典，不仅要熟，不仅要懂，更重要的就是融会贯通。这是一个方法问题，读书有读书的方法，诊断有诊断的方法，治病有治病的方法，这都是很重要的啊。我为什么把这两条原文提出来呢，就是这个道理。

（六）传变

《内经》认为,疾病的传变是有规律的。基本规律是什么呢？一是外邪传变由表入里,由阳入阴;二是脏腑的病变可以相互传变,而且这个传变的规律还非常复杂。我就把这两个内容讲一讲。

外邪的传变基本上是由表入里,我举两条原文。《素问·皮部论》讲:"邪客于皮则腠理开,开则邪入客于络脉,络脉满则注于经脉,经脉满则入舍于府藏也。"这不是很清楚了吗？病邪由皮肤走入络脉、经脉、六腑、五脏。《素问·阴阳应象大论》证实了这个观点:"邪风之至,疾如风雨。故善治者治皮毛,其次治肌肤,其次治筋脉,其次治六府,其次治五藏。治五藏者,半死半生也。"这一条是从早期治疗这个角度讲的,开始起病治在皮毛,其次治筋脉,其次治六腑,其次治五脏,治五脏者,半死半生也。到了五脏了那就深了,那就危重了。这就反映了一个基本的规律,外邪伤人总是由表传里。《素问·热论》里面讲六经传变,是由三阳而后到三阴。后世的卫气营血传变,是由卫分入血分。这都符合外邪由表传里这样一个基本的规律。这是指外感病而言。

内伤杂病则是脏腑之间相互传变的。而相互传变里面又有一个主要点,就是"以胜相加"。《素问·玉机真藏论》里面讲:"五藏相通,移皆有次。""五藏有病,则各传其所胜。"这一条是很重要的。我们今天讲了五行学说,五脏之间是一个什么"胜制"的概念呢？木是克土的、土是克水的、水是克火的、火是克金的、金是克木的。那五脏之间呢,就是这样一个相胜的关系,肝木克脾土、脾土克肾水、肾水克制心火、心火克制肺金、肺金克制肝木。如此一个规律,这叫"以胜相加"。五脏有病,一般是传其所胜。于是肝有病就会传给脾,脾有病就会传给肾,肾有病传给心,心有病传给肺,肺有病传给肝。所以《难经》举了一条:"见肝之病,则知肝当传之于脾,当先实其脾气。"张仲景把这句话拿过来了,《金匮要略》开头就讲:"见肝之病,知肝传脾,当先实脾。"这是有规律的,规律在哪呢?《素问·玉机真藏论》"以胜相加"的理论。

当然我们要知道这个规律不是绝对的,五脏之间可以相互影响,但还有个虚实的问题啊。张仲景就讲了这个话,假如脾实,肝病就传不了。虽然要你补脾,但是"四季脾旺不受邪,即勿补之",就不需要补,这就告诉我们一个虚实问题。但是复杂因素张仲景没提,他不是不知道,他没有讲,那我们就要讲一讲了。五脏之间"传其所胜"固然是主要的,但不是绝对的。我们看看《素问·玉机真藏论》还有什么话说,"五藏受气于其所生,传之于其所胜;气舍于其所生,死于其所不胜。"《素问·藏气法时论》讲:"至其所生而愈,至其所不胜而甚,至于所生而持,自得其位而起。""受气于其所生",指五脏受气于其子;"传之于其所胜",就是传我所克;"气舍于其所生",五脏之气舍于母;"死于其所不胜",就是死于克我之脏,这不就很复杂了吗?不仅传其所生,而且传其所胜,而且传其胜我,并且还传其所不胜,我们叫反侮,是不是啊?有相乘,有反侮,有相生,有相克。所以这个五脏之间的关系是很复杂的。这就是我们全面认识《内经》的"病传观"。外邪一般是由表入里,由外传内。五脏之间一般是由某脏传其所克之脏,但是还有更复杂的东西,子病传母,母病传子,传其所克,传其所不胜。

五、诊法学说

诊法就是中医诊断疾病的方法。中医诊断疾病跟西医不一样,西医诊断疾病主要是依靠实验室的检验和仪器检查结果,而中医诊断疾病完全是靠中医自身的手段,然后加以分析,加以辨证。所以中医看病啊,耳朵、眼睛、鼻子、手,都要工作,特别是大脑,要分析、要推测、要判断,这就是中医的特点。这个诊断的方法从《内经》就已经开始形成,也就是说我们中医的诊断方法啊,从两千多年前就已经形成了基本模式和法则。我们看看《内经》的原文,诊断的方法主要有哪些。

首先《内经》诊断疾病的方法,一个基本的、核心的原则,就是全面诊察。我们看看《灵枢·邪气藏府病形》:"见其色,知其病,命曰明;按其脉,知其病,命曰神;问其病,知其处,命曰工。"这样就来了一个"明、神、工"。《难经》把这个话给发展了,《难经》讲:"望而知之谓之神,闻而知之谓之圣,问而知之谓之工,切而知之谓之巧。"《难经》讲了四个,望闻问切,把这称之为"神圣工巧",其实是在《内经》的基础上进行了进一步补充。因为《内经》的作者不是一个,每个人论述的不一样。这个地方讲三个方面,另外一个地方又讲了两个方面,《难经》归纳形成了四个,其实这个望闻问切都是从《内经》开始形成的。这里讲了望色、按脉、问病,讲了三个,没有讲闻。有没有闻呢?有,后面就有。

《素问·玉机真藏论》讲:"凡治病,察其形气色泽,脉之盛衰,病之新故,乃治之。"这又是从一个侧面讲的。我们诊治疾病,一定要观察病人的形,形体;气,气色,气就是精神面貌;色泽,面部和皮肤的色泽。还要观察脉象的盛衰,以及疾病的新旧。这里面有望诊,有切诊,有问诊。

《素问·五藏别论》:"凡治病,必察其下,适其脉,观其志意,与其病也。"这个"下"字啊,省略了一个字,应该是"必察其上下"。在《黄帝内经太素》里面就有这个上字,王冰的《素问》就只有这个下字。实际上是讲治病一定要观察病人的周身上下,就是观察全身。"适其脉",就是诊其脉。"观其志意",要观察病人的精神状态。"与其病也",与他的疾病的表现。这条原文又是讲的全面诊查。要观察病人的周身上下,又要诊脉,还要观察病人的精神状态,还要问他的疾病情况。

《素问·阴阳应象大论》:"善诊者,察色按脉,先别阴阳。审清浊而知部分;视喘息,听音声而知所苦;观权衡规矩,而知病所主,按尺寸,观浮沉滑涩,而知病所生。以治无过,以诊则不失矣。"中医理论是以阴阳为纲,所以《内经》里面讲阴阳学说,不论是生理、病理、诊断、治疗,都以阴阳为大纲。因此这讲"察色按脉,先别阴阳"。

从这里我们可以看出,《内经》时代的诊法,尽管他讲全面诊察,但是重点在两个方面,第一望色,第二诊脉。这两点在《难经》里面反映得非常突出。我们知道扁鹊看病啊,注重的就是望色和诊脉。特别是望色,不是有个故事望齐侯之色吗?诊脉,"脉取寸口",具体的诊脉大法在《难经》里面阐述得特别详细。可见在西汉以前,也就是《内经》时代,包括《内经》以前,我们的祖先诊治疾病的时候,虽然讲是全面诊察,但是重点是望色和诊脉。但是我们现在的中医恰恰忽视这两点。尤其是诊脉,忽视这个方面,为什么呢?因为诊脉不是那么好学的,不是那么容易掌握的,诊脉是要通过长久时间的功夫你才能够摸索出来的,所以大家都不怎么重视诊脉,其实诊脉是特别重要的。望色也是一样,同等的重要,在《内经》时代是把它们作为重点的。

上一段原文的重点就是阐述察色按脉。"审清浊而知部分",这是讲辨别头面部色泽的清浊就知道疾病的部位。因为,《内经》把人的头面按照不同的部位分属到五脏六腑。《内经》认为人的五脏六腑的情况都可以反映到头面部,所以从头面部就可以观察五脏六腑的疾病变化,因此讲"审清浊而知部分"。"视喘息,听音声",注意,这就是闻诊。听声音,听病人的呼吸,那不是闻诊吗?就可以知道疾病的痛苦所在。"观权衡规矩而知病所主",

权衡规矩指的是脉象。《素问·脉要精微论》讲，一年四时有几种常脉：规矩权衡。规，圆滑的意思；矩，实实在在的意思；衡，很平，不虚不实，不浮不沉的意思；权：沉而有力的意思。这就是合于春夏秋冬四时的脉象。也就是说在不同的时令，由于自然界的气候有所变化，那么人的正常脉象也就有一些变化。但是这个变化是微妙的啊，不是说冬天里所有的人就一定是沉脉，不是沉脉就有病，这个不对，只是说稍微有一点点变化。《内经》就把这四个字代表四时的脉象，所以权衡规矩呢，是指四时的脉象。

"按尺寸，观浮沉滑涩而知病所生"，这个尺，不是我们今天讲的寸关尺的尺。在《内经》时代，有三种诊脉法。第一种是全身诊脉法，只要有动脉的地方就是诊脉的部位。第二种是三部诊脉法，就是人迎、寸口、趺阳，就是这三个地方诊脉。第三，后来把这三个地方就缩减到一个地方，哪个地方呢？就是寸口。《素问·五藏别论》："气口何以独为五藏主？"从这个时候才开始诊寸口脉，后来《素问·经脉别论》也讲："气口成寸，以决死生。"所以在《内经》时代人们已经形成了认识，诊脉不要全身到处诊，也不要三部诊，就诊寸口。《难经》把这个寸口诊脉做了大量的发挥，所以我们直到今天诊脉都诊寸口。这里的寸，是指寸口，而不是指寸关尺的寸。尺，是指尺肤，是古人的一种切肤法，就是按皮肤的一种诊断方法。从鱼际到肘横纹，内侧的皮肤，古人大概把这里作一尺长，称为尺肤，可以摸摸这里的皮肤来诊病。"观浮沉滑涩"，是指观脉象的浮沉，摸尺部皮肤的滑涩。"以治无过，以诊则不失矣"，用这样的方法治病就不会有过失，用这样的诊断去治疗去诊察就不会有失误。

我们看看前面这几段原文啊，都反映了一个共同点，就是全面诊察。除此以外我们看《素问·脉要精微论》本来是讲脉的。脉要，诊脉的纲要，精微，望色的精微，就是讲诊脉和望色的。他怎么讲呢？《素问·脉要精微论》："切脉动静，而视精明，察五色，观五藏有余不足，六府强弱，形之盛衰，以此参伍，决死生之分。"精明者，眼睛的神气精光，要察目的神气精光，这就是"视精明"。"察五色"，观人的面部的五色。这里又突出了两个东西，一个望诊，一个切诊。望诊又增加了一个内容，望什么呢？望眼神，不仅仅要望面色。通过察色看脉，然后观察五脏有余不足，六腑强弱。实际上就是观察五脏六腑的虚实强弱，以及形体的盛衰。"以此参伍"，把这些东西拿来相参合，也就是相综合，我们现在就讲成综合分析，来判断生死，决死生之分。

所以中医诊断疾病啊，一定是通过望、闻、问、切，把病人的资料掌握以后，然后综合分析判断，这样才能够下结论，这就是中医的诊断方法。一个真正的中医是一定要按照这个法则去治病的。我们现在社会进化了，西医进入中国以后，给我们中医带来很大的帮助，比如他的仪器检测，他的检验，可以反馈给你这个病人什么病，因为他很微观啊，特别是仪器检测啊，他一下就看准了，给我们提供了很大的帮助，但它绝不是我们用以治疗的依据，为什么呢？不管你西医有什么检测结论，拿来以后，你还必须按照中医的方法去诊断，还是要望闻问切。为什么？你要判断、要分析、要辨证，他是属虚、是属实、是属寒、是属热，是五脏六腑的哪一个部位的病变，十二经脉哪一个部位的病变，他的病变部位，他的病邪性质，特别是病邪性质。比如肿瘤病人，那西医已经把部位给你搞清楚了，但是性质我要自己定啊。西医下了很多结论，是通过实验室检查的，这个没错，但我们只能作为参考。所以一个真正的中医，绝对不是不诊脉不望色，而只拿听诊器只拿血压计的，那不是中医，那是西医的那一套。我从来不反对西医这一套，因为我临床也经常搞中西医结合，但是我从来不生搬硬套西医那些东西，为什么？西医给你提供了大量的东西，你可以作为参考啊，但是人家到你这来以后，你必须要根据四诊然后作出判断。尤其我们上临床的时候，有时病人给你带来错觉。病人一来了，我说你哪不好啊？我脑动脉硬化，我头部供血不足，就跟你讲了两个了，我高血脂，跟你来了三个，我还有一个神经官能症，又跟你来了四个，我还一个血小板偏低，又给你来了五个，我肝功能还有点毛病，还有个小三阳，给你来了六个，要是个女的，还有个盆腔炎，来了七个。你治哪一个？你说你治哪一个，有的还说得多一些，特别是有些人，拿个档案袋子一大袋，这里检查那里检查，因为他们定期检查啊，所有的东西都给你拿来了。那西医是全面检查，从头顶到脚趾没有哪个地方没有记录。那你作为中医，是不是你高血脂我开高血脂的药，你脂肪肝开脂肪肝的药，你脑动脉硬化我给你治脑动脉硬化，那我给你开个什么处方？你必须搞清楚，这个人现在到底是什么病来找我的，他讲个什么病啊？我现在腿疼。你看他腿疼跟刚才讲的那些病有什么关系？没关系，但是腿疼他恰恰没查出毛病来，是不是？这就是中医独到的地方。所以我们中医的临床诊断必须要抓主症，这是一个关键，也是一个要害。你把主症抓住以后，然后再去看那些检查的东西，那只能作为他的病史，作为他疾病的一个参考，这是可以的。主症抓住以后你马上要找他的兼症，还有哪些兼症。比如这个病人就说腿疼，腿疼哪个部位疼要搞清楚吧？什么时间疼要搞清楚吧？疼了多久要搞清楚吧？疼的地方是冷还是热要搞清楚吧？疼的地方是肿还是萎缩要搞清楚吧？对不对？这就是我们辨别寒热虚实的关键。你如果不把这些东西抓住，这个腿疼你怎么治？

我在北京讲学的时候，北京来了一个病人，从我开始上课他就一直在那个讲台后面坐，跟那个局长就打了三次招呼。他说我一定要找这个熊教授看病，局长就讲"不行不行，他今天是讲学的"，结果讲到什么时候呢？讲到一点钟。我跟他们讲，我说你们吃不吃中饭啊？一点钟只差五分钟了，他们说不吃饭。那个赵局长发脾气了，他说你们不吃饭可以，这个老教授受不了啊，八点半钟讲到这个时候，你们的问题一大堆，还在源源不断地收条子上来。他看我能解答，就让大家都问，放开问。当然我也高兴啊，咱们等于是搞学术交流嘛。好，结果等到一下课，到一点钟了，还有好多同学照相，要问这问那，搞到一点钟，那个病人带到这来，一个小孩，那个局长讲"不能看病，我没答应他"。我一看，我看人家可怜啦，而且旁边有一个学生跟我讲，他说我在这里等了半天了，是我的一个亲戚，从深圳来的，几岁？四岁还是五岁我记不清了。那个摄像机就对着我，局长讲："那好，大家正好看熊老师看病。"几十人就围着我看个病，什么病啊？这个小孩一条腿的膝盖肿大，很粗，就这么个病，两年不好，从深圳到北京，从北京到上海，治不好。我一看，这就是小孩鹤膝风。但是鹤膝风有虚证有实证，如果是虚证，那就必然是面色㿠白，形体消瘦，局部畏冷，不能行走，当然现在已不能行走，或者甚至还有遗尿，还有自汗，还有脾胃虚弱，等等虚证表现就会出来，还有舌色淡，是不是啊？这就是虚证啦。但是这个小孩恰恰肿的地方还有点发热，一看他舌苔是黄腻苔，我说你这是实证，是湿热。就这么简单啊。主症摆在面前，西医照了片，照了好多片，他拿来一大袋子我一点都没看。我说充其量就给你讲个骨质增生是吧，他说是，就是骨质增生。骨质增生怎么办呢？我不知道西医怎么办，就是把那个增生的东西要消掉吧，对不对？但是我们中医就一定要搞清楚他是虚证还是实证，我当时也就是两分钟，我说这是实证，是属于湿热，就开了个加味二妙散加炮甲。我当时没动手，就是动嘴，他们几个人在那把药方都写下了，我一味药一味药讲。这个小孩，大概吃了1个月药，上上个星期，这小孩到长沙来了，两口子把小孩抱来了，膝盖肿的地方已经消了百分之六十到七十。这么一个病，人家诊了两年没治好，我一看为什么就比较有把握呢？他是有一个诀窍的，第一你必须把病人的主症抓住,第二你必须把他的兼症,把他的舌象,把他的脉象抓住,然后加以综合分析,这就是我们中医诊病真正的方法。如果你按照我刚才讲的这个方法,按照我们中医自身的这个方法去诊断疾病,你的水平马上就会提高,比你纯粹去看化验单,比你去量血压,比你去听听诊器,肯定是要强一筹。为什么呢? 因为毕竟那是西医的一套,他没有四诊,他没有分析的,他只是偏向于以检验单为依据,那么你始终就只能停留在那个水平上,就不可能用中医真正的诊断方法去诊断。所以我们中医读《内经》的这个原文啊,我们认识《内经》的这个思维啊,对我们是大有好处的,应该是有提高的。中医诊断疾病啊,必须要全面诊察。前面所举,都体现了全面诊断。下面我们看看《内经》在全面诊断里面望闻问切提到了哪些方面。

首先看望色。《素问·举痛论》:"五藏六府,固尽有部,视其五色,黄赤为热,白为寒,青黑为痛。"这是一般而言。比如就讲黄色,这个病人是黄色,你要看他是什么样黄。假如他黄得很厉害,黄如橘子色,谁都知道这是黄疸。假如这个人是黑黄色,那是阴黄,或者黑黄。假如这个人是淡黄色,或者是黄而无光泽,无华,那是什么病啊? 只有两种可能,一种湿病,湿气,一种血虚,肯定的。这就是望色啦,你不要一看黄色都是热。比如赤色,这个病人满头皆赤,那什么色啊? 面赤者,要么就是要死的戴阳证,要么就是阳明热证。戴阳证那要死的时候,那亡阳的时候啊,下面是冰冷的,大汗淋漓,血压已经完全下降了,那脉已经微细欲绝了,脸上发潮热,这不是死的征候吗? 那就是戴阳啊。那一般人不会有这种情况。如果是两颧像桃花一样的,像擦了胭脂一样的,这是肺结核,至少是个阴虚。如果两颧是黯红色,肯定是个冠心病。这些东西,你莫以为纯粹就是经验,我们的古人早就有这个理论,问题就在于我们在实践中要一定运用古人的理论。你经常实践,一眼就会看出来这是什么颜色,因为看多了啊,自然而然就形成了经验。首先我们还是学古人的东西。我看病人就这样,病人进门我一望,这一望我就有所大概,虚实寒热就有所大概。所以这个望诊是特别重要的,我们不能忽视。

《灵枢·五色》:"五色各见其部,察其浮沉,以知浅深;察其泽夭,以观成败;察其散抟,以知远近;视色上下,以知病处。"色泽,有的浮在外面,有的沉在里面;有的是有光泽,有的是枯槁;有的是弥散,有的是团聚。按照色泽表现的上下部位,能够知道疾病的所处,知道疾病的部位。这是五色,讲色泽的浮沉、泽夭、散抟,以及他的上下部位。

我们再看《素问·脉要精微论》,专门描述了一段望色的知识。"赤欲如白裹朱，不欲如赭；白欲如鹅羽，不欲如盐；青欲如苍璧之泽，不欲如蓝；黄欲如罗裹雄黄，不欲如黄土；黑欲如重漆色，不欲如地苍。"这是古人的描述。那我们现在学了《内经》的原文，去看病的时候，我把口袋里面放点东西，比如鹅羽啊，比如盐啊，我都把他放到口袋里面，这来的病人面色白，我把那鹅的羽毛拿出来比一下看看是不是这样的，那你还学得到中医啊？学不到了啊。这五句话，就是欲如什么不欲如什么，要像什么不要像什么。古人向来有一个习惯，打比喻的时候，都是拿着他所见到的物体去打比喻。那如果我们现在写书，可能这个比喻就不一样了。白，白欲如电灯管，对不对？你就不会说"白欲如鹅羽"了。你就会说"不欲如粉笔"了，你就不一样啦。他说"黑欲如重漆色"，重漆色是什么？重漆色就是那个黑板擦了两道三道漆，我们的家具不是闪光发亮吗？"青欲如苍璧之泽"，注意这个"泽"字，苍璧，青色的玉石一样的有光泽。从这重漆色也好，苍璧之泽也好，那就告诉我们，所有的五色，不管病人是什么色泽，都要有光泽，要明润。如果是个枯黯的颜色那绝对不行。所以不欲如那几个色全是枯黯的，比如蓝，蓝就是青黛粉吧，那有什么光泽啊？比如盐，那有什么光泽啊？比如黄土，那更没有光泽。比如地苍，黑龙江那个黑土，有没有光泽啊？这就是古人一种描述。那就是说我们望颜色的时候，不论病人倾向于什么颜色，都一定要有光泽，要明润。

我想我们的古人真的不简单啊。其实中国人不可能有五种颜色，但是我们现在接触的就五种颜色都有了。因为我们面向世界啊，不仅有黄种人，而且有白种人，而且有黑种人，而且非洲还有一种，棕色的还是什么颜色的，我看像是个灰种人，黑不黑啊白不白啊黄不黄，灰色的。你不管他什么颜色，起码要有光泽。你看古巴排球队那些队员，都是黑色的，但是都黑得有光泽啊。把我们的黑疸病人拿一个跟他们比，那悬殊该有多大啊，这就是比较，是不是？这是一个，一定要有光泽，不能枯槁。第二个呢，一定要隐含，不要浮露。就是这五句话啊，所谓五欲五不欲，就两个东西，欲其明润，而不欲枯黯，欲其隐含，而不欲浮露。这就是我们望色泽、辨吉凶的真正要点。所以我们读书要善于分析，要分析他的实质，就是要明润，要有光泽，不要枯黯，要隐含，不要浮露。这一段就是讲的望色。

后面一段是讲视精明的。《素问·脉要精微论》："夫精明五色者，气之华也……夫精明者，所以视万物，别白黑，审短长。以长为短，以白为黑，如是则精衰矣。"精明，指眼睛的神气精光，是用来识别万物，辨别黑白，审其长短的。如果这个眼睛看不见了，把长的看成短的，白的看成黑的，那不是精气衰了吗？为什么啊？因为《灵枢·大惑论》说："五藏六府之精气，皆上注于目而为之精。"所以眼睛没有神气啊，实际上就标志着五脏的精气虚衰。我这里就选用了这么几条原文，基本上我们就可以窥测到《内经》关于望色的要点。这是望面色和望眼神。

第二个就是望形态。要望病人的形态，这个也很重要的啊。《素问·脉要精微论》："夫五藏者，身之强也。头者，精明之府，头倾视深，精神将夺矣。背者，胸中之府，背曲肩随，府将坏矣。腰者，肾之府，转摇不能，肾将惫矣。膝者，筋之府，屈伸不能，行则偻附，筋将惫矣。骨者，髓之府，不能久立，行则振掉，骨将惫矣。得强则生，失强则死。"这一段话其实就是告诉我们临床上怎么望形态。当然，他不是全部都讲，他只是举例来说明我们通过形态的病变了解五脏的虚实。这里主要是讲虚证。

头，是精气神明所汇聚的地方。头倾，头歪斜了；视深，眼睛深陷了，这是精神将脱的表现。这个"头倾"临床上有啊，确实有啊，而且还不少啊。这眼睛陷下去也有啊，比如急性肠胃炎大吐大泻大失水以后，眼睛马上就深陷了。元气将脱的病人失水很严重，津液大失的病人也有这个表现啊。"背者，胸中之府"，这个胸中，是指心肺。背，是心肺之气所灌注的部位，特别是肺气。"背曲肩随"，这个"随"字，有人把它解释为"垂"字，往下垂，有人说是"堕"字，往下堕，都可以，意思是一个。可以讲背曲肩垂，也可以讲背曲肩堕。如果是八十岁以上的老人，突然，背弯了，头抬不起来了，肩也垂下去了，这是元气将脱、将死的征兆，我就见到过。所以，这是心肺之气败坏。"腰者，肾之府，转摇不能"，肾主腰啊，如果不能转摇了，这是肾气将惫。但是这要注意，这只是指虚证。我们临床很多的腰疼转摇不利的，你问人家，腰疼得很啊，腰都转不了弯了，弯不得，一不能弯二不能转，你这是肾将惫，那就完啦。那要是扭伤的，怎么是肾将惫呢？那不是虚证，所以虚实要搞清楚。这儿是讲虚证。"膝者，筋之府，屈伸不能"，膝，是筋所聚结的地方。我们膝盖为什么能屈伸自如呢？因为筋能够屈伸运动。如果筋坏了就不能屈伸，行则偻附，要屈着膝啊，要附着外物啊才能走路，腿都不能动，这是筋将惫。"骨者，髓之府，不能久立，行则振掉"，振掉就是摇摆、震颤。这是什么？这是望形态。

我们在临床上看病，眼睛要特别敏锐，病人一进门，首先要望色，要望形态，要望他的动作举止。在询问的过程中，不仅要听他的声音，要听他的口述,你还要观察他的精神、情志。所以我为什么讲要当好中医有三条啊,第三条就是要有敏捷的思维、反应。你要那么迟钝啊,那就不行。这个中医反应特别敏感,要敏锐,尤其是面临着病人的时候,你不敏锐点,病人的什么症状,什么反应,什么动态,你发现不了,你就不可能看好这个病,尤其是复杂的病。一般的可以,一个感冒啊,一个肚子痛啊,一个咳嗽啊,一个拉肚子啊,一个呕吐,这个好办。就是那些怪里怪气的病,你如果没有这样敏锐的反应,你往往发现不了病人的特点。所以这个望形态也是很重要的,这是第二个望。

第三个望,望舌。我们后世最重视望舌的是温病学家。在张仲景的那个时候,他不怎么重视望舌,《伤寒论》《金匮要略》里面,你看有望过几次舌啊,很少望舌。到了温病学家,就特别注意望舌。所以叶天士特别提出要辨舌验齿。其实,在《内经》里面早就告诉我们要望舌。我们看看《内经》里面怎么讲的。《灵枢·经脉》:"足厥阴气绝则筋绝……故脉弗荣则筋急,筋急则引舌与卵,故唇青舌卷卵缩则筋先死。"这不是望舌吗?舌头都卷缩了,临床上有这样的病啊,舌头都卷缩了,你要他伸舌就是伸不出来,不是嘴巴张不开,而是伸不出来。碰到过这样的病没有?你碰到是怎么思考的?《内经》早就告诉我们了。当然,他不局限于一个厥阴肝。这个临床,碰到过缩阴,缩阴男女都有的,男子是阴茎和阴囊缩进去了,女子阴户往里面凹进去了,同样都伴有舌挛,舌卷缩,舌头伸不出来,这就是"筋先死"。

《灵枢·五阅五使》:"心病者,舌卷短。"《素问·刺热论》:"肺热病者……舌上黄,身热。"《灵枢·刺节真邪》:"阳气有余则外热,两热相抟,热于怀炭……舌焦唇槁,腊干嗌燥。"阳热有余的病怎么样?"舌焦唇槁,腊干嗌燥。""腊干",指肌肉干枯;"嗌燥",咽喉干燥。这不是我们现在讲的阴虚吗?阳热伤阴以后,往往就是口唇干枯,舌上干红无苔。

为什么叶天士那么重视望舌呢?因为在温热病的过程中,这个舌头的反应是最敏感的,最真实的。所以望舌在热病的过程中,尤其是我们诊断急性热病和传染病,你绝不可忽视望舌。如果你忽视了望舌啊,这个急性热病传染病你看不好的。我可以随便举几个例子大家听一听。我刚调来的时候,1981年,我们学校有一个家属小孩,五岁还是四岁,发高烧,烧四天四晚,就在我们附属医院急诊室。整整四天四晚,高烧40℃,退不下来。谁也不知道我会当医生,那恰恰就有两个人知道,就找了我,我又不是那个医院的，我管什么闲事，我又不是调到那个医院工作的。结果就找到当时我们的党委书记，党委书记就跟我讲，你去看看，小孩危险得很，他们医院会诊好几次了。我就去看了，就在这个门口，那时我们医院还没修新房子，在那个破烂的房子里面，我就去了。病家夫妻俩痛哭流涕，因为小孩很危险，冰敷啊，物理降温啊，什么激素药都用上了。我说什么病啊？扁桃体化脓，扁桃体炎。我说我看看喉咙，果然扁桃体肿很大，而且有化脓，诊断是正确的。我一看舌头，绛红无苔。绛舌大家知道吗？就是深红色，没有一点苔，而且干燥。这个诊断就忽然明确了，西医的诊断也是正确的，急性扁桃体炎并扁桃体化脓，这是对的呀，为什么烧退不下来呢？你得把这个原因找到，作为中医，如果辨证不准绝对没有专门退烧的药，有人说石膏退烧的。你给他开一斤的石膏喂水喝汤，我看也是退不了的。因为中医一定要搞清，这个病变的部位在哪。绛红无苔，反映出什么？反映出热入营分，这个是热伤了心营。我问他，我说小孩是不是晚上烧得很厉害？他说是，晚上可以烧到41℃。你看看，开个什么方？开个标标准准的清营汤。大家想想看这个清营汤，绝对不会治急性扁桃体炎是不是？偏偏就用它，为什么呢？因为舌绛红无苔。所以你只能按照中医的章法去治病，一剂药把烧给退下来。退下来以后呀，他们把这个处方拿去研究。其中有个人把清营汤的汤头找出来了，他说这是温病学里面的清营汤，他们几个还拿这个去问我说，这是你的绝招吧？治急性扁桃体炎用清营汤吧。我哭笑不得。你拿着清营汤去治急性扁桃体炎我看你治得好不？治不好的，为什么啊？因为外邪引起的急性外感热病，你必须搞清它的卫、气、营、血。你要搞清啊，如果不搞清你怎么治得好啊？有一次，省商业医院的主任把我请去，一个痢疾病人发高烧，住院半个月，越来越严重。而且是个老太婆，五六十岁，说胡话，下鲜血她说真要死了，去帮我看看。她自己跑到我家里，要我帮她去看看。我一看病人舌绛，我跟她说这个热已经入血分了，你不能再去治痢疾了。她是学中医的，还学得蛮好的，她说她用的白头翁汤，我说是对的啦，用白头翁汤，她说我的黄连都开了很多克，用量很重很重。我说：对的呀，但是她病传变了呀，它变哪去了呢？它已经不在气分了，已经进了血分。开个犀角地黄汤，那时候还有犀角（现犀角已禁用，以水牛角代），一吃就好了。好得很快，大概两三剂药就好了。主任又跑到我家里来，她千感谢万感谢说：哪晓得这个药那么灵呀！我下次可不可以用呢？我说下次可以用，但是前提是舌色深绛，没有这个前提是不能用的。我这是举例子，其实我是想说中医望舌是至关紧要的。我看病从来不马虎望舌,有时候我看一遍觉得没看清,我还看二遍,我还怕没看准,我还看第三遍,不厌其烦地看,为什么?这个他可以反映真相。所以我们望舌不能忽视,这是望诊。

再讲闻声。《素问·宣明五气》:"五气所病:心为噫,肺为咳,肝为语,脾为吞,肾为欠为嚏,胃为气逆,为哕为恐。"这一段除了"恐"字以外全是讲的闻诊,而且都是五脏的病变。噫,打嗝;咳,咳嗽;语,话特别多,骂人,恶语;吞,总是像吞东西一样的;欠,哈欠;嚏,喷嚏;气逆,呃逆,嗳气;哕,呃逆。全都是闻诊呢,所以闻诊也重要啊。病人有什么情况我们马上就要知道,而且知道以后你就可以进一步推测是哪个脏腑的病变,你看重要不?像这些东西看起来好简单,问题在于我们是否真正掌握,你能够运用吗?这是更重要的东西。读起来蛮简单的,这要背好容易背啊,两分钟就把这词儿背下来了。问题是你上临床的时候你还记得不?就怕你忘。所以我们这个闻声也是很重要的。

《素问·脉要精微论》:"声如从室中言,是中气之湿也;言而微,终日乃复言者,此夺气也。""从室中言",就是那个嗡声嗡气呀,从房子里面讲话,在外面听,就像坛子里面讲话在外面听一样的,声音扬不出来,这是中焦有湿气阻遏了。如果那个人因为悲哀过度,突然讲不出话来了,说这是中焦有湿,对不对?那就不对啊。所以我们不能看到一句原文以后,就认为所有的这个"声如从室中言",都是中焦有湿,那是错误的。这个东西你要具体情况具体对待,不能从一点就下结论,要多方面参合,"以此参伍"啊。"言而微,终日乃复言,此夺气也",言语很低微,"终日",就是良久、许久,很长时间,就是反反复复讲那么一句话,你看那人要死的时候,他总是这样讲,又讲不出来,他总是念那么一句话,就念那么句把话,这是元气将脱的征候。《灵枢·邪气藏府病形》:"心脉……缓甚为狂笑……大甚为喉吤……小甚为善哕","肺脉……滑甚为息贲上气","肝脉急甚者为恶言","大肠病者,肠中切痛,而鸣濯濯","胆病者,善太息,口苦"。仍然是闻诊,这我就不讲了。

然后是问诊。问诊我们现在都重视,因为西医也注重问诊,中医更要注重问诊。《灵枢·师传》:"入国问俗,入家问讳,上堂问礼,临病人问所便。"

我记得那年我去看方药中老师,到北京,到他家里去拜访他,方药中老师就是1980年在陕西做了七次学术报告,我当时进修,七堂课我都听完了,他当然是我的老师。他的特点就是中医的经典熟,能够引经据典,而且还可以切入临床，这是最了不起的。所以我特别敬重他。那天晚上去看他，外面下大雪，跟他坐了一个小时以后，我说我要走了，因为下大雪，夜深了，我要走。他说我送你，我说不可能啊，你一个老先生怎么送我呢。我不要他送，绝对不要他送，他说你硬不要我送，那我的女儿送你。我说可以啊，他女儿就起来送我。可是等我刚刚出门，下楼梯，他住在三楼，我刚下楼梯才走几步，转弯的时候，方老师在门口说："熊老师你好走。"他给我一个鞠躬礼。方老师，我的老师，年纪比我大一二十岁，我是个晚辈去拜访，走的时候他竟然给我一个鞠躬礼，大家想想我是不是无地自容。他的鞠躬礼大概有几十度，我就没办法了，我只能笔笔直直站着一鞠躬礼，头基本上挨着楼梯了，搞得我没点办法。我就觉得惭愧，我就想我走的时候怎么没有跟他先行个鞠躬礼再走呢？到现在我都惭愧，怎么能老师先行礼，我怎么不晓得跟他先行礼呢，其实我是蛮懂礼貌的啊，但是没有形成这个习惯。这个就说明我们还是缺乏这个礼貌教育，就缺这个东西。这要养成一种习惯，为什么呢，作为老师也好，作为医生也好，作为学者也好，我们要树立一个样子啊。尤其是作为老师你要为人师表，你要给后代看的，你的后代也应该是这样啊，是不是？这叫以身作则，言传身教啊，那学生那后代它可以潜移默化，这个非常重要的。所以我讲到这就突然想到这个事。

　　"入国问俗"啊，比如我到阿尔及利亚去，第一件事我就问你们这有什么风俗啊？人家你要问人家家里有什么避讳忌讳，你是不能讲的。上堂要问礼，一定要问礼。既然是这样，那我们问病人呢，就要问所便，病人哪些方便，哪些不方便，我们都是要问的。《素问·征四失论》："诊病不问其始，忧患饮食之失节，起居之过度，或伤于毒，不先言此，卒持寸口，何病能中！妄言作名，为粗所穷，此治之四失也。"

　　有些病人一来就会要你看脉，一句话不说就要你看脉。我们过去有这个习惯，在农村里当医生，首先要背脉诀，背什么脉诀呢？《濒湖脉诀》、王叔和脉诀。背了干嘛呢？应付病人的。寸浮就是头痛，尺浮就是腰痛，就把这个词背了。背了以后，因为农民看病有一个习惯啊，你问他："你身体哪里不好啊？""你帮我看脉吧。"你说："你告诉我哪里不好啊？""你帮我看脉啊。"如果你再要他讲，他不耐烦了，"你是不会看脉吧"，那这个话就来了。你看了脉以后你要讲出那个道道来，如果他是头痛，你跟他讲成个腿痛那不就完了。这是蛮麻烦的事啊，所以我们过去在农村，过去在这个很古的时代的这个中医，往往就是练这个本事，看了脉以后跟人家说病，即使说不准，你至少要有个百分之三十五十要说准，他就相信你了，你说得特别准就蛮相信你了，治不治得好是另外一回事。你一下瞎猫碰上死耗子碰中了，哎呀，风光得很。你如果没说准，他就说你这个医生不行不行。他用这个作为判断我们医生水平的一个标准，其实这是错误的，这都是我们医生自身搞的误导。中医不是这样，望、闻、问而后才有切，你要知道切的顺序不是排第一。

我们现在好了，现在人们思想都解放了，但也有极个别的，那毕竟是少数，千分之一。我也经常碰到，那真的是一千个里面难找一个。你问他："哪里不好？""你给我看脉呗。"我现在当然不怕了啦，我看了五十多年了，你这个是什么脉我还看不出来？但我不愿意那么搞，因为这是个误导。我们切脉是为了干什么啊？是要判断病人的寒热虚实，尤其是在紧急关头判断生死，尤其是在疑难杂症中搞不清寒热虚实的时候，这个脉，一定要看准，以此来鉴别它的寒热虚实，这看脉是起这个作用的，绝不是看了脉就讲三五个病症，不是这样。像这样的故事我多得很啊，我年轻的时候在农村当医生，这个本事是有的，故事很多，我就不讲了，不耽误时间。

《素问·脉要精微论》："微妙在脉，不可不察。"这个很微妙的啊，看脉的功夫不仅仅是我们书上讲的那么一点点，古人做了大量的描述，用了大量的形容词，但是，关键在于我们去实践，在于我们去摸索。我经常讲的一个比方啊，我说那老打牌的打麻将的人，牌一摸，就摸出来了，我相信在座的好多人都会摸得出来，是不？那我也有这个本事啦。你从来没打牌的，我要你摸，你摸得出来不？你绝对摸不出来，为什么呢？本事还不到家还不到位。那我们看脉是不是一样啊？你经常看脉，你看得特别特别多，你已经摸了几十万人几万人了，那当然有感觉啊。而且你认真地去摸脉了，就有感觉，一搭手，浮脉、沉脉、滑脉、数脉、涩脉、迟脉、缓脉、弦脉，就出来了。你从来也没摸，即使摸，你也没认真去摸，做了个样子，那你永远没学到，只能随便写个脉。一般的病可以，问题是那些关键的病，那些危重的病，你如果看不准脉，那就完了，所以说微妙在脉啊。

我记得最近北京一个老先生，九十多岁，他们说是北京市的名老中医，记者去采访他问他怎么看脉，他给了一句话，说"我讲不清"。我正好看那个电视听到了，讲不清这个话你说它没水平吗？我说也不错，确实是讲不清，你要我讲我也讲不清，但是我至少可以讲出一个道道来。比如滑脉，古人描述滑如圆盘走珠，那咱们搞个盘子搞两个珠子在上面滚两下，这就是滑脉，这个玩意你未必是这样的啊？我现在给它搞一个字来解释，滑者，溜也。

在指下一溜一溜的那就叫滑脉，我告诉你这就最简单的。所以它有一个实践的体会。我觉得啊，我们不是说古人的描述水平不好，但是它有一个实践的体会。那我就不叫圆盘走珠啊，我的体会是滑者，溜也。弦，似张弓，这是古人讲的。我说弦者，劲也，应该很有劲的脉。不管大也好细也好，只要它有劲，那就是弦脉。缓者，平缓也；迟者，慢也；数者，快也，这不是很好解决吗？所以我们也要搞一些很通俗的方法来认识脉象。

这看脉要慢慢学的，咱们以后上临床，一定要注重看脉。你不妨花点心思，你认真琢磨，你不要浮躁，尤其不要做样子。你看了脉，你就会知道大有奥妙啊，特别是好多危重的病，好多疑难的病啊，通过脉象就可以查找出它的真正病位。有了体会，你就会更加认真看脉。《素问·脉要精微论》讲："诊法常以平旦。"这是说看脉注意时间啊。这些基本的原则我们都知道了，什么看脉要注意时间啦，还有部位啦，还有姿势啦，像这一些都问题不大，因为我们都知道这是初学的知识。《素问·平人气象论》："人以水谷为本，故人绝水谷则死，脉无胃气亦死。"这是讲胃气的问题。《素问·玉机真藏论》中还有："脉弱以滑，是有胃气。"古人讲"有胃气则生，无胃气则死"。

我们现在脉学有的讲是二十七脉，有的讲二十八脉，其实没有那么复杂，你把几种主要的脉搞准就不错了。弦脉、细脉、滑脉、浮脉、沉脉、迟脉、数脉、虚脉、实脉、大脉、缓脉、结脉、代脉、促脉，能够搞准就不错了。搞那么多干嘛，越复杂就越麻烦。

现在的诊断学，经常把五脏六腑部位的脉象，硬性地区别开来。寸脉如何如何，尺脉如何如何，关脉如何如何，有没有呢？有。但是那是个别现象，极个别的确实在六脉的表现上有特别之点，但是这毕竟是极个别的，而且是很细微的变化。一般而言都是寸脉大于尺脉，尺脉小于寸脉，这是一般而言。所以我们绝不要以为教科书上是那么讲的，那我们就一定要搞清你寸脉大，尺脉小，关脉滑，尺脉又涩，寸脉又弦，没有这个道理的啊。写这个书的人至少我可以肯定，他没搞过临床，他是从书本上抄来的，他是想当然想出来的。其实六脉基本上大体是一致的。当然有个别现象，那是极其个别的情况。

这就是《内经》给我们讲的诊断学说，内容极其丰富，强调的就是全面诊断，四诊都重要，不要缺哪一项。所以中医诊断疾病啊，一定要用四诊。

六、病证学说

病证学在《内经》里面所占的分量很重,篇幅很大,内容很多。《内经》里面有内科病证,有妇科病证,有儿科病证,还有大量的外科病证。我们读《内经》觉得《内经》好像就是专门讲理论的,因为《内经》和后世的书不同,没有用大量的方、大量的药,一证一方去告诉你治病。它是以讲理论为主,阐述疾病的症状特点,疾病的证候分型,疾病的辨证方法。同时也讲了疾病的病因病机。所以我们读《内经》始终就觉得它是一本理论专著,因为你把《内经》病证学学完了不会开处方。它只有针刺治疗,只有治疗的原则和方法。这也是因为那个时代方药还没有盛行,直到张仲景开始,《伤寒论》《金匮要略》才有大量的方剂出来。所以我们讲经方都是张仲景的。《内经》里面只有十三个方,十三个方我们现在常用的也不过就是两三个而已。《内经》的治病是以针刺为主,什么病都用针刺。而且针刺的时候,在每一个病证后面都是讲大的法则,没有具体讲取哪个穴位,因此我们学《内经》的病证学,主要是了解疾病的分类,疾病的病因病机,疾病的变化规律,疾病的总的治则。

我把《内经》的病证学分了几个基本的类。按照内科学里面的病证有三种。一种是六淫病证,就是外邪引起的,风寒暑湿燥火,引起的六淫病。二种是形体病证,比如痛证、痹证、痿证,这都是形体上的毛病,还有厥证。第三种是脏腑病证,就是内脏所表现的病证。比如血证、汗证。这是内科里面大体上可以分为这么三大类。妇科病不很多,但是也有。儿科病不很多,也有。外科的就更多,疮疡、痈疽都有。我这里就分几个大类,举一些重点。首先看看六淫病证。《素问·阴阳应象大论》中讲:"风胜则动,热胜则肿,燥胜则干,寒胜则浮,湿盛则濡泻。"这里把五气提出来,风热湿燥寒。这个五气其实就代表六淫啊。这五气致病,他的特点是什么呢?《内经》讲了一个总的特点。风病以动为特点。动是什么? 游走不定,变幻莫测,振掉、摇摆、抽搐,这不都是动吗? 热胜则肿,热太盛了,偏盛了,就可以出现痈肿、红肿。燥胜则干,燥气偏盛,他的特点就是干燥。《内经》还有句话叫做"燥以干之,风以动之"。大意也是这样,风来了到处都动,万物都动,燥气来了到处都干燥。那么人身当中如果是燥邪致病啊,一定是以干燥为特点,比如皮毛干枯,大便干结,小便短少,口唇干燥,鼻干咽干,甚至于九窍干涩,这都是属于燥。不是有内燥有外燥吗，有外风有内风吗？外风内风都是一个"动"字，内燥外燥也都是一个"干"字。这是特点啊。这就是《内经》给我们讲的一个总的规律。"寒胜则浮"，寒邪偏盛伤阳气啊，阳气就不能化水饮啊，所以寒邪偏盛就最容易造成水肿，所以"浮"。这个"浮"我们不要单纯地看成就一定是浮肿，他是讲的水气不化。寒邪偏盛，阳气就虚弱，水气不化，这是他的特点。"湿胜则濡泻"，濡泻就是湿邪所致大便溏，大便濡，都是属于湿，濡者，湿也。湿气偏盛就黏腻，就容易伤脾胃。外湿可以伤脾，脾虚可以产生内湿。无论外湿内湿都是湿气偏盛，所以用一个"濡"字，濡者，湿也，最容易伤脾，运化失职，于是乎出现泄泻。这是一个总的特点。具体地讲，六淫里面以风为首，风者，百病之始也。所以外感一般总是讲风，我们讲感冒，风热、风寒、风湿、风暑、风燥，感冒夹湿、感冒夹暑、感冒夹燥，前面都是一个风字。因为风是外感疾病的先导，这个先导是我们后世讲的。《素问·生气通天论》里面讲"风者，百病之始也"，"风者百病之长也"，这是讲风邪。

《素问·评热病论》里面讲"有病温者，汗出辄复热，而脉躁疾不为汗衰，狂言不能食"，这就提出温病、温热病。《素问·刺志论》有"气盛身寒，得之伤寒。气虚身热，得之伤暑"，又有了伤寒和伤暑。我们现在不是讲温病和暑病吗？《素问·热论》讲："先夏至日者为病温，后夏至日者为病暑。"夏至之前是温热病，夏至日之后是暑病。都是温热病，只是一个界限区分。我们的温病学所有的病名都是按照季节取名的。春天有两种温病，风温、春温。新感的是风温，伏邪的是春温。夏天里暑温，秋天长夏的湿温、伏暑。秋天的秋燥，冬天的冬温。你看，全是以时令来命名的。同样都是温热之邪，都是以时令命名的。这就说明啊，这个气候季节，六气是各有所主的，对人的发病是有直接影响的。《内经》，就给我们反映了这样一个基本的规律。所以我们治疗六气为病，一定要与时令，要与气候相结合。这个问题我们后面还要专门讲的，因为后面还要讲运气学说。

气候的特点啊，和六气发病有直接关联。当然还有地域关系。这不风寒暑温都有了吧。"因于湿"，这不讲湿吗？风与湿，在六淫里面又分为阴阳，《素问·太阴阳明论》："伤于风者，上先受之；伤于湿者，下先受之。"还有寒热病，《素问·阴阳别论》："三阳为病发寒热。"这一些都是讲的六淫。这不风寒暑湿燥火都齐了吗？当然我这是挑选了一些原文作为例子，说明六淫致病非常广泛，有风病，有寒病，有湿病，有温病，有暑病，也有燥病，还有火热病证,都有。

第二个就是形体的病证。形体病证比如痹证,《素问·痹论》:"风寒湿三气杂至,合而为痹也。其风气胜者为行痹,寒气胜者为痛痹,湿气胜者为著痹也。"这是常见病,风湿病啊,凡是当医生不可能没看见过这个病的。这个病在农村,是农民的职业病。

痿症,《素问·痿论》:"五藏使人痿。"痿证也多啊。《内经》里面有个特点,凡是讲病证,总是以五脏为核心来进行辨证。所以这个脏腑辨证是出自《内经》啊。为什么《金匮要略》抓住内科的脏腑辨证啊?《金匮要略》不是我们最早的内科学吗? 他总是以脏腑为核心来辨证,这个思维是哪儿来的? 就是《内经》来的。痹证,尽管是形体病证,他讲了五脏痹、五体痹。痿证也是形体病证,他讲"五藏使人痿"。脉痿、筋痿、肉痿、骨痿等,全是讲的五脏。抽筋的病,《素问·玉机真藏论》:"病筋脉相引而急,病名曰瘛。"《素问·骨空论》:"督脉为病,脊强反折。"《灵枢·热病》:"风痉身反折。"《灵枢·终始》:"太阳之脉,其终也,戴眼,反折,瘛疭。"这不都是抽筋的病吗?这就是痉病,也是形体病证。

厥证有两种,一种是形体的,一种是脏腑的。一种是昏厥,突然昏仆,不省人事,一时复苏,不是羊癫疯啊,跟癫痫的痫证有区别,也不是中风半身不遂,中风昏倒以后有半身不遂,有口眼㖞斜。而厥证呢,是突然倒了,等一会好了,没有后遗症。这叫厥证。《内经》里面有煎厥,有薄厥,有大厥。另外一种厥证呢,就是四肢厥证。《素问·厥论》:"阳气衰于下,则为寒厥;阴气衰于下,则为热厥……厥或令人腹满,或令人暴不知人。"《内经》所讲的寒厥、热厥和《伤寒论》所讲的寒厥、热厥有一点区别。《伤寒论》里面讲寒厥是虚寒引起的四肢厥证,最典型的是少阴虚寒,阳气不足。当然还有一个厥阴病的蛔厥,乌梅丸主治。他讲的热厥,是热遏于中,阳气不能达于四肢,出现的热厥。比如"伤寒脉滑而厥者,里有热,白虎汤主之""厥深热亦深,厥微热亦微……厥应下之",这是特殊的。还有气厥,四逆散主治。但是《素问·厥论》讲的"阳气衰于下",就是下焦的阳气虚,那就是肾阳虚啊。真阳不足,四肢厥冷。"阴气衰于下",就是阴虚啊,肾阴虚,真阴不足,也出现厥,这叫热厥。这个热厥的症状绝不是厥冷的厥证,而是手足发热。

对于厥证的认识应该有两种,一种是昏厥,这个厥证就不是讲的四肢的病,而是讲的突然昏倒、不省人事、四肢厥冷、大汗淋漓、移时复苏。有痰厥,有气厥,有血厥,有食厥,有这么四种。气厥里面,有虚证,有实证。血厥里面,有虚证,有实证。如果大出血以后突然发生昏厥,这不就是虚证吗? 由血瘀引起的,比如产后败血冲心,她就可以昏厥,这就是实证。比如气厥,有的人气鼓鼓的,肚子一胀,动怒以后马上就昏倒,这是实证。有的人气虚,劳动以后昏倒了,这是虚证。这是内科里面讲的四种厥证,我们临床还要分清虚实。张仲景《伤寒论》所讲的厥证,都是讲的四肢发厥。也要分清寒热虚实。所以厥证啊,既属于肢体病证,形体病证,也属于脏腑病证,昏厥的就属于脏腑病证。

痛证。疼痛,《内经》里面有一个专门的"举痛论"。"举痛论"有一个非常重要的理论:"经脉流行不止,环周不休,寒气入经而稽迟,泣而不行,客于脉外则血少,客于脉中则气不通,故卒然而痛。""寒气入经而稽迟",造成血脉滞涩不通出现疼痛。这个理论对于我们后世的影响极大,我们后世好多的医家都讲了这个话:"痛则不通。"凡是堵塞了就疼痛,什么东西堵塞? 经脉气血的滞涩不通。所以我们治疗痛证啊,往往要通其经脉。活其气血,而达到止痛。这是一个基本的观念,这是基本的病机,这是形体病证。

再看看脏腑病证。脏腑病证比如我这举了有:喘促,咳嗽,消瘅,就是消渴,还有血证。血证非常复杂,有吐血,有衄血,有溲血,有便血。吐血包括咯血、呕血;衄血有齿衄,有鼻衄,有肌衄。还有小便血、大便血,包括肠澼下血、肠中下血,《内经》里面都有。对于这方面的原文啊,我就不具体讲了。

消渴病,《内经》给我们提出来,有肺消,有鬲消,有消中,有下消。这就给我们后世确立了三消辨证的一个基本法则,成为我们后世辨证消渴的准绳。所以我们现在临床上看消渴病还是要通过三消来辨证。西医就看一个糖尿指数升高,血糖指数升高,尿糖血糖,就看这个,中医不能这么看。血糖指数要看,肯定要看,他确诊为糖尿病,但是中医一定要辨清上中下以哪个为主。你如果不能辨清,那治疗的时候就不一定是准确的。这个法则啊,是从《内经》开始的。

还有汗证。汗证有自汗,有热汗,有虚汗,还有寝汗,我们现在称为盗汗,还有绝汗,五脏的绝汗,这一些具体的条文我就不讲了,大家回去看一看。我这列举的肯定都是一些重点。大家可以浏览一下,可以系统地复习一下《内经》关于各个病证的主要条文。

还有黄疸。《内经》里面给我们提出来黄疸,《素问·平人气象论》:"溺黄赤安卧者,黄疸……目黄者,曰黄疸。"我们现在的内科学强调黄疸不就这么三黄吗? 身黄、尿黄、目黄。而更重要的是目黄,为什么啊? 因为如果没有目黄只有身黄,不一定是黄疸,只有小便黄没有目黄也不一定是黄疸。好多的热证好多的湿证他都可以出现小便黄啊。我们前面不是讲血虚可以出现身黄啊,湿病可以出现身黄啊,只有目黄在三黄里面他是独特的,我们现在内科学正好抓住了这一点。

还有女子病证。女子病证我在这列举几条。第一条,《素问·阴阳别论》:"二阳之病发心脾,有不得隐曲,女子不月。"不月,就是闭经啊。第二条《素问·评热病论》:"月事不来者,胞脉闭也。"也是讲的女子"不月"。第三条《素问·阴阳别论》:"阴虚阳搏谓之崩。"讲阴虚阳搏之崩漏。第四条《素问·骨空论》:"任脉为病,男子内结七疝,女子带下瘕聚。"讲女子带下瘕瘕积聚。第五条《素问·通评虚实论》:"乳子中风热,喘鸣息肩……脉实大也,缓则生,急则死。""乳子中风热"就是讲女子产后,生小孩以后,中风热。张仲景不是讲新产妇人有三病吗?"一者病痉,二者病郁冒,三者大便难。"新产妇人指什么呢? 就是刚刚生小孩,不就是"乳子"吗? 这里就提到一个"中风热"。

七、治疗学说

《内经》的治疗学说包括治则、治法,还有方药。有关于制方的原则、方剂的组成、药物的分类,并且还有十三个方。但是它的重点是讲的治疗原则和治疗方法。我们首先看看《内经》的治疗原则和方法有哪些内容。

(一)治未病

《素问·四气调神大论》里面讲:"不治已病,治未病;不治已乱,治未乱。病已成而后药之,乱已成而后治之,譬犹渴而穿井,斗而铸锥,不亦晚乎。"这个治未病,说得很清楚,就是未病先防。不要等到有病以后才去治疗,就好比不要等到祸乱发生以后才去治理。到那个时候去治,就好比渴而穿井,斗而铸锥,不是晚了吗? 这个话说得非常的明确,就是未病先防。朱丹溪有一个很明确的解释:"与其救疗于有疾之后,不若摄养于无疾之先。"这就是要防患于未然。

这是"四气调神大论"里面治未病的本来思想。但《内经》讲治未病,不仅仅是这一个地方,还有两个地方都提到治未病。一个地方是《素问·刺热》讲:"病虽未发,见赤色者刺之,名曰治未病。"疾病症状虽然没有明显的发生,但是这个病人的面色已经有反映了,这个时候就要给予针刺治疗。这是治未病。这个治未病是治其萌芽,疾病刚刚开始发生,还在萌芽状态,我们就要给予治疗。《素问·八正神明论》就讲:"上工救其萌芽,下工救其已成,救其已败。"上等的医生治病就善于治疗疾病的萌芽状态,也就是善于发现疾病的萌芽状态。这个是要有本事的呀,你要有这个诊断学知识啊,没有这个诊断水平,你发现不了疾病的萌芽状态。下等的医生呢,硬要等到疾病完全形成以后,才去救治,等到身体已经衰败以后才去救治,疾病不就恶化了吗? 这是古人的思想,这种思想其实不仅对后世影响很大,而且我们也有必要重新认识。

　　这是中医的独到思想。比如一个四肢麻木的病人来找你看病,或者是一边麻木,或者是一边出汗,甚至于还有点头晕。你作为医生,你要怎么考虑? 一边麻木的多是半身不遂的先兆。半身不遂什么病呢? 偏风,就是中风啊。作为医生想到的一个可能是中风,当然你不能肯定病人一定是中风,但是你要考虑这个可能。这不就是治未病吗? 这就是治它的萌芽。比如小孩感冒,有的感冒发烧,有的感冒仅有鼻塞没有发烧。不论发烧没发烧,小孩感冒以后,下一步很可能是咳嗽。那你作为中医,就要想到下一步是咳嗽,要提前防患于未然,就要考虑到肺,清肃肺气,绝对不能动不动给你来点黄连、石膏,把肺气郁闭了,本来不咳嗽的还提前咳嗽。比如病人心脏功能不好,虚弱,那就一定要把心脏要照顾好,避免发生心肌梗死,避免发生猝然心痛。这是我们要提前考虑的,作为中医你就要知道这一点。中医的工作是要走在前面的,我就不让你发生心肌梗死,不让你出现心绞痛,这就是治未病。

　　"治未病"包括这两个思想,前面"四气调神大论"讲的就是防患于未然,未病先防,《素问·刺热》讲的这个治未病呢,就应该是治病的初期,治病的萌芽。我们讲病传的时候,曾经讲过,外邪伤人的传变规律是:由表入里,由腑入脏,由经脉入内脏,是这样一个规律。所以《素问·阴阳应象大论》讲:"善治者治皮毛。"他为什么用个"善"字呢? 善于治病的医生,治皮毛,邪在皮毛,就要给予治疗。"其次治肌肤,其次治筋脉,其次治六府,其次治五藏",越搞越差,这不就是"下工救其已成,救其已败"吗? 这个思想就是治病于萌芽。

　　第三个地方提到治未病是《灵枢·逆顺》:"方其盛也,勿敢毁伤,刺其已衰,事必大昌。故曰:上工治未病,不治已病。""方其盛也",病势正在亢盛的时候,不能针刺,不敢毁伤人体的正气,所以他说"勿敢毁伤"。那什么时候针刺呢?"刺其已衰",等到病势已经衰减的时候,再去针刺,"事必大昌",就必然收到很好的效果,这是指针刺而言的。这是治未病吗? 这也叫治未病。这个治未病和我们前面讲"四气调神大论"的治未病,和《素问·刺热》里面的治未病意义不同。它有特定对象,是指针刺。针刺有一个法则,就是病人的病势亢盛的时候,不能给予针刺。在《素问·疟论》里面把这个法则与《孙子兵法》相联系。《孙子兵法》里面讲"避其锐气"啊。打仗的时候,敌人来得特别凶猛的时候,我不跟你对着干,我躲开,让你的锐气锋芒减退以后,再跟你打。《素问·疟论》里怎么讲的呢?"无刺熇熇之热,无刺浑浑之脉,无刺漉漉之汗",高烧的时候不能针刺,等他的热势退了以后再针刺。脉象特别洪大的时候不能针刺,等到脉象柔和一点再针刺。浑身大汗的时候不能针刺,要等到汗略微止一点才能针刺。这就是《灵枢·逆顺》讲的"方其盛也,勿敢毁伤",不能毁伤人体的正气,这是一种保存正气的治法。这种法则《内经》也给它取了一个名字,名曰"治未病"。这个治未病呢,就是刺其已衰,待时而刺。这是第三个治未病。

第四个治未病,是按照《内经》的思想来讲的,就是《难经》:"见肝之病,则知肝当传之与脾,故先实其脾气,无令得受肝之邪,故曰治未病焉。"张仲景把这个话简略了,在《金匮要略》里面说:"夫治未病者,见肝之病,知肝传脾,当先实脾。"这个思想哪来的呢? 这个思想来源于《内经》。我们讲《内经》的病机里面有一个脏腑传变,"五藏相通,移皆有次,五藏有病,则各传其所胜",这是《素问·玉机真藏论》的原文。由于有这样一个规律,五脏之间可以相互传变,特别是传其所胜,因此在脏腑杂病里面,我们要防止它的传变。近代有一个姜春华,是一位名医,他提出一个"截断疗法"。好多人以为这是个新观点、新词儿,其实呢,不就是防其传变吗? 就是《内经》本来的思想。肝有病,就要考虑是否会传到脾;肝有病,就要考虑是否会去犯肺;肝有病,就要考虑肝的子——心,考虑母病是否会累及子;肝有病,就要考虑肝的母是肾,考虑它子病是否会累及母。这都是要考虑的呀。那我们作为一个中医,你懂得了这样一些道理,你就必须在诊断的时候,要善于发现这个人的病,有哪些方面的传变倾向,已经涉及什么样的脏腑。你要知道啊,肝病传脾的,肯定有;肝病影响肺的,肯定有;肝病累及心的;肝病累及肾的,肯定都有吧。你就根据它的临床表现特点分析,这个肝病究竟往哪传,累及哪些脏腑,这就是治未病,这不就是防其传变吗?

《内经》的治未病，要全面了解应该有以上这四个方面。做学问，搞钻研，最要注重的是两点：第一个是钻，第二个是实在，就是实。不钻是不能深入的，不实在是不能得到真功夫的。这是关于治未病，是一个重要的治疗原则。

（二）三因制宜

《素问·异法方宜论》里面讲到东方之域、西方之域、南方之域、北方之域，还有中央之域。五个不同的方位，不同的地区，气候不一样，环境不一样，民情不一样，生活习惯不一样，那么体质也就当然不一样。因此治疗的时候要"异法方宜"，按照不同的方位，不同的地域，采用不同的方法去治病，这就叫异法方宜。"医之治病也，一病而治各不同，皆愈何也？岐伯对曰：地势使然也"（《素问·异法方宜论》）。我们过去当医生，交通不发达，信息不流通，在一个乡能够当名医，在一个地区能够当名医，这就非常了不得了。但我们现在不是，我们现在不仅是一个地区，而是一个省，或者是几个省，或者是整个国家，或者是涉及世界，这个地域使然，比过去的范围，那要大得多呀。

我就想，为什么桑菊饮、银翘散是吴鞠通发明的，吴鞠通是江浙的，南方人。"因其轻而扬之"，轻清宣扬之法只能对我们南方人而言，对北方人估计行不通，必须用麻黄汤、荆防败毒散。为什么张仲景一定要用麻黄汤治伤寒？我现在搞明白了。其实这反映了一个基本思想，就是"地势使然也"。我们治病，一定要了解气候、环境、人情风俗、人的体质差异，这些合起来我们称为"三因制宜"，因人、因地、因时。

我到了海南岛，到了云南，发现另外一个道理。我们中医讲北方是黑色，西方是白色，东方是青色，南方是赤色。我前几年到了东北，看到那里好多黑土，到了海南岛、云南就看见了红土。我们的古人，虽然没有飞机、火车，交通不便，但他们还是实地考察了的。我们不能对古人的东西无知地抹杀和怀疑，很多理论我们不妨自己到实践中去验证。这就是三因制宜。

（三）平调阴阳

《内经》里面最大的治则就是平调阴阳。《素问·至真要大论》："谨察阴阳所在而调之，以平为期。"注意这个"平"字。"期"就是标准。"以平为期"就是以平调为标准。我们可以笼统地讲，什么病都是因为阴阳失调。

不是阴衰就是阳衰，不是阴盛就是阳盛。所以不论什么样的疾病，基本的治疗法则就是纠正阴阳的偏颇。什么标准呢？就是"平"，就是不能太过，也不能不及。比如一个实证，我一味地给你攻下，搞得你正气大衰，这就不叫"平"了。这个病人是个虚证，我一味地进补，也不叫"平"了。所以你一定要注意一个"平"字。

中医治病有一个基本的标准，这个标准就是"平"。平什么？平调阴阳，使它不发生偏颇。包括了虚实，包括了寒热，包括了表里，包括了脏腑，包括了气血，是吧？平调，这是很大的一个总则。

（四）正治反治

关于正治、反治，我们在读本科的时候都讲过，"逆者正治，从者反治"。什么叫逆呢？逆就是逆病证来治疗，你是寒证，我就用热药，寒者热之；是热证，用寒药，热者寒之；是虚的用补药，虚者补之；是实的用泻药，实者泻之。这就叫"逆者正治"。"从者反治"，顺从这个症状的表现去治疗，这叫反治。正治就是正常的、正规的治法，反治就是特殊的治法。因为我们这个病证呀，有真寒假热、真热假寒、真虚假实、真实假虚。有些症状跟本质是相反的，那我们治疗的时候只能针对本质去治疗，不能针对现象去治疗，这是中医治病特别要紧的一点。在治疗的时候针对的是本质，用药是与本质相反的，但是和那些虚假的症状是相顺从的，于是就叫从治。

这是古人的归纳呀，我们一般治病，是逆者正治，但是也有特殊的情况，那就要从者反治。哪些特殊的情况呢？比如一个病人大便解不出来，是实证吧？大便解不出来，固然实证偏多，但是它恰恰就有虚证哪，比如津液衰亡、津液匮乏出现的大便秘结，《温病条辨》吴鞠通就讲了温病热伤阴液出现大便秘结要用增液汤，玄参、生地、麦冬，而且是大剂量，不是用来通大便的，是用以增水行舟。还比如新加黄龙汤，也是治大便秘结的，不仅有增液汤在里面，而且有人参、当归，为什么呢？这个大便秘结是一个虚证，不是实证，那这个叫什么治啊？这就叫从治。大便秘结，从现象上看是个实证，我偏偏在这用补药，因为其本质是虚证，这就是从治呀。《伤寒论》里面少阴病的三急下之一："少阴病，自利清水，色纯青，心下必痛，口干燥者，急下之，宜大承气汤。"注意"自利清水"这个症状。少阴病的阴液已经大伤，并且出现自利清水，表面上是下利，实际上是热结在内。我们后世给它取个名字叫做"热结旁流"，这是后世取的名字。我们作为一个中医，你仔细琢磨，怎么认准这个证。那要功夫的,你没有功夫认不准的,这是最容易犯错误的地方。明明病人自利清水,要"下之",用大承气汤。这个大承气汤跟"自利清水"的症状不是相从的吗?这就叫从者反治。它是在非常特殊的情况下使用,在疾病出现了反常情况时使用,什么反常情况呢?就是真寒假热、真热假寒、真虚假实、真实假虚。因为我们中医治病是针对本质来进行治疗,所以就出现了这种治法。"热因热用,寒因寒用,塞因塞用,通因通用",古人有大量的病案可以佐证,我就不列举了。

(五)治病求本

《素问·阴阳应象大论》里面讲"治病必求于本",是有前提的。"阴阳者,天地之道也,万物之纲纪,变化之父母,生杀之本始,神明之府也",然后讲"治病必求于本"。前面的文字都是讲阴阳,阴阳是天地的法则,天体宇宙的规律,是万物的本始,是变化的本源,是变化运动的所在,接着后面这一句话就落实到我们中医上。我们诊治疾病,一定要推求这个本,什么本呢?这里显然是讲的阴阳法则。但是我们后世医家认为这是一个大理论,而且非常笼统,那我们要把它讲到点上,一个一个落实,所以后世就多少有一些发挥。其实在《内经》里面就已经展示了很多的"本",这篇原文确实讲的是阴阳法则,可是《内经》里面还有许多的本,我举一下,"人以水谷为本",这是《素问·平人气象论》的话。《素问·玉机真藏论》当中还有一句:"胃者五藏之本。""人以水谷为本,故人绝水谷则死。"五脏的精气都来源于胃中的水谷之精,如果胃不工作,那五脏都要断粮了。所以我们为什么要注重胃气,就是这么一个最浅显的道理,来源都在那呀,因此脾胃是本。《内经》就已反映了这个思想,脾胃为根本。肾是人的元气的根本,所以肾也可以称本。李中梓明确地提出"先天之本在肾,后天之本在脾"。女子七岁肾气盛,男子八岁肾气实,然后才有齿更发长,它是从肾开始发源的,人的生发成长是从肾气开始的。李中梓讲"先天之本在肾,后天之本在脾",其实也是《内经》的思想。《素问·六节藏象论》还有五脏为本。这样一看起来《内经》有很多的思想都是讲本的,但是它总不离这样一个基本的东西,就是阴阳法则。这是一个根本。

(六)治分标本

《素问·标本病传论》:"知标本者,万举万当;不知标本,是谓妄行。"哪些是本呢？哪些是标呢？病因是本，症状是标。先病是本，后病是标。医生和病人比较，病人是本，医生是标。人的体质是本，疾病是标，标与本，是相对而言的。

看病的时候，以谁为本，以谁为标，具体情况要具体对待。例如一个患者本来有肺结核的病史，他现在患了痛风，腿一直疼得不得了。那我是先给你治肺结核还是给你治痛风呢，这就要具体情况具体对待。病人本来有消渴病，可是现在发高烧、咳嗽。西医讲过去有糖尿病，现在有急性肺部感染，那你治哪个呢？这就要急者治标。这个人本来有糖尿病，现在突然中风了，你治哪个去啊？我给你养阴治糖尿病行不行？不行！先要治中风，治昏迷，治半身不遂，治口眼斜，治舌謇语涩。这不就是急者治标吗？这个标病好了以后，那我就要给你治本啦！你本来有肺结核，现在有了别的病，别的病治完了后，就可以给你治肺结核。你本来有消渴病，现在有新病，新病治好以后，就一定要去治那个消渴。如果旧病和新病同时都厉害，在这样的情况下怎么办？那就是标本俱甚。这种情况下，就要标本同治。"谨察间甚，以意调之，间者并行，甚者独行"（《素问·标本病传论》）。什么叫"间者"呢？两者并重就称为"间者"，两个情况同时重要，那就同时都要治疗。两个情况只有一个突出，那就治那个严重的，这个就是"甚者独行"。我们在临床上的使用，必须是灵活的。古人给我们讲的是我们必须掌握的理论知识，在临床上呢，要灵活运用，临床上绝对不是生搬硬套的。书本上的知识跟我们临床上的实践，是有距离的。一个不搞临床的医生，不管你书读得怎么好，你去上临床，绝对生疏。我们要把理论知识灵活地运用于临床，这就是另外一个境界，另外一个层次。我们必须达到这个境界，学中医啊，就应该这样学。

（七）七情和合

我们中医用药，有一个注意点。《神农本草经》那个时候药物并不多，只有 365 种吧，其中分为有毒的和无毒的。古人有时候把所有的药都称为毒药，那个毒不是讲的那个药本身有多大的毒，因为它是祛病邪的，所以也称为毒药。这个词我们现在基本上不用，因为容易使人产生误解。

中医用药讲究一个基本的法则，就是七情和合。七情和合，就是药物与药物之间的组合，产生不同的作用。这是中医用药主要的、最基本的特点。正因为有这个组合观念，所以古人用药总是有方。方药方药，一定是有方而后再用药,这是我们中医的基本原则。这和西医的用药不一样,西医用药讲究的是单味药,中医用药讲究的是方,这是非常紧要的一点。为什么讲究的是方呢?因为某一味药它有很多很多不同的作用,它绝不是单一的作用。这个药和这一味药配,它就起这个作用,和另外一味药配,它又起另外一个作用。我们必须明白这个道理。你明白了这个道理,才能够正确用药。比如麻黄,我们谁都知道其功效是散寒、解表、发汗、平喘,其性大辛大温。麻黄汤用桂枝,麻黄配桂枝是起发汗散寒的作用。但是麻杏甘石汤,麻黄配石膏以后,作用完全变了,不叫散寒解表,而叫宣泄肺热。麻黄连翘赤小豆汤,张仲景《金匮要略》里面,把它用来治疗黄疸,也不是散寒解表了,是用于治疗湿热郁于表,出现黄疸。麻杏苡甘汤,麻黄、杏仁、薏苡仁、甘草,也不是散寒解表,是解除表湿。

大黄,谁都知道大黄是通大便,泻火的。大承气汤、小承气汤、调胃承气汤都用它来泻火通便。可是它又不完全是干这个事的呀。刘河间用大黄配荆芥,称为倒换散,不是要你通大便,是用来治小便癃闭的,你怎么解释?升降散,大黄配僵蚕、蝉衣、姜黄,治瘟疫咽喉痛,这也不是通大便的呀,怎么解释呀?张仲景的大黄甘草汤,治疗呕吐,"食已即吐者,大黄甘草汤主之",也不是通大便的啊。张仲景的大黄黄连泻心汤治吐血衄血,也不是通大便的。由此而推知中医用药,不论是哪一味药,它绝不会讲单一药物的作用,而是讲药物配伍的作用。我们往往容易犯这个错误。

另外我们用药要慎重,尤其是有毒的,不能轻易用。尤其是现在这个社会复杂,不懂中医的人又太多。你开的是六君子汤,这没问题吧?他偏偏在外面吃了辣椒喝了酒,吃不洁净的东西,拉肚子,他说你的药吃了拉肚子呀。他肠胃有毛病,你给他开个治肠胃的处方,回去以后他感冒了发烧,他说吃了你的药发烧,他找你麻烦啊。如果你的处方里恰恰就有一味有毒性的药,他就找你的麻烦事呀,现在打这种官司的很多,我都听到好多了。所以我们现在用药确实要慎重,尤其是遇到有些钻中医空子的人,一会说木通吃不得,一会说胆草是有毒的,那肝经的湿热,你不用龙胆泻肝汤,行吗?不管什么药你天天吃,没毒的也有毒啦,"是药三分毒"啊。所以我们用药要慎重,但是该用还得用,当然万不得已才用,比如有些人开生川乌、生草乌,开斑蝥,开马钱子,你不是自己跟自己找麻烦吗?那个人吃了没死那还差不多,如果死了,我看你难搞了,你跟谁说道理去。明明药典上面,书上都记载,有剧毒,你也给他用,那怎么行呢?那肯定不行。

《内经》里面给我们有一个明确的规定,也就是告诉我们,用药要有度,一定要有度,一定要按照这个规定去办。这就是《素问·五常政大论》讲的:"有毒无毒,服有约乎? 岐伯曰:病有久新,方有大小,有毒无毒,固宜常制矣。大毒治病,十去其六;常毒治病,十去其七,小毒治病,十去其八;无毒治病,十去其九,谷肉果菜,食养尽之,无使过之,伤其正也。"用药有约束吗? 有规定吗? 他说有的,有一定的规律。"常制",必须遵守的制度,必须遵守的规律。什么规律呢?"大毒治病,十去其六,常毒治病,十去其七,小毒治病,十去其八,无毒治病,十去其九。"不是要你十去其十,为什么呢? 调养不是用药物来调养,而是用食物来调养,所以调养是用食物,治病是用药物。"谷肉果菜,食养尽之,无使过之,伤其正也。"为什么不能过度呢? 因为过度就会损伤人体的正气。这就是《内经》给我们规定的法则,用药的法则。

八、针刺学说

针刺学说在《内经》里面占了大量的篇幅,它的比重是最重的。《灵枢》百分之八十的篇幅讲针刺,《素问》百分之二十的内容涉及针刺。所有的病证后面都是讲的针刺治法。所以针刺的内容在《内经》里面的篇幅特别多。《灵枢》原来的名字叫《九针》,又叫《九卷》《针经》,就是专门讲针刺的。所以我们针刺的起源,是起源于《内经》,这一点是毫无疑问的。《内经》里面关于针刺的内容很多,我这里只是举了一些方面。

一个方面是关于穴位的发现。《素问·气穴论》:"气穴三百六十五以应一岁……针之所由行也。"《素问·气府论》:"足太阳脉气所发者七十八穴……足少阳脉气所发者六十二穴……足阳明脉气所发者六十八穴……手太阳脉气所发者三十六穴……手阳明脉气所发者二十二穴……手少阳脉气所发者三十二穴……督脉气所发者二十八穴……任脉之气所发者二十八穴……冲脉气所发者二十二穴……足少阴舌下,厥阴毛中急脉各一,手少阴各一,阴阳各一,手足诸鱼际脉气所发者,凡三百六十五穴也。"十二经脉、加上督脉、任脉、冲脉,还有脉,总共三百六十五穴。这是最早的发现。

针灸,以什么为本呢? 以经络为本。它的穴位,都是以经络的循行部位为基础的。所以我们后世讲针灸学,有一句名言,叫"宁失其穴,勿失其经"。穴位记不准,不要紧,关键是经脉不能忘。你只要经脉记准了,治病的时候,在哪条经取穴,这个大方向没错就对了。穴位不一定都记得准啊!当然,专门学针灸也很简单,我虽然不是针灸师,但我也学过针灸。有些主要的穴位,我现在还都没忘记。1959 年我当过 1 年针灸医生,那个时候,有一个小电针机——第一代电针机。搞个电针放在那边,然后把开关一按。农民看到觉得特别稀奇。

我当过 1 年针灸医生,所以要扎一个什么主要穴位,我还知道。进针的要点,持针的要点,捻针的要点,这个我都知道。而且我抢救过病人,比如委中穴的放血,少商放血,这个治法,我都知道。学中医,一定要学做一个全面的中医医生。内科,你要熟悉;妇科也要熟悉;儿科也要熟悉;外科,至少你要了解一些;针灸,你也应该懂。我们现在的外国留学生为什么都学针灸呢?因为中医太复杂,太深奥。他只能学针灸,针灸简单啊!你把几个穴位记住,实在记不住,用阿是穴啊!哪个地方疼,扎哪里啊!你只要不扎到内脏就行啦!那还不容易嘛?是吗?你捻针,你轻点捻啊!只要别把针捻断,不留在肉里面就行啦!现在的针质量也不错,也不可能捻断,是不?所以学针灸是忒好的。外国人,他就相信针灸。胃痛的时候一针扎在足三里,他就不疼啦!这就是作用啦!其实针灸有蛮大的学问。

我听香港浸会大学的刘院长告诉我,他说,天津的石学敏他们针灸搞得特别红火,几百张病床,都住得满满的,全扎针灸,不搞别的。针灸确实是不错的。所以针灸,你莫看得太简单,学起来简单,做起来很高深,奥妙无穷。那个手法特别要精细,选穴的正确与否,扎的位置正确与否,手法正确与否,都很要紧的。尤其是那些特别讲究的手法,如补法和泻法,这个很重要。这就是个摸索的功夫,就是实践的功夫。

《灵枢·本输》:"凡刺之道,必通十二经络之所终始,络脉之所别处,五输之所留,六府之所与合,四时之所出入,五藏之所溜处,阔数之度,浅深之状,高下所至。"所以经络学我讲特别重要。为什么重要啊?因为不仅针刺要以经络为本,我们中医治病也要以经络为依据。

针刺有五个原则,《素问·宝命全形论》:"故针有悬布天下者五······一曰治神,二曰知养身,三曰知毒药为真,四曰制砭石小大,五曰知府藏血气之诊。"《灵枢·终始》:"凡刺之法,必察其形气······男内女外,坚拒勿出,谨守勿内,是谓得气。"其实《内经》里面突出的就是两个:第一,治神;第二,行气,也叫调气,又叫得气。一曰治神,二曰得气,这就是针灸两大原则。这是《内经》的本来思想,也是核心原则。第一,要治神。凡刺,都要以病人的神为依据。《灵枢·本神》讲:"凡刺之法,先必本于神。"一定要以病人的神为依据。第二,一定要得气。光扎一针不行的,得让他有感觉,有感应。这两点是缺一不可的。

《内经》里面讲了很多很多的针刺方法,还有九种针,还讲了好多的原穴、俞穴、井荥输经合等等,这些学问都比较复杂,我们就讲一点它主要的内容。比如缪刺法,又叫巨刺,也就是交叉刺。《素问·阴阳应象大论》中讲:"善用针者,从阴引阳,从阳引阴;以右治左,以左治右。"针刺里面还有上病下取,下病上取,左病右取,右病左取。这话很有道理啊!这叫"从阴引阳,从阳引阴"。可见,我们的古人非常聪明。这是从哪来的呢?这不难想象,他是从实践中摸索出来的。

《灵枢·官针》:"凡刺有九,以应九变……凡刺有十二节,以应十二经……凡刺有五,以应五藏。"指出刺法有九,还有十二,还有五刺,讲了很多,有九刺应九种不同的病变,有十二刺应十二经,有五种刺法应五脏的病变。我们学针灸的人都应该学习一下《内经》有关于经络及刺法的原文。比如经络啦!比如穴位!特别是《内经》讲的刺法!学针灸的人,应该以《内经》作为我们研究的蓝本。学针灸,不应该不学《内经》,而且应该学精一点。

这里有一句话很重要,《素问·诊要经终论》:"凡刺胸腹者,必避五藏。"这话要求很严格啊!凡是刺胸腹的一定要避开五脏。刺头部,你不能刺到脑髓里面去。在胸部扎针,要避开心脏。五脏不能刺。我们现在都有这个基本知识。

《素问·刺要论》:"黄帝问曰:愿闻刺要。岐伯对曰:病有浮沉,刺有浅深,各至其理,无过其道。"道,就是法则。"无过其道",不要丢失它的法则,不要违背它的法则。这个针刺都是有法则的。

九、养生学说

养生学说,古人特别重视,尤其是《内经》特别重视。怎么能看出他们特别重视呢?《内经》一百六十二篇文章,有四十多篇讲养生。《内经》开头,《素问·上古天真论》《素问·四时调神大论》《素问·生气通天论》《素问·金匮真言论》《素问·阴阳应象大论》,五篇文章,篇篇讲养生。《素问·上古天真论》《素问·四气调神大论》专门讲养生。可见,《内经》是把养生学摆在第一位的。我们的古人注重养生,从哪里可以看出来呢《素问·汤液醪醴论》讲了一个事情,讲什么? 讲制酒。"自古圣人之作汤液醪醴者,以为备耳。"上古之人,注重养生不得病,所以酒放在那里做准备,干嘛呢?治病的。中古之时,人们稍微忽视养生,就开始得病,"服之万全",病的时候喝点制备的酒,病就好了。可见那个时候的人啦,体质还是蛮好。但是,上古谁又知道是什么时代的啊? 中古又是什么时代的啊? 今时是什么时代?今时是《内经》成书之前的时代,不是我们现在啊! 今时之人不注重养生,于是喝酒也喝不好啦,就要"毒药攻其中,针艾治其外"。《素问·汤液醪醴论》做了这么个比较,上古、中古、今时。上古之人,酒都不用喝,没毛病;中古之人得了病,酒一喝就好;今时的人酒喝不好,于是就大量地使用针灸,并且还用一点药物。我们从这一个比较,就可以想象到我们的古人是何等重视养生。所以老子《道德经》里面也有讲养生的。它是怎么讲呢?"修德而养寿。"《礼记》里面讲:"养生之道,自天子至庶人皆所当知。"养生之道,从天子到老百姓都应当知道,说明古人特别重视养生,不仅仅是我们的《内经》。从这可以看到我们的古人、我们的《内经》把养生看成头等大事。现在社会进化,养生更加显得特别重要。我们中医讲养生是强项,因为从《内经》以来就特别重视养生。

《内经》讲养生,核心是什么? 重点是什么? 我们都是学医的,应当把握。他讲的养生方面很多很多,内容也多,方法也多,法则也多。有个重点,重点是什么?

我们看看一段文字。《素问·上古天真论》:"上古之人,其知道者,法于阴阳,和于术数,食饮有节,起居有常,不妄作劳,故能形与神俱,而尽终其天年,度百岁乃去。今时之人不然也,以酒为浆,以妄为常,醉以入房,以欲竭其精,以耗散其真,不知持满,不时御神,务快其心,逆于生乐,起居无节,故半百而衰也。"

这是上古天真论开头的文字。开始的时候是这么讲的:"余闻上古之人,春秋皆度百岁而动作不衰;今时之人,年半百而动作皆衰者,时世异耶?人将失之耶?"说上古那个时代的人活一百岁,不衰老,而现代的人五十岁就开始衰老了,到底是时代的差异,还是人们违背了养生之道呢? 这是它的开头语。下面就开始讲,上古之人,为什么长寿,为什么不老,今时之人为什么五十岁就开始衰老。这段文字就讲这个。它说上古那些懂得养生之道的人,以阴阳为法则,运用各种养生的方法,食饮有节制,起居有常规,"不妄作劳,故能形与神俱",注意这句话。形,形体。神,精神,也可以讲神气。神就包括人体五脏神气,包括精气、津液、血脉;形,主要讲的就是形体,外在的形体。俱,就是完备,也可以讲协调,用现在的话讲,和谐。形神要完备、要协调、要和谐。我们不妨用这个观点去看待一个人,看那个人形神是否完备。我们作为中医医生来看人,就应该这样看。那我们临床时看病人也应该这样,形体和神是完备的。如果只有形,没有神,失神者亡。《灵枢·天年》:"五十岁,肝气始衰……六十岁,心气始衰……七十岁,脾气虚……八十岁,肺气衰……九十岁,肾气焦……百岁,五藏皆虚。"人从五十岁开始衰老,从哪些脏器开始衰老呢?肝。等到五脏皆虚以后,是什么情况呢?是"神气皆去"。神气一去,"形骸独居而死"。只有一个形体,就是一个行尸走肉嘛!所以人,不能失神,为什么我们后世讲"失神者死,得神者生"。所以这个神是特别重要,不能只注重形体。所以形和神是《内经》的重点,这点我们要抓住。《内经》的养生始终就是围绕形、神两个字,形神皆养,也叫形神共养。

怎么形神共养呢?一是养神,二是养形。

关于养神,《内经》突出了两点:第一点,就是恬惔虚无。这就是养神啦!要做到思想清净,要没有杂念!不能情志过度。所以,《内经》里面讲,喜则气缓,怒则气上,悲则气消,思则气结,恐则气下,惊则气乱。为什么讲那么多的情志伤人呢?情志过度,不就是不能恬惔虚无吗?张仲景不是批评过吗?"竞逐荣势,企踵权豪,孜孜汲汲,惟名利是务。"这种不以恬惔为务的人,往往就是精神内损。所以情志过度而得病的,自古以来,好多医家都有大量的医案。

我在前年看到过一个特别怪的病,一个女性患者,和她丈夫吵架,动怒之后一身长风疹,怒气消了,风疹就好了,下次一吵架又发风疹,经常这么发。这就是怪病啦!人发怒动气以后,常见肝区疼痛,乳房胀痛,头痛,失眠烦躁,她偏偏长风疹。所以情志过度,人可以得一些稀奇古怪的病。这是第一个——恬惔虚无。

第二个,就是《素问·四气调神大论》里面讲的"春夏养阳,秋冬养阴"。四气调神,是顺应四时的气候变化,去调养人的精神。它养神的原则,这个原则归结起来呢,就是"春夏养阳,秋冬养阴"。具体地讲,就是春三月应该如何顺应春天的生发气象;夏三月如何顺应夏天养长的气象;秋三月,怎么顺应秋天收敛的气象;冬三月,怎样顺应冬天闭藏的气象。无非是告诉我们,要适应当时的自然界的气象。如果你违背自然规律,不是自取灭亡吗? 这两条,恬惔虚无和四气调神,就是养神的法则。

关于养形,保养形体,也是两个方面。一个方面就是"虚邪贼风,避之有时"。《金匮要略》开头就讲:"风气虽能生万物,亦能害万物,如水能浮舟,亦能覆舟。"这是辩证法。我们都离不开空气,自然界中空气是我们必需的,但是空气一旦动荡剧烈就是狂风,也可以为害啊。风寒暑湿燥火,六气变化才有自然界的生长和收藏,但是狂风暴雨,非时之风,虚邪贼风,它是伤人者也,是主杀、主害的。所以虚邪贼风,我们要避之有时,谨防外邪的侵袭。谨防外邪的侵袭是有两种知识的,一种知识是你要懂得什么是虚风。《灵枢·九宫八风》里面讲:"从其冲后来者为虚风,伤人者也。"就是指从相反的方位来的风,从相反的季节来的风,叫虚风,这我们要知道。相反的季节,相反的方位来的风,这就是虚风。我们现在是什么季节? 是夏季吧! 夏季就应该刮南风;夏天就应该要热,恰恰来一股寒流,冻得你穿毛衣,这就是虚风。恰恰给你吹北风,这就是虚风。如果早上起来活动的时候,碰到刮北风,你就应该马上回避。为什么?"虚邪贼风,避之有时"啊! 古人云:"避虚邪贼风,如避矢石然",躲避邪气像躲射来的箭一样。你不躲就得病啦!

还有一个虚邪贼风就有关于运气学说。你没有一点运气的基本常识,连运气的主流你都不懂,你这个中医医生就不行。为什么呢?"不知年之所加,气之盛衰,虚实之所起,不可以为工矣。"按照古人的要求,按照《内经》的要求,我们还要懂一点运气学说的。

养形的第二个方面,就是食饮有节。饮食要有节制,尤其是在我们现代,要特别注意。食饮没有节制怎么行啊? 食饮有节制,包括很多方面,一个是饥饱要有节制。这些内容《内经》里面都有啊,人如果不食水谷,"半日则气衰,一日则气少","七日而死"啊! 这是《内经》里面有原文记载的啊!"饮食自倍,肠胃乃伤",你一餐吃很多很多,绝对会伤肠胃的,谁都知道啊! 这是饥饱要有节制。第二,寒热要有节制,五味要有节制。五味不能太过啊! 五味太过就有偏颇。为什么啊?《素问·至真要大论》讲:"久而增气,物化之常也。气增而久,夭之由也。"老是食用某一种味的食物,长此以往这么吃,就会造成某一脏的偏颇。脏腑一发生偏颇,五脏就会失去平衡,五脏一失去平衡,人就会得病。所以《金匮要略》里面讲:"若五藏元真通畅,人即安和。"这是很浅显的道理。这就是养形。

十、运气学说

首先,《内经》对于中医师,有一个要求,就是要懂运气学。因为运气学说是《内经》理论体系的重要组成部分之一,也可以说,是我们中医学理论体系的重要组成部分之一。但是,有人认为,运气学说不是《内经》本来有的,是唐代王冰补进来的。《内经》有七篇大论:天元纪、五运行、六微旨、气交变、五常政、六元正纪、至真要,是讲运气的。而这七篇大论,后人认为是王冰补的。所以就形成了这样一个认识,认为七篇大论是王冰补的,运气学说也就是王冰补起来的。但是,《素问》的"六节藏象论"是《内经》原本有的文章。"六节藏象论"里面就讲到了运气,就有运气说法,就有运气的知识。可见,运气学说还是内经原有的东西。而且运气学说在使用的过程中,确实有它一定的灵验度。所以我们不妨还是了解一些基本知识。

《素问·六节藏象论》里有一条,"不知年之所加,气之盛衰,虚实之所起,不可以为工矣"。如果你不知道"年之所加",就是每一年运气的加临,每一年的运是什么,每一年的气是什么,这叫"年之所加";"气之盛衰",如果你不懂得运气的盛衰,这个气就是六气的变化,哪个属于实,哪个属于虚,你就不知道"虚实之所起",就是不了解病变的虚实,哪个方面是实证,哪个方面是虚证,你就不晓得它怎么发生。"不可以为工矣",不可以去当医生。这个话说得很明白,对于我们的要求很高,就是一定要懂得运气学。我们历史上的那些名医,基本上都懂运气学,其中,除了张仲景、张景岳以外,后世最典型的就是吴鞠通。我们看看《温病条辨》的第一篇,就是"运气篇",接着是"原病篇",这两篇都大量地涉及运气学的知识。所以,历代名医基本上都学了运气学说。如果我们确实要当名家,或者要当临床上的高手,那懂一点运气学,只有好处,没有坏处。所以,我就准备介绍一下这个学说,用一次课的时间跟大家讲一点基本知识。

首先讲运气学是怎么形成的。《内经》说:"候之所始,道之所生。"候,就是气候,就是现象。"候之所始",就是从气候、现象的观察开始;"道之所生",然后就产生道,道就是规律,就是法则,就是理论原则。这就告诉我们,运气学是从气候、现象的观察开始的。长期观察自然界的气候现象和变化,然后逐步加以总结,加以认识,就逐步地形成了这么一套规律,这么一套理论原则,这就是"道之所生"。这八个字啊,清楚地说明运气学是来源于实践观察。由此就可以推知,我们中医学的理论,都是古人从实践中总结出来的,不是凭空想象。我们后世的人,也一定要在实践中总结、认识。我们中医学的理论,必须是从实践中得来,在实践中总结出来的。运气学就是这样一个知识。

怎么知道它是"候之所始"呢?我写一段原文,大家看一看,古人是怎么样"候之所始"的。

"太虚寥廓,肇基化元,万物资始,五运终天,布气真灵,总统坤元,九星悬朗,七曜周旋。曰阴曰阳,曰柔曰刚,幽显既位,寒暑弛张,生生化化,品物咸章。"——《素问·天元纪大论》

这是七篇大论的第一篇,《素问·天元纪大论》的开头语。这个开头语也是运气学的开头语。这个开头语就告诉我们运气学是怎么来的。"太虚寥廓",是讲的宇宙,寥廓的宇宙,寥廓的天空。"肇基化元",肇基是指万物生成的基础,是万物生化的本源。"万物资始",自然界的万物依靠它开始化生,开始有生命。"五运终天",整个自然界、宇宙,就是由五运,哪五运呢?就是木、火、土、金、水,五行的运动,来周巡于天道,自始至终循环天道,这就叫"五运终天"。"布气真灵,总统坤元",此言天道布一种真灵之气,就是大自然的气象,空气,总统着整个大地。我们的地球啊,就被空气来包围,来总统,这就叫"总统坤元"。"九星悬朗,七曜周旋",我们观察自然界的现象,看到天空中有很多的星星,这叫"九星悬朗"。九星,九是个约数,指许多星。"七曜周旋",七曜就是太阳、月亮加上五个行星。这是古人观天文的象征。那时候不是讲"夜观天象"吗?古人确实是夜观天象。"曰阴曰阳,曰柔曰刚",指有阴阳之分,天为阳,地为阴。这儿讲的是四季的阴阳,昼夜的阴阳。"曰柔曰刚",柔和刚就是动静,柔也,静也,刚也,动也。"幽显既位,寒暑弛张",幽就是暗,显就是明,仍然讲的是昼夜。"既位"就是固定的座位,固定的顺序。一昼一夜都是固定的,从来没有乱过。这是古人的观察,它有固定的顺序。"寒暑",就是一年四季的寒暑往来,有弛有张,这样就形成了一个规律。注意,这是古人最早对于自然界的观察,观察到自然界有这么一些现象,而这些现象尽管是复杂的,但是它是有规律的。通过这个规律就形成了理论,形成了认识,也就形成了运气学的知识。这就是"候之所始,道之所生"。我们从运气学开篇这个文章就可以认识到古人是通过仰观天象,俯察地理,认识自然界的变化,比如,寒暑的变化,昼夜的变化,于是就形成了这么一个运气学。运气学是什么呢?说通俗一点,就是古代的天文气象学。所以，《内经》里面说："夫道者，上知天文，下知地理，中知人事，可以长久"（《素问·气交变大论》）。张景岳说这就是"上极天文，下穷地纪，中悉人事"。这个天文呐，就是指的运气学。《内经》的运气学知识很广泛，不仅讲了每一年的常规气候，而且讲了每一年的变化气候。常规气候和变化气候相加临之后，就产生不同的变化。对这种不同的变化，《内经》里面加以推测，不仅推测了自然界万物受什么影响，推测了自然界的气候有什么偏颇，更重要的是推测了人体在这个自然界的变化中将受什么样的影响，可能发生什么样的病变。这就是运气学的最终目的。所以，我们学习运气学，不是去搞天文气象预报，不是搞气象台。但是有一个大概的东西要知道，就是，这个阶段，气候的主流是什么？这个阶段，气候的主要变化是什么？这个阶段，人体患病的趋向是什么？这就是我们要掌握的东西。所以学了运气学有点好处，好处是什么呢？就是能够预知每一年的气候变化的主要趋向，预知每一年脏腑发病的趋向，预知每一年流行病发病的趋向。可以预知这三个东西。这三个东西可以预知的话，那你在治疗上，你当然就胸有成竹了。是不是？所以，你这个医生当起来，你就比别人要先一筹，因为你提前就有预知，知道是个什么情况。所以大家学一点基本知识，只有好处，没有坏处。这就是运气学的意义。

下面呐，我们就讲一点点基本知识。第一个基本知识，运气学的预算、推测，是以十天干和十二地支为工具的。甲、乙、丙、丁、戊、己、庚、辛、壬、癸，称为十天干，十二地支是子、丑、寅、卯、辰、巳、午、未、申、酉、戌、亥。每年的运气推演，不是按照我们 2009 年、2008 年这么算的，是按照年号。年号就是指甲子、乙丑、丙寅、丁卯、戊辰等等。每一年的年号都有两个字：天干、地支。因为它是以十天干轮换和十二地支循环而得来的。十二地支是十二个字，十天干只有十个字。从甲子开始相配，最后到癸亥，必须要六十个组合。十二地支要轮回五次，那十天干呢，就要轮回六次。这样就形成了一个甲子，为 60 年。我们推算的就是这 60 年的基本规律。这样又出来一个问题，头 60 年和第二个 60 年是不是一样的？推算，确实是一样的。

这就说明，运气学说有它的周期性，60 年以后又是第二个 60 年。但有人提出来有另外一个问题，说 60 年是一个大周期，一个大循环，再一个 60 年又是一个大周期，又一个大循环，这个说法特别的新，《内经》里面没有，但我们一个人不可能活 120 岁，或者是 3 个 60 年 180 岁，不可能活这么长，如果能活这么长时间，你把第一个 60 年、第二个 60 年、第三个 60 年比较一下就出来了。但是60年一个轮回,这是绝对不错的。这是第一个知识。第二个知识,就是十天干。我们怎么认识十天干?十天干对于算命的来讲就是甲乙木、丙丁火、戊己土、庚辛金、壬癸水。十天干是这样分的,东方甲乙木、南方丙丁火、西方庚辛金、北方壬癸水、中央戊己土。也就是说,普遍的知识都是这样的。这是十天干里面合五行,这是社会上普遍的流行的知识。而我们的运气学不是这样,《素问·天元纪大论》:"甲己之岁,土运统之。"这个话在运气学里面可以简称就叫"甲己化土","化",变化的化。这是运气学的术语。刚才那个"甲己之岁,土运统之",这是《内经》的原文,那我们说的时候就不要这么说了,就是"甲己化土"。"甲",本来是属木,对不对?甲己一合,就成为土。这个东西怎么来的?是古人仰观天象,发现自然界有一种天空气象变化,叫"五气经天"。

　　古人把二十八宿的固定座位搞清楚了,天空中东南西北二十八宿,然后就把十天干的方位也摆正了,知道它有固定的方位,罗盘上就有,咱们讲《易经》的时候就要涉及这个东西。发现黄色的气象总是出现在甲与己,一头是甲,一头是己,横亘于天空中。于是乎,古人就认识到,甲和己是属于黄色的。(黅)黄色叫"黅天之气",就是黄字旁,右边加一个今天的今字,这个字念"今",《内经》里面有的,这是"黅天之气","黅天之气"就是黄色,黄者,土也。于是乎,古人就认为,运气的变化在五运里面,是甲己化土。就这么认识的。乙庚化金,丙辛化水,丁壬化木,戊癸化火,就是从青、黄、赤、白、黑这五种气象的横亘天空,这种规律,就认识到,甲己化土,乙庚化金,丙辛化水,丁壬化木,戊癸化火。在《内经》的原文就是"甲己之岁,土运统之;乙庚之岁,金运统之;丙辛之岁,水运统之;丁壬之岁,木运统之;戊癸之岁,火运统之",这是原文。这个知识怎么理解呢?甲年,己年,凡是逢甲年,凡是逢己年,"土运统之",就属土运;凡是逢乙年,凡是逢庚年,就是"金运统之";凡是逢丙年、辛年,就是"水运统之";凡是逢戊年、癸年,就是"火运统之";凡是逢丁年、壬年,就是"木运统之"。这就是最简单的知识,最直截了当的,这样我们马上就可以知道,某一年,什么运。今年什么运呐?啊,不知道今年什么年吧?!今年是己丑年,不能讲2009啊!己丑年,己者,土也,这不就这么出来了!这是一个知识。这个知识里面,还有另外一层,就是这个运,要分阴阳。也就是说,十天干里面要分阴阳。我们不是讲阴阳学说是中医的理论核心吗?要分阴阳。运气学说就离不开阴阳五行,所以一定是以阴阳五行这个理论来推演的。十个天干里面分阴阳是怎么分的?奇数为阳,偶数为阴。奇数就是单数,偶数就是双数。十个天干它是有固定的顺序的,不能颠倒——"甲、乙、丙、丁、戊、己、庚、辛、壬、癸",这十个字凡是逢单数的,属阳;凡是逢双数的,就是阴。这就是"奇数为阳,偶数为阴"。甲、乙、丙、丁、戊、己、庚、辛、壬、癸,第1、3、5、7、9个是阳,第2、4、6、8、10个是阴。这样一下来,就是甲、丙、戊、庚、壬,阳年;乙、丁、己、辛、癸,阴年。为什么要分阴阳啊?"阳主太过,阴主不及",就是要知道这个东西。凡是阳年,就属于本运太过;凡是阴年就属于本运不及。太过与不及有什么区别呢?太过与不及有两个区别。一个区别:凡是太过之年,季节,它的气象运行就早一些,它的主运气候就来得早一些;凡是不及之年,阴年,它的气象运行就来得迟缓一些。这是一个区别。第二个区别:五行是有变化的。大家还记得有一句话,《素问·五运行大论》:"气有余,则制己所胜而侮所不胜,其不及则己所不胜侮而乘之,己所胜轻而侮之。"我们来研究一下这个文字。"气有余",阳年,不是气有余吗?假如今年是土年,如果属于土运太过,"则制己所胜,而侮所不胜"。"制",克制、制约,制约它的所胜,土是克水的,那水就遭殃了,是不是?"侮所不胜",木是克土的,土反过来欺负木,这就是变化。如果"其不及",如果是不及,是什么变化呢?那是另外一个变化了,"则己所不胜侮而乘之",本来,"所不胜",本来是克我的,它看到你软弱就越发欺负你,对不对?"己所胜"就是我所克制的那个,它看到我不行啦,它也反过来欺负我,"侮而乘之",懂了吧?我想打个比方,我这个杯子,这个手表,这个扩音器,这三个东西,分别代表土、金、木。假如这个扩音器是属于木,打个比方啊,这个木,如果是旺,属于阳年。木气偏亢,这不是"气有余"吗?木是克土的,"制己所胜",它就克土;本来金是克木的,它反过来去侮金,这叫"气有余,则制己所胜,而侮所不胜";"其不及",它现在虚弱,本身不足,不足怎么办?"己所不胜侮而乘之",这个金是克木的,乘机欺负你,它一欺负你,本来属你管的这个,它看到你不行,它也反过来欺负你。我们就是运用这个规律来推演气运的有余和不足。所以,在五运里面要分阴阳,就是这么一个道理。这是五运的基本知识。

这是一大块,关于五运,第二大块,关于六气。每一年除了天干这个字母以外,第二个字母就是十二地支。十二地支是干什么的呢?是主六气的,这在运气学里面叫:"天干化五运,地支化六气。"后来有人讲"天干化运,地支推气",是一个意思啊。我们用十二地支就是推演六气的变化。六气的变化怎么推演呢?这就引用了原文,也是"天元纪大论"的原文:"子午之岁,上见少阴。"子年、午年，上，上就是"司天之气"。什么叫"司天"呢？司，主司，天，就是天上，主司天上的气候变化，就叫"司天"。子年和午年就叫子午之岁，两个年啊，注意是两个不同的年份。"上见少阴"，换句话讲，就是"少阴司天"。"少阴司天"是什么气候呢？下面接着讲，"少阴之上，热气主之"，这不原文后面就有吗？"少阴"，在《内经》里面又称为"君火"，所以我们习惯地讲，就是"子午少阴君火"，这就很清楚了，子午年是少阴君火之年，少阴君火是什么气候呢？是"热气主之"。"丑未之岁，上见太阴"，太阴是什么呢？太阴是湿土，所以我们简称就是"丑未太阴湿土"，"太阴之上，湿气主之"，就是湿。"卯酉之岁，上见阳明"，阳明称为燥金，"阳明之上，燥气主之"。简称是"卯酉阳明燥金"。"寅申之岁，上见少阳"，少阳称什么呢？称为"相火"，"少阳之上，相火主之"，是火，所以我们又称"寅申少阳相火"。"辰戌之岁，上见太阳"，太阳称什么呢？称为寒水，所以我们习惯地又讲"辰戌太阳寒水"，"太阳之上，寒气主之"。巳亥，"巳亥之岁，上见厥阴"，厥阴是什么呢？厥阴称为风木，我们又称为"巳亥厥阴风木"，"厥阴之上，风气主之"。这是《素问·天元纪大论》的原文，这是规律，什么规律呢？十二地支主六气，化六气这个规律。

　　三阴三阳是有顺序的，我现在按照三阴三阳的顺序来讲。一阴，厥阴，代表风，就是风气主之；二阴，少阴，热气主之，代表热；三阴，太阴，湿气主之，代表湿；一阳，少阳，火气主之，代表火；二阳，阳明，燥气主之，代表燥；三阳，太阳，寒气主之，代表寒。而三阴三阳里面用五行来归类，一阴，厥阴属木；二阴，少阴属火；三阴，太阴属土；一阳，少阳属火；二阳，阳明属金；三阳，太阳属水。两个火，一个少阴，一个少阳，为了把两者区别开来，所以在《内经》里面就出现了另外一个字眼——少阴君火，少阳相火。这不就清楚了吗。其实啊，就是代表六气，给它取的名字就是三阴三阳，而三阴三阳在运气学里它是有顺序的，这个顺序就是一阴、二阴、三阴、一阳、二阳、三阳。

　　这是第二大块，关于十二地支主六气。这两大块学了以后，我们就要知道每一年的气候有常规，这个常规是什么呢？每年的常规都是木火土金水，相生的顺序，春天属木，夏天属火，长夏属土，秋天属金，冬天属水。于是乎，就有五气的变化顺序，也就是五气所主的顺序。这个顺序我们习惯地称为主气。春天风气，夏天火热，长夏湿气，秋天燥气，冬天寒气，这是笼统地讲。而具体地讲呢，它有一个六步。我们知道，古人确立了一年有24个节气，是农历里面的节气。这个节气是主气候的，特别特别的准。那个农村过去有经验的老农民啊，他对这节气特别熟，什么节气来了我们应该干什么，什么节气来了又应该干什么，绝对准确。所以它是气候变化的一种交接点，这也是的确不移的。古人，不简单哪！他通过太阳的照射，它的转折，它的变化，它确立的二十四个交接点，这二十四个交接点就是二十四节气。我们推算气候变化的规律，就是按照这二十四个节气来推算的。从大寒开始，立春、雨水、惊蛰、春分、清明、谷雨、立夏、小满、芒种、夏至、小暑、大暑、立秋、处暑、白露、秋分、寒露、霜降、立冬、小雪、大雪、冬至、小寒、大寒。起于大寒，止于大寒。也就是说，每年的气候变化开始，是从大寒。如果是太过之年，大寒准开始；如果是不及之年，肯定要推后一个节气。就是这样算的。这样一算不就有六步吗，六步我们用五行就不好办啦，就应该有六气，这六气是怎么主的呢？第一步，风气所主；第二步，热气所主；第三步，火气所主；第四步，湿气所主；第五步，燥气所主；第六步，寒气所主。简单地讲，如果我们按照运气学的术语来讲，第一步，厥阴风木；第二步，少阴君火；第三步，少阳相火；第四步，太阴湿土；第五步，阳明燥金；第六步，太阳寒水。这就是阴阳二十四个节气分成六步，这六步呢，就固定的气候来主司。主司就是指，那个时间以它为主啊。这就清楚了啊。清楚了我们下一步就好办啦。下一步我们推算一下就明白了。

每一年六气的循环，是以二十四个节气，为阶段划分为六步。这二十四个节气的六部之中，他的主时气候，就是常规气候。常规气候就是我刚才所讲的，厥阴风木，少阴君火，少阳相火，太阴湿土，阳明燥金，太阳寒水。风热火湿燥寒，每年都是如此，这是它的基本规律！我们看看是不是这样，开始是温暖多风，然后是热，然后就大热，然后就湿，然后就是燥气，然后就凉起来，然后就是寒气，每年都是如此，这是常规！但是每年和每年不一样，这不一样是出在什么地方呢？是出在客气的变化。刚才讲的风热火湿燥寒这是主气，客气的变化，就要我们去推算，为什么呢？它要根据不同的年份有所变化，这就是我们要推算的。

下面我就讲讲客气的变化。每一年的客气变化就是我们刚才前面讲的是十二地支化六气，这就是规律。根据不同的年份就出现不同的规律！子午少阴君火司天，丑未太阴湿土司天，这就讲了一个司天之气。司天之气确定后，马上就可以确定它的六步。

司天之气主宰每年的第三步，它本来主宰整个上半年，但是它的位置是在每年的第三步。那这一二三步又是怎样一个顺序呢？是一二三阴一二三阳,这样一个循环顺序。比方,如果这一年是一阴司天,第三步,那么第四步是谁? 二阴。第五步就是三阴,第六步就是一阳,前面第一步就是二阳,第二步就是三阳,就是这样一个循环顺序。这就是按照一二三阴一二三阳,这个顺序不能变! 每一年的客气的六步就都是按照这样一个顺序。

下面我们把今年(己丑年)算一下。

己丑	一步	二步	三步	四步	五步	六步
客气	风木	君火	湿土	相火	燥金	寒水
主气	风木	君火	相火	湿土	燥金	寒水

我们所读的书上,包括教材都是圆图,这个出自张景岳的《类经图翼》。从他开始一直画圆图,我就画横的一年六步。在写的时候,一定要把主气写在下面,客气写在上面,为什么呢? 有个"客主加临"的问题,这是另外一个东西! 我们写的时候,注意主气要写在下面,客气要写在上面。

太阴湿土司天,司天之气要摆在第三步。每一年的上半年为司天之气所主,司天主上半年,在泉主下半年。一个司天之气,一个在泉之气,司天主天上,在泉主地下。换句话说,就是前半年由司天之气所主,后半年由在泉之气所主。这是客气的主流,每一年客气的主流。在泉之气是怎么算出来的呢? 它跟司天之气是相对的! 一阴对一阳,二阴对二阳,三阴对三阳,我们今年是太阴湿土司天,太阴湿土是三阴,那么它的在泉之气就是三阳! 这个不知道也可以,为什么呢? 我们前面讲了,我们把第三步司天之气确定后,就可以按照一二三阴、一二三阳的顺序就把其他的五步都顺下来了,我们顺一下。

第三步司天之气是太阴湿土,那么第四步就是一阳——少阳相火,第五步呢就是二阳——阳明燥金,第六步就是三阳——太阳寒水,第一步就应该是一阴——厥阴风木,第二步就是二阴——少阴君火,第三步三阴——太阴湿土,这一二三阴、一二三阳的顺序不就出来了嘛? 第一步一阴,第二步二阴,第三步三阴,第四步一阳,第五步二阳,第六步三阳,正好是一二三阴、一二三阳的顺序! 这就是今年的客气变化。客气是变化之气,主气是主流之气、常规之气,客气在上,主气在下,两者一相加,称为"客主加临",看客气对于主气产生什么影响,就可以分析各阶段具体的变化。

我们就算一算今年(己丑年)。首先要算这个运。"甲己化土",那么今年是什么运啦? 土运。"己"是属于奇数还是偶数呢? 偶数。因此今年是阴年,阴主不及,就必然出现两个情况:一个情况就是季节气候来得迟缓一点,至少要推迟一个节气。一个节气多少天呢,十五天。第二个变化是"其不及则己所不胜,侮而乘之"。在《素问·气交变大论》里面讲了一条原文:"岁土不及,风乃大行。"这就是规律!为什么?"己所不胜,侮而乘之",风木是克湿土的。今年的气候是土运不及,土运不及就会产生一个相应的变化,就是"风大行"。

风大行对于我们有什么影响?第一个影响,自然界多风,而且多狂风暴风。第二个影响,风气大行对人体的影响。我们联系《内经》的话,"风者百病之长也","风者,百病之始也"。风是外感疾患的先导,那么己丑年一定外感病多。风通于肝脏,那肝病应该也比较多,而且是实证。因为土运不及,那么脾就应该以虚证多一点了。所以肝脾两脏的病多,而且虚实各有所侧重。这是从这个"己"字来推敲的。

下面我们就看第二个字,"丑"。"丑未之年"太阴湿土司天,湿土之气主上半年。注意,司天之气是主上半年客气的主要变化,在泉之气是主下半年客气的主要变化。那么今年上半年以湿气为主,所以今年上半年的气候是多雨湿。多雨湿是在哪一步最多呢?就是第三步。第三步是什么时间呢?应该是从小满开始,芒种、夏至、小暑、大暑。这个阶段是湿气所主的最明显的季节。今年整个上半年都由湿气所主,所以今年的热来得慢,大家感觉到没?第一,今年是阴年,季节气候来得慢;第二,上半年是湿气所主,所以它热不起劲来,刚刚才开始热。这样算起来好像有点灵验啦!

注意下一步是少阳火气主司!还有热的时候,你不要着急!但是下半年是寒气所主,到了秋天、冬天,今年冷的时间会比较快,而且冷的时间也比较长。这就是今年的气候,下面我们要推测一下疾病。

刚才我们探讨五运的时候就已经知道脏腑病是以什么为主。下面就看看六气主病。第一步两个气都是风。主气是风,客气还是风,风木当令多外感。但是《内经》里面有个规律,主客之气如果相克就是不顺,如果相生就是顺!如果同气,也是属于顺,但是防止它偏亢。尽管偏亢,它还是属于顺,所以问题不大。

第二步主气客气都是火热,这个火热就凶了一点,火热偏亢,就容易出现温病,火热就容易导致温病!在《素问·六元正纪大论》里面就讲:"丑未之岁,二之气,温疠大行,远近咸若。"指出有这样一个规律,凡是丑年和未年,太阴湿土司天的这个年份,就多半有瘟疫病大肆流行,远近都一样。这一年的第二步可能有传染病发生。

　　第三步，主气是相火，客气是湿气。第三步应该是火热，可是有湿气在干扰，于是就形成了湿热郁蒸。这个时候湿热病就偏多，比如说肠胃病，腹胀腹痛、呕吐泄泻，甚至于还有痢疾、浮肿、一身疼痛、黄疸、湿疹等等。西医的手足口病，其实也属中医讲的湿疹。第四步主气是太阴湿土，客气是少阳相火。继续是湿热病症，所以这个第三步、第四步都是湿热病多！这个时候作为医生，你首先要考虑肠胃方面的病，而且病邪性质主要是湿热。

　　第五步，燥气主司，凉燥之气，这时候要预防感冒。因为暑热之后凉气初来，主气客气都是凉气，这时候最容易得感冒，而且是秋燥感冒，秋燥感冒不是有凉燥有温燥吗？温病里面讲的是温燥，其实临床里面还有凉燥呀！到了第六步，都是寒，寒气偏重，所以今年冬天里面还有寒湿病多！这就是一年的基本情况。

　　我们了解运气学不是搞别的，就是了解一个基本的东西，你要了解每一年发病的一个基本的情况。但是我们了解运气学的知识一定要辩证地看待，不要把它看成僵硬死板的东西！

　　历史因素，现代环境变化的因素，以及我们地域因素，都是要考虑的，绝不能僵硬死板地按照运气学去进行推测，这个只能作为参考。这就是我们今天讲课最后一点要明确的。尽管我们讲了一些运气学知识，可以把每一年做一个基本的推算，我今天也只是做一个最基本最简单的推算，并没有讲复杂的东西，了解一个大概，了解发病的主要倾向，而且这只是一个推测而已，但是我们绝不能把它看成一成不变的东西，这才是我们的正确态度！

第三讲　运用《内经》理论,辨治疑难病证

我们学习经典,最根本的目的就是指导临床实践,就是为了提高临证实践的水平。所以我们学习经典理论,一定要学会付之于临床应用。如果你学了经典理论不能应用,等于白学。培养名医怎么培养,除了理论功底以外,更重要的就是学习临床知识。前面主要讲了《内经》的理论体系,今天直接进入临床。讲什么呢? 讲病案。熟悉我的人都知道,我是一个搞临床的人,临床搞到什么程度呢? 每个月看1 000多人。尽管现在退休了,一个星期只上三次门诊,但是还要看1 000多人。所以我一年看的病人要上万。年年如此,没有间断过。过去在农村一天看一百号,天天如此。我选了一些病案,这些病案有一个共同的特点,都是疑难病。为什么我一定要讲疑难病呢? 因为讲一般的病,意义不是很大。只有对这些特殊的疑难的病人,通过经典学说来加以分析,才能够对我们有促进提高,至少可以开发我们的临证思路。

那么我们作为一个中医,怎样才能达到治疗疑难病这个水平呢。首先一点你要会治常见病,你如果连常见病都不会治,你怎么能治疑难病呢? 治疗疑难病,必须要有扎实的理论功底,否则这个疑难病摆在你面前你就无从辨证,无从分析,无从诊断,无从用方。因为你不具备这样的理论功底,你就不可能分析到位。同时要有丰富的临证经验,不然疑难病摆在面前往往就是一团乱丝啊。岳美中老师讲得好啊,"辨证如理乱丝,用药如解死结",要有这样的功夫,否则你治不了疑难病。当然也不可能所有的疑难病都能治,《内经》讲上工也就是十全九,何况我们还达不到这个水平,不可能达到十全九。我经常讲我自己达不到十全九,我能够争取达到百分之八十就非常了不起了,这是我个人对自己的要求。有百分之八十是见效的,这就已经很不错了。我这里举的病案都是治好了的。这些病案如何治好的? 都是运用

经典理论去指导，这是一个原则啊，而且经典里面是以《内经》理论来指导，目的只有一个，就是启发大家去学习《内经》运用于临床，指导临床。

一、处事疑虑不决案

王某，女，42岁，干部。1990年夏就诊。其夫代诉：患者近1年来，做事总是反复考虑、迟疑不安，事后口中念念不忘，如洗脸后毛巾反复挂2~3次，出门常往返3~5次，或疑门窗未关好，或疑炉火未熄等。乃送精神病院诊治，反而激起病人呵责。此后病情逐日渐增。经医院多项检查，未查出任何病症。诊见：舌淡红、苔薄白、脉细，口中痰多。询其还有何不适，答曰：略感胆小惊惧。询其是否口中有苦味，答无。

这个病人是长沙的一个机关工会干部。1年以来做事反复考虑，迟疑不安，一天到晚口中念念有词，就像道士念咒语一样的。什么事她都不放心，比如洗脸以后挂毛巾，那毛巾挂了以后，走了，她回头转身，转身干嘛，去挂毛巾，她说那毛巾没挂好，要挂整齐。挂一次又挂第二次。再一转身她又回来，又说这毛巾没挂好，她又要挂一次。出门也要搞个三五次，或者问拿没拿雨伞，或者问水龙头有没有关好，或者说门窗有没有关好，她总要开门回头三五次，天天如此。所以她老公说她得了神经兮兮的神经病，把她带到精神病院去看门诊，结果挨了一顿臭骂。她骂她老公"你的精神有毛病，你把我搞到精神病院来了"。开始人家不知道，只他自己家里人知道。三八妇女节来了，她那单位一个人，大概是工会主席，说明天去给职工买点东西。约好了去买东西哎，要下午买东西。下午两点半，那个女的在楼下喊："走啊"，她说："好，我来了"，然后过了三分钟没有来，那个女的还在下面等，又过了几分钟没来，说："你下来啦"，又过了五分钟，还是没来，她说："你下不下来啊"，她说："我就来了"。她还是没来，下面那个人就不耐烦了，说："你到底走不走"，"肯定走哇"，"那你怎么还不来呢"。她在家里干嘛，在家里看看这边，天上有云，拿上伞。拿上伞又到门口开窗户一看大太阳，又不要拿伞，伞放下了，一会儿放伞去那边，还是有云，她又把伞又拿过来，再一看天上还出太阳啊，她又放下，就在家里这折腾来折腾去，折腾来折腾去。那个人就在下面等了一刻钟，就为这个事儿最后发火了说："你到底走不走"，这样她才问她："你说要不要拿伞"，下面的人说："这么大太阳你还要带伞，你神经啊"，"哎，那突然下起雨了怎么办呢"，"下雨不要紧，没有雨下"，"那假如下雨呢"，"假如下雨买一把伞"，"买一把伞没钱啊"，"我帮你出钱好不好"，下来了。下来就把这个话告诉那个人，那个人说"你有毛病"，就说她有毛病。这个话就她老公在门诊上说给我听的。在座的没有一个不好笑。她就没什么病，就是有点神经兮兮。

　　我说："你还有别的症状没有啊？""有一点害怕，家里的电话铃一响，关门的声音大一点，马上就惊慌失措，有点恐惧。""你口里苦不苦啊？""不苦"，就这么一个病。其他没什么毛病，吃饭正常，大便、小便正常，睡觉正常，一切都正常，就是一天神经兮兮。这是什么病呢？这是多虑而不决，我们称之为疑虑不决。那作为中医，怎么样来考虑她这个病？一下子就要想到我们《素问·灵兰秘典论》里面有条理论："胆者，中正之官，决断出焉。"我们讲这段原文的时候它是从生理的角度讲的。你怎么理解胆主决断呢？我今天晚上出不出去看电影呢，让你的胆决定一下。是不是这样呢？不是这样啊！所以很难理解这个胆主决断。但是，这个病确实是不能决断的病，就是一天疑虑不决。那我们首先想到是谁的病呢，想到的就是胆的病。这就是胆气不利了。胆气不利有虚证有实证，如果是胆火太盛，它也可以胆气不利呐。所以我问她，我说你口里苦不苦。不苦，舌苔一看，不黄。脉，也不数。那就不是胆热对不对。不是胆热那是什么呢？不是胆热就必然是胆虚。因此，这是一个胆虚证。《素问·奇病论》讲："数谋虑不决，故胆虚。"这就是一个胆虚证，那就印证了我们中医《内经》里面的一条理论，就是"胆主决断"。临床上没有看到这个病的时候，你能想到古人讲"胆主决断"的意义何在啊？至少理解不那么深刻。当时就讲了要治胆，而且不是胆火是胆虚，那胆虚用什么方子呢？用了一个枣仁温胆汤，就是温胆汤加枣仁。还有一个症状我讲漏了，就是她口中多痰。这个温胆汤不就是治胆的嘛，有人说温胆凉胆，你不管它，反正是治胆的。为什么加枣仁呢，安神呐，安魂魄啊。枣仁温胆汤吃了1个月以后，这个症状大大缓解。但是她还有一点恐惧感，后面调了方，其实起主要作用的是枣仁温胆汤。后面调了方是安神定志丸。前面用枣仁温胆汤，把这个症状基本控制了，后面用安神定志丸把这个病稳定了。大概也就是不到两个月吧，一个多月这个病就好了。

　　这个病例呢，就验证了《内经》这条理论的可靠性。所以我们学习《内经》的理论，不要以为《内经》的理论是抽象的，不要以为它说的不着数。我们读《内经》的书有些东西好像一口就带过来了，哎呀，这个好简单。往往上临床的时候把它忘了，所以这个读书要记，特别是用的时候要记得起来。你用的时候把它丢到一边，那你读的是读的一头，干的是干的一头，这不行的。理论跟实践绝对不能脱节。"善言天者，必有验于人；善言古者，必有合于今；善言人者，必有厌于己。"这是《内经》一贯的思想。一再告诉我们，理论跟实践要联系，不要脱节。而我们往往最容易犯的这么一个错误就是理论跟实践脱节。读书的时候是书上的一套，看病的时候是看病的一套，把读书的全忘了，这是不行的，读的书一定要用于临床。像这条理论是最容易忽视的，因为我们读这个理论的时候往往对它产生怀疑，不好理解啊，什么"胆，中正之官，决断出焉"啊，未必还要让胆来拍板了以后这个事儿才能决定呐？总是不好理解啊。哎，这个病理上你就可以反证这个理论。我在这给大家做了一个证实。这是第一个病例。

二、产后暴喘案

邱某，女，28岁，农民。患哮喘已十余年，每感寒即发。自述因产后不慎感寒，引发喘疾。病经十余日，喘促益甚。就诊时，见病人喘势急迫，张口抬肩，但坐不得卧，咳而呕逆，咳吐稀白痰涎甚多。面白唇灰，形衰体羸，舌淡白而滑润。询其症状，谓自汗出，微热而恶寒，口渴喜热饮，胸闷，纳差。脉寸关脉弦、尺脉促细无力。

这个病人有十多年的哮喘病史。怀孕的时候就已经患喘，生小孩以后就猛喘。喘到什么程度呢，不能平卧，而且咳嗽不断。喘促非常严重，张口抬肩。咳而呕逆。床前放一个脸盆，全是白泡稀水，白色的痰涎。可是有另外一个问题，这是个农民，注意啊，而且年代很早。20世纪60年代，农民的生活特别苦，那个病人呐，非常的瘦弱，非常的虚衰，面白唇灰，形衰体羸，舌苔淡白而润滑，全是虚象呐！特别虚弱，而且自汗不止，恶寒。还有寸关脉弦、尺脉促细无力。产后促脉是很危险的。这不是热证，这是元气将脱的征候。而寸关脉又是一个弦脉，弦者饮也。病人又还恶寒，吐的是稀白痰涎。那这个病人就有一个矛盾，什么矛盾呢？从他气喘、咳嗽、吐痰、呕逆、舌苔润滑、两寸脉弦，这些证候怎么判断呢？这是寒饮，是非常明显的寒饮。是因为受了寒，内有饮邪，外寒内饮。这就是《灵枢·邪气藏府病形》讲的"形寒寒饮则伤肺"。《难经》改了一个字就更加明确了："形寒饮冷则伤肺。"这个病人的主要问题是寒饮伤肺，这是主要矛盾。但是这个病人第一是产后，农村那个时候的产后出血的病人很多啊！第二虚证非常明显，面色也好，嘴唇色泽也好,症状表现也好,脉象也好,都有明显虚衰的征象。这不是一个矛盾吗?外寒内饮肯定用小青龙,但这是一个产妇大虚,你怎么能用小青龙?我当时就是这样考虑的,明明要用小青龙,但你敢用小青龙吗?一个小青龙一用,虚脱怎么办?那如果不用,先给你补一下,那饮邪不越发泛滥啊?所以当时的考虑就在这个虚实之间。我怎么办?用现在的话讲,就是怎么摆平这个虚实。

我讲啊,经典著作读得熟,临床思维就清晰得多。要不然你就想不到寒饮用小青龙。你如果经典不是很熟的话,你想不到怎么入围,就想着小青龙肯定要用,但是虚怎么解决?想来想去啊,加一味人参。表面上看用人参好像不合适,因为人参是益气生津的。这个小青龙汤加人参合不合适呢?我当时还打问号,但是一看到气短、自汗、乏力、脉细而促、面色灰白,不用不行啊!我想了想加人参再说,就加红参三钱。那个时候三钱,现在就是10g吧!试试看,先吃了再说。就是小青龙的原方加一味人参开两剂。过去开药方不像现在开这么多。第一在农村不比在城市,农民看病那要立竿见影,一两剂就要见效。不见效他就不看了,他们没多少钱,这是第一。第二农村看病急症多,城市看病慢病多,急症肯定要急药,慢病肯定要慢慢来,所以城市开药开得多。第三,20世纪60~70年代的药铺,如果开了一家药铺从东塘到砂子塘乃至于到雨花亭都知道这里开了一家药铺。那香气啊,可散发方圆一华里之内,甚至于两华里之内。现在的药铺有没有香味?你天天坐在药铺里都没有,这说明什么?这说明我们现在的药啊,是说不清。所以过去一剂药现在要五剂,过去两剂药现在要十剂药,就是这个道理。我是亲口尝了很多药了的。很多药的味道我都知道,那个时候的药味和现在的药味差别很大,这说明什么问题啊?说明这个药物在环节问题上出了大的问题。所以现在用药和过去用药完全不一样。比如说过去的北细辛,叫四两麻,你拿两根放嘴里一嚼,就像现在打麻药一样的,嘴唇就麻了。现在有些药你拿一把放在嘴里面嚼都不麻啊。当然我不是说要我们用大剂量。我顺便闲谈,这是一个知识,换句话讲我们学医的人一定要懂药,不懂药你会上当的。

虽然现在管理加强了,但忙时还容易出差错。我在门诊部看病很忙,病人太多。有一次药房里可能就把药发错了,把一个小孩的药发给了一个老太太,老太太的药发给了一个小孩。就怕出这种差错。所以当医生就一定要慎重,怕出这么些不应该有的差错。

这个病人就是小青龙汤加人参,两剂之后症状大减。从这里我悟到原来小青龙还可以加参啦!《伤寒论》没这么讲啊! 我在临床中就摸索出这个方子。因此这个方我经常用。我自己就有个咳嗽的毛病,一受寒就咳,不受寒我不咳,我上次到株洲一下子就感冒了,当天就咳嗽。第二天,要去上课,我想这就糟了。因为我是个大寒体,又是个虚证感冒,我就用小青龙加人参,当然自己开药开得猛些,比别人要开得猛些。别人一看,哎哟,开这么猛。我说:不用猛药,它就起不了作用啊。服了1剂药,第二天照常去上课。就是小青龙加人参,这个方我经常用。这就是从这个病人开始,我就有一个新的认识。所以,我们讲什么叫经验啊? 就是你把古人的东西用在实践中,你又有所变化,我们不能讲有所发明啊,你有所变化,摸索出一个新的东西。你屡次使用,确实有效,这就是经验。讲漂亮点,就是对古人的东西有所发挥,有所研究,有所体会,有那么一点点新的认识。我熊某没有什么新方,从来都是用古人的,即使我创立了一个什么新方,都是从古人的思维上变化来的。

三、小儿夜游症

　　龙某,男,14岁,1970年就诊。患夜游症,家长诉曰:患儿每于睡梦中突然惊起,启门而出,跌仆于田野荒丘,依然沉睡。一次竟去两里之外,跌仆受伤。如此迁延半载,每晚必须有人陪睡。遍求医治,获效甚微。余询患儿有何不适? 答曰:自觉心中烦,耳中鸣,不知自己夜卧出走,唯觉梦多易惊而已。舌红苔黄,脉弦数。

　　这小儿夜游啊,不是常见病,但也不少。我在长沙就治了3个,这个在农村治的,也是我治疗小儿夜游症里面最严重的一个。这个小孩,14岁。他第一次夜游,是半夜时候起来扫地。他的爸妈听到这个屋里的扫把响,他爸起来一声喊,他就倒在地上了。他爸一看是他,把他喊醒起来问他知不知道,他说"不知道"。大人就惊慌了,不知道是怎么回事。第二次夜游,把罐子里的饭拿出来,倒给狗吃了。第二天爸妈起来,发现没有饭,还剩的一点点,再一看,狗躺在那儿不动,狗的饭钵里还没有吃完。谁搞的事呢? 就问他:"你昨天是不是起来的。""不知道。""那家里还有谁?""没有啊。"那这事就怪啦,难道狗子能把饭钵里的饭端下来? 不可能啊。这是第二次。第三次就是跑出去了,去了很远,倒在那个水田边。那个水田水很少,稀泥巴田。冬天里,就在那个田边上,倒头就睡觉。早晨起来没人了,周围农民起来帮他找,结果在田里把那个小娃子找来了。这样才知道出大事了,天天要守他,天天要爸爸陪着睡,爸爸一睡着,他跑了。回来一问不知道,这样才找医生。找到我,我说有这个病,叫夜游症,又叫梦游症,就是晚上出去游。

夜游症是怎么引起的? 先要把这个道理搞清楚。我们《内经》里面,《素问·痹论》讲了一句话:"肝痹者,夜卧则惊。"病在肝,肝痹就是痹邪伤肝,晚上睡觉的时候,就发惊。这里只讲发惊,没讲夜游啊。晚上发惊,和晚上睡觉起来游走,它只是程度上的不同而已,是不是? 它们的病机应该相同的。那我们就要想一想,肝痹为什么"夜卧则惊"? 它白天怎么不发惊呢? 这应该有个道理嘛。《内经》说了这个道理,《素问·五藏生成》篇里面讲:"人卧,血归于肝。"人在睡觉的时候,大量的血液,都要潜藏到肝脏。王冰做了一个解释,说人在睡卧时,血液潜藏到肝脏,人在运动的时候,血液运行于诸经。这就说明一个道理,肝脏的藏血,在昼夜,即在人静和人动的时候,有一点点区别。人在睡觉的时候,肝脏的血液储藏量肯定要大一些,人在运动的时候,肝脏的血液储藏量肯定就小一些,这是《内经》的一贯的理论。那肝脏既然有这么一个特殊的调节血量的功能,晚上睡觉的时候储血量多一点,白天运动的时候储血量就少一点,这个里面就有一个奥妙,奥妙是什么呢? 就是《灵枢·本神》篇讲的:"肝藏血,血舍魂。"五脏是藏精的,藏精是前提,藏的精气充足以后,就能藏神,就能反映神志活动。心藏神,肝藏魂,肺藏魄,脾藏意,肾藏志,这个神、魂、魄、意、志只是古人用的一个名词而已,就是说五脏都主神志活动。那肝的神志活动是什么呢? 就是魂。肝能藏血就能守魂,肝不能藏血就神魂失守。痹邪伤肝,以致肝不能藏血,于是夜卧则肝血失守,肝所主之神魂就不能守舍,神魂失守轻则发惊,重则可能导致夜游。就是这个道理。夜游症往往是肝不能藏魂所引起的,为什么肝不能藏魂呢? 肝血失守,为什么肝血失守呢? 邪气伤肝啊。所以一定要学《内经》,学了《内经》和不学《内经》完全是两码事,学了《内经》思路就要清晰得多,视野要开阔得多,对于诊疗疑难病症很有好处,你的思维就和别人不一样。

这个病人现在很清楚了,就是因为邪气伤肝,肝不藏血,血不舍魂引起的。那我们再看看是什么邪气伤肝啊。病人舌红苔黄,脉弦数,这是热邪伤肝啊。我一直强调要看舌看脉,为什么要看? 就是为了辨清病人的寒热虚实。这个病人是热伤肝,用的方是朱砂安神丸,并且合了磁朱丸。需要说明的是,现在朱砂我已经不用了。为什么? 我对那些制药的一点都不放心。朱砂必须水飞,必须得把汞去掉,否则会让人中毒。过去朱砂制作非常严格,而现在的人办事很马虎,所以现在朱砂我不敢用。但是这个病人还是用了朱砂。病人大概服药一个来月就好了，再没有发病了。过了两个月，病人再来问我：还吃不吃药，我说：还吃一点，开了个补肝汤。为什么用补肝汤呢？这就是完完全全针对肝藏血来治疗的。补肝汤不就是养肝血吗？养肝血不就是为了进一步巩固肝藏魂吗？这不就可以根治吗？所以这个病人就是用两个方。

四、汗出偏沮案

刘某，女，35岁，2004年1月就诊。患者左侧半身自汗，而右侧半身无汗，遇天冷时自汗益甚，伴一身畏寒，其出汗的手足明显厥冷，半身及左肢明显麻木。病已3年不愈。舌淡红，苔薄白，脉细。

"汗出偏沮"这个词出自《素问·生气通天论》："汗出偏沮，使人偏枯。"汗出偏沮就是半身出汗。王冰解释说：半身出汗是发生偏枯的先兆。偏枯就是偏风，就是半身不遂。张景岳和马莳，这两个人有争议，一个说汗出偏沮的那一边容易发生偏枯，另一个说汗出偏沮的另一边容易发生偏枯。这两个人就矛盾了。日本人丹波元简闹了一个笑话，丹波元简的《素问识》说"汗出偏沮"的这个"沮"字错了，他说是个"祖"字，怎么解释呢？就是说出汗的时候这个人半边赤膊，一边穿了衣服一边没有穿。我看了日本人的这个注解，我就想，日本人有没有这个习惯了？日本人没有啊！这个解释滑稽可笑。古人研究《内经》难免要犯些错，有的人只看到了一个方面而没有全面联系，有的人是从理论到理论，没有联系临床，难免犯些错。而王冰和张景岳的解释是正确的。我在临床上看到的就是出汗的这边容易发生偏枯。

这个病人左半身出汗，右半身不出汗，而且左半身手足有明显的麻木厥冷，连续3年，舌淡苔薄白，脉细。我们先考虑一下这个病人，假如这个病人摆在你面前，怎么治？这个病人的病症表现，主症是汗出偏沮，而且一边麻木、厥冷，他的舌象和脉象是一个虚寒之象。是不是？这肯定是一个虚寒证。什么东西虚呢？卫气虚。卫者阳也，那不就是卫阳虚么？是不是。《灵枢·刺节真邪》篇讲："虚邪偏客于身半，其入深，内居营卫，营卫稍衰，则真气去，邪气独留，发为偏枯。"为什么会"偏客于身半"呢？是因为他自身的营卫之气不足，营卫失调导致的。而这个病人，脉不数，舌不黄，显然是一个虚寒证，肯定是要调和营卫。用了黄芪桂枝五物汤，是一个调和营卫、补气温卫阳的一个主方，这个病人就是用的这个方治愈的。我就加一味药，地龙，地龙是祛风的也是通络的。我怎么会想到要加地龙呢，因为王清任的补阳还五汤用了地龙。从这想过来的，就加了一味地龙。

五、痿躄并咳嗽咯血案

　　万某，男，47 岁，1981 年春就诊。诉半年前发病，起病即发热、咳嗽气喘，两个月不愈，继而咳嗽咯血，干咳少痰，并持续发低热。持续 1 个月后出现双足酸重无力，旬日之后，双足竟不能站立行走。就诊时，患者形体羸瘦，皮肤毛发干枯，身发低热，手足心烦热，咳嗽气短，干咳少痰，偶尔少许黏稠痰液中带有血丝，口燥咽干，声音嘶哑双足痿废不能动，双腿肌肉明显萎缩，自觉腿部有烦热酸重感。舌红无苔，脉细数。

　　这个病案很有代表性。病人起病是发热、咳嗽、气喘，两个月之后咳血，并且持续发低热。到第三个月咳血低热没有好，进而出现双足酸重无力，只过几天双足不能站立。这个病人是农村的，而且是我这个石门家乡的。当时我在长沙，这病人隔我很远，我只看过一次，后面都是发药，发处方。就诊的时候患者形体羸瘦，皮肤毛发干枯，身发低热，手足心烦热，咳嗽气短，干咳少痰，跟这个肺结核的症状完全相似。偶尔痰中带血丝，并且口燥咽干，声音嘶哑。但现在更重要的就是双足痿软，瘫痪不能动。从这个病史我们就能看到，这个病人是由咳嗽吐血发低热开始的，进而就出现痿废不用。

　　这个痿证正好就是我们《素问·痿论》里面讲的"肺热叶焦，发为痿躄"。是因为肺热，肺叶焦枯，也就是肺叶缺乏津液的滋润。为什么呢？因为热伤肺，由热伤肺造成肺部失去津液的滋润，《内经》就称之为"肺热叶焦"，进而就出现痿证。所以这个病人的发病过程以及他的主症完全符合《素问·痿论》讲的"肺热叶焦，发为痿躄"这个病机道理。

　　我看到这个病人的时候，他的双腿肌肉已经明显的消瘦，而且他讲腿部阵阵的发热。注意他舌红无苔，脉象细数。舌红无苔意味着什么呢？意味着阴虚，哪儿阴虚呢？显然是肺胃阴虚，因为他口燥咽干呐，咳嗽少痰啦，甚至咳血丝啊，而且手足心热啊，还发低热啊，一派的阴虚证候。而这个痿证呢肯定就是肺热造成阴虚然后引起的痿证。肺热叶焦，肺有热造成肺部的肺叶干枯，失去津液滋润，那怎么会发生痿证呢。肺热叶焦跟痿证又有什么关系呢？这个道理我们是要弄明白的。因为人的水谷精气，固然来源于胃中的水谷，固然因为脾气的转输，但是要布散到人体的各部，必须依靠肺气的作用。我们看看《素问·经脉别论》的原文就清楚这个道理。《素问·经脉别论》："饮入于胃，游溢精气，上输于脾，脾气散精，上归于肺，通调水道，下输膀胱。水精四布，五经并行。"胃主受纳，脾主升清，升哪儿？升到肺。升到肺以后，才能够"通调水道，下输膀胱"，才能够"水精四布，五经并行"。"四布"到哪儿？四布到周身上下。"并行"到哪儿？并行到脏腑经脉。这里就重点突出了肺气的作用。又"食气入胃，浊气归心，淫精于脉，脉气流经，经气归于肺，肺朝百脉，输精于皮毛。"只有在肺朝百脉的情况下，才能输精于皮毛。《内经》给我们讲得很清楚啊。无论是饮还是食，也就是水谷的精微，都要依靠肺气的输布，才能够内而五脏六腑，外而经脉、肌肤、皮毛，才能够使之得到滋养。为什么我们讲肺是"相傅之官，治节出焉"？就是这个道理。那么现在肺热叶焦，这是形容肺自身已经失去津液的滋润，它自身没办法啦，那它的转输功能肯定会失职，于是精血津液就不能布达全身，那么经脉就失养，就发生痿证啦。这个道理我们应该从生理上把它弄明白，这样才能够清楚，为什么肺热叶焦发为痿躄。这个病人就证实了"肺热叶焦，发为痿躄"这样一个道理。这就是非常典型一个病例。所以这个病人就一定要滋养肺胃之阴。先后用了益胃汤和沙参麦冬汤，始终加了白芍、牛膝、阿胶，这是养阴的。益胃汤、沙参麦冬汤是吴鞠通的，无非就是滋养肺胃之阴。也可以讲用益胃汤是"治痿独取阳明"。为什么这么讲呢？阳明者土也，肺者金也，土不是生金吗？而且现在是肺胃两个阴虚，那当然就得要治胃，养胃阴就可以滋养肺阴啦。因此益胃汤是主方，沙参麦冬汤是肺胃两阴兼顾。我记得这个病人的处方始终是益胃汤为主。这个病人治好以后活了几十年，现在人还在不在我就不知道了，前些年回去我还见到他，完全好了。

六、少腹胀满小便频数案

胡某，女，42 岁，2002 年 3 月就诊。患者自述一月前某日晚 7 点左右与同事们打牌，直至次日凌晨 1 时许，期间饮茶水，未入厕小便。下牌桌时觉小腹胀甚，小便急迫。入厕小便后，仍觉少腹膀胱胀满不舒。次日，少腹胀满感有增无减，且小便虽解仍犹觉未净，以致小便次数明显增多，入夜尤甚，严重影响夜间睡眠。若强忍不解，则小便自遗。经中西医治疗月余，症状未减。诊见：少腹胀满，小便频数，精神疲乏，舌淡苔薄白而滑，脉象细缓。

这个人一男人性格，说话粗里粗气。她告诉我，说那天晚上打牌，大概六七点多钟就开始上桌子。手气特别好，她那天就赢疯了，就一直打到次日凌晨1点多。那家伙手气好,别人上厕所她就不上厕所,为什么不上厕所呢?上厕所怕把手气搞差,她跟我描述的时候是这么讲的。那天基本上就她一个人赢的,赢疯了。打牌的时候还要喝水啊,她说水也不晓得喝了多少,一下牌桌第一感觉就是胀得差不多了,都快尿出来了,马上冲到厕所就把小便解了。解完了以后一出来,感觉没解干净啊,这肚子还胀啊。她又跑去解了一遍,解完了一出来,这肚子还是胀啊,不以为然。第二天去上班,肚子胀,肚子胀不舒服就要上厕所啊,她就等一会儿上厕所,等一会儿上厕所。同事就问她你今天怎么了啊,得了尿道炎了吧,她不理睬。过了两天越来越重啦,尤其是晚上,频频小便,要上厕所,晚上睡不着觉。就跑去医院看,跑到医院一看,膀胱炎加尿道炎,就要消炎,治疗一段时间,越来越凶。一是小便频数,二是觉得肚子胀。她说装尿的地方胀得很,症状越来越严重,每天吃药、打针,好不了。后来她就来脾气了,不撒尿,看你怎么样?不撒尿就自己出来了,遗尿。首先是尿频尿急,然后就变成遗尿,尿失禁。西医院的同志跟她讲这麻烦了,就做膀胱镜检。尿里面没发现什么红细胞、蛋白,也没有什么细菌。医生就告诉她是尿道炎、膀胱炎。到我这里来,我问她:"你发不发烧?""不发烧。""解小便痛不痛?""不痛。""小便黄不黄?""不黄。"更没有血。仔细问,没有发现热的征象。大家想应该怎么考虑?她现在的症状,第一小腹胀,第二小便频数,第三憋尿则遗尿。怎么治?《素问·灵兰秘典论》:"膀胱者,州都之官,津液藏焉,气化则能出矣。"注意"气化"两个字。我们的膀胱有一个特殊的功能,就是气化功能。膀胱储存尿液,靠什么?靠膀胱来把它束约。小便要解出来靠的是什么?靠气化。忍一会尿以后它还可以升一份津液上去,靠什么呢?靠膀胱气化。《素问·宣明五气》篇里面讲:"膀胱不利为癃,不约为遗溺。"如果膀胱气化功能失职,则小便病,或者是小便频数,或者是小便不畅通,点滴而出甚则癃闭,或者走向另一个极端,遗尿。这不都在于膀胱功能的失职吗?尽管症状表现不同,但原因都在于膀胱的气化功能失职。我们中医治癃闭不就是根据这个道理去治的吗?你如果不解决气化功能,你怎么治癃闭啊?"膀胱不利为癃,不约为遗尿。"这个病人之所以出现这个症状,就是因为膀胱气化失职,气化功能是怎么失职的呢?我们学《伤寒论》的时候,张仲景讲了一个蓄水证,蓄水证是怎么引起的?是外寒伤了人体以后,由经脉传入膀胱,就影响膀胱的气化功能,于是出现小便不利,少腹胀,发热恶寒,脉浮,张仲景称之为蓄水证。就是寒邪伤了膀胱,影响膀胱的气化,造成膀胱蓄水。那这个病人是什么证啊？这也是个蓄水证啊,只是病因不一样。她是什么病因呢？她是自己憋尿导致的,把这个膀胱的功能憋坏了。张仲景讲的蓄水证是外寒伤了人体引起的,而这位同志是因为自己憋尿憋出来的,同样都是蓄水证,病因不一样而已。注意这个病人在临床上看的时候,一定要搞清她有没有热,所以我反复地问,看舌、看脉,分辨她有没有热象。另外这个病人有虚象,精神疲乏、舌淡、脉象细而缓,这不是虚象吗？所以这个病人是按照蓄水证去治疗的,用的方是五苓散加人参,叫春泽汤。开的方就是标标准准的春泽汤,什么药都没加,就春泽汤。可见憋尿也憋得出蓄水证来。

七、黑汗案

刘某,女,35岁,1999年9月就诊。诉遍身出黑色汗水,尤以腋下、乳下及腹股沟为甚。初起时仅发现内衣上有黑色斑点,继而发现是黑色汗液所染。病及数月,多方求医。西医诊断为内分泌失调。经治,黑汗终未减少。诊见:患者自汗而不盗汗,手足心热,口微渴,舌红苔薄黄,脉细数。

这个病人是医学院的一个老师,得了个什么病呢？流黑汗,流的汗全是黑的。她每天洗内衣,内衣上面都是黑色的,墨水染的那个样子。在自己的医学院好多教授帮她看,结论一个,内分泌失调。一个教授跟她讲,你治不好了,我告诉你到协和医院去,我帮你写个条,找协和医院的名家。到北京找了个名家,名家给她的结论,还是内分泌失调。就是治不好,搞了好几个月。后来别人说你去找那熊老师,他会治怪病,她就跑来找我。她说:"听说你是专门治怪病的。"我说:"我哪里写了牌子说是专门治怪病啊？""我们学校的教授讲的。"我说:"你什么怪病呢？"她说:"我有一个怪病,流黑汗。"我说:"你什么时候流？"她说:"白天。""晚上流不流？"她说:"不流。"那就是说是自汗不是盗汗。我说:"你除了流黑汗以外,还有别的表现没有？""没有。"一切正常。西医的结论,内分泌失调,北京是这个结论,湖南还是这个结论。问来问去,我总算问出一个症状来了,手脚心有一点点发热,口有点干。看舌有点红,脉细略数,也不过就是一息五至,也不是很明显的数。那就是说侧重于阴虚,这个病名就可以取为阴虚自汗。我们讲自汗的时候,有阳虚自汗,有火热自汗,有气虚自汗,没有讲阴虚自汗,只有阴虚盗汗。但是这个病人确实是阴虚自汗。问题就在于人家流的是黑汗,想一想这黑色是哪儿来的呢？怎么会是黑色呢？难道她喝水时喝的是墨水啊,不可能啊，这就奇怪啊。这个黑色从哪儿来的？我们中医怎么分析这个病，这就是中医的强项。所以我讲疑难病啊，只有中医才能解决，西医是很难解决的。为什么？它无从考虑，因为它重视的是解剖。你怎么照CT怎么照片都看不到身体哪个地方有个黑窝啊。

中医怎么认识？《素问·阴阳应象大论》："在天为寒，在地为水，在藏为肾，在色为黑。"肾主水，黑色归属肾脏，这就是五色合五脏，五脏合五行，就是这个理论啊。这不是很简单的理论吗？《素问·风论》讲："肾风之状，多汗恶风，其色炲。"炲，就是煤灰，就是黑色。《内经》讲的"色炲"是皮肤发黑，没有讲汗黑，但是前面有一个症状，"多汗恶风"。现在这个病人流的汗是黑色，那我们要怎么分析呢？当然只能按照中医理论，那就是肾气出了问题，肾脏出了什么问题呢？阴虚。这个病人是肾阴虚而热，也可以讲是虚火，哪个地方的虚火呢？肾脏的虚火引起的黑汗。我的分析就是这个思路。

于是我就开了一个知柏地黄汤，针对肾阴虚的虚证。开完了以后，我突然想到，我要赶紧给她止汗啊，让她好得快啊。加两味药，加两味什么药呢？龙骨、牡蛎。其目的是涩汗。但是治这个病的主方绝不是龙骨牡蛎，而是知柏地黄汤。我就告诉她，我说这个药有点苦啊，你吃半个月。她吃了半个月，来了，特别高兴，好了。她回去就去医学院到处宣传，我的病好了，因为好多教授都知道她这个病。问她谁治好的？她说就是你们给我介绍的熊老师治好的。他们问处方在不在。她说在。他们就把处方拿去研究。大家知道西医怎么看待中医？他们是看药不是看方，他们更不管分析病因病机，就看药。知柏地黄汤不是八味药吗？加龙骨、牡蛎不是十味药吗？这十味药点来点去点来点去，他们研究出一个道道来了。这个方啊，奥妙在哪里？我们发现了，奥妙就在于龙骨和牡蛎，就抓住了这绝招。过了一个多月不到两个月，她黑汗复发了，去找他们，说熊老师的那个方你们研究了，帮我开个方，我病复发了。他们说好，就给你开龙骨、牡蛎，说熊老师开的龙骨牡蛎是15g，我们帮你多开一倍，还给你用一味药，这味药比他们所有的药都好，就龙骨、牡蛎各开30g，还加一味药黄芪，说这个药是专门止汗的。60g黄芪，30g龙骨，30g牡蛎，这方就开成了。他们研究来研究去，就开这个方。回去吃了半个月，黑汗越流越凶，跟原来差不多了。她说你们这个方怎么就没有用呢？熊老师开了就有效，你们开了怎么没效？他们说这就怪啦，是按照他的处方研究出来的啊。结果她又来找我，把这个话又告诉我听，这妹子啊特别实在。我当然不好怎么讲啊，我说是有点变化，我再给你开个方，原方，照样是知柏地黄汤加龙骨牡蛎,1个月,彻底好了。

后来哪一年啊,我见到过她,她是介绍另外一个老师在我这儿看病。我认得她,我说你是流黑汗的那个。不错不错。我说你好了没?好了,所以我介绍他来看病。大家想为什么知柏地黄汤加龙骨牡蛎治好了?为什么黄芪、龙骨、牡蛎没治好?因为她的病机是肾脏的虚热,而黄芪龙牡称之为黄芪龙牡散,治什么啊?是治气虚自汗的,而这里是阴虚,并且不是一般的阴虚,是肾阴虚。这就是它的关键所在。所以我们治疗疑难病,必须要把病机搞清楚。这个病机你怎么搞清楚呢?一定要以病人的表现特点为我们判断分析的依据,一定要用中医的经典理论去指导,一定要选准确的方,方和证绝对合拍,方证不能合拍是治不好的。这三条是缺一不可的。你如果离开了病人的症状特点去分析就会弄错了大方向,你如果没有用中医理论去指导,那么你就无从思考,就不能清晰认识这个病证,你不能准确用方药来治疗这个病,你即使把这个病的机制搞清楚了,还是治不好的。所以这三条是缺一不可的。为什么我说要当个好中医必须具备三条呢?扎实的理论功底,丰富的临证经验,敏捷的思维反应,这三点更是缺一不可的。

八、三十年失眠伴腹部寒冷案

张某,女,70岁,2005年4月电话询诊。诉患失眠长达30年,近10年来失眠逐渐加重,长期靠服用安眠药维持每晚睡2~3个小时,1个月之中偶有几宿能入睡4~5个小时。由于长期失眠,病人常觉气短、乏力、心悸。近10年来出现明显的畏冷恶寒,脘腹部尤觉寒冷,即使在暑热夏天也须用棉毯裹腹。且一定要热饮食,若饮食稍凉,则下咽后立觉腹部寒冷如冰。另觉背部冷痛,足跟痛。

这个病人是我在福建给第一期名医班讲课以后,福建中医学院一个老师,到我的宿舍里面去,没跟我搭上话,因为当天晚上很多人找我。第二天我一到家,他的电话就跟着进来了。他的母亲,患失眠长达30年,30年失眠长期靠安眠药维持。而近十年以来,出现一个明显的症状就是恶寒怕冷,冷到什么程度呢?不管是在什么样的热天,她都要用棉毯裹住腹部,这是一个;第二个呢,就是一定要吃热的喝热的,而且要烫嘴的,假如食品的温度或者水的温度稍微低一点,她说跟冰水一样的,就冷到这个程度。这些症状都是在电话里面告诉我的,此外还有一些症状比如气短、心悸、乏力,还有背痛、足跟痛。因为她的这个儿子是当医生的,已经吃了大量的药。现在最难受的就是恶寒,想要解决这个问题。

　　这个失眠病人有明显的恶寒怕冷,而且口不渴不苦,大小便不秘结。我问他舌苔怎么样,他说也不黄。那就是说这不是一个热证。《内科学》里面讲失眠,最常见的有心肾不交,有阴虚火旺,有痰浊内扰,还有胃中不和,《金匮要略》里面还有一个肝阴不足,都会有失眠。但是这个病人的失眠,在《内科学》里面没有,在《金匮要略》里面也没有,而《内经》里面有这样一个理论。什么理论呢? 人体卫阳之气的循行,白天在体表,晚上入内脏。如果有病邪厥气啊,也就是病邪之气,客于五脏六腑,那么卫气就不能进入内脏。《内经》里面大量的记载啊,关于卫气的循行,它是有这样一个规律的:白天行于体表,晚上行于内脏,这叫"昼行于阳,夜行于阴"。如果内脏受了邪气的侵袭干扰,那么晚上这个卫气就不能进入内脏,于是内脏的阳气就虚弱。《灵枢·邪客》篇讲:"不能入于阴,阴虚,故目不瞑。" 注意这个"阴虚",阴是指内脏,阴虚是讲内脏的阳气虚,不是我们日常所讲的阴虚。内脏阳气不足,于是就出现失眠。这个理论给我们提出一个独到的东西,那就是卫气的循行跟睡眠是有关系的,卫气的循行正常,人的睡眠就正常,卫气的循行如果失常,那就可能出现失眠。《灵枢·大惑论》又讲:"病而不得卧者,何气使然……卫气不得入于阴……不得入于阴则阴气虚,故目不瞑矣。""不得卧",就是失眠。这是因为卫气不得入于阴,阴者内脏也,内脏阳气虚,于是就失眠。那么这两条原文讲的就是一个道理,卫阳如果不能进入内脏就会出现失眠。

　　这个病人家属在电话里面给我诉说病情以后,我马上给他答复,我说你这个失眠应该叫阳虚失眠。他说我们用了大量的热药啊,附子理中汤。我说不是这样的,这个阳虚是卫阳虚,哪个地方卫阳虚呢? 就是晚上卫阳不能进入五脏,五脏的阳气不足,就引起失眠。由于卫阳不足,所以就出现恶寒,并且她的恶寒是以胸腹部为主,内脏所居的部位啊,它不是在四肢,这不就印证了《内经》这个理论吗? 其实我当时就是用《内经》这个理论去考虑的,如果不这样考虑,她这个失眠的理论就想不通。病的名字就叫阳虚失眠,就是卫阳不能入于阴,造成内脏的阳气虚所出现的。我在电话里面就给了她讲了一个方,什么方呢?《灵枢·邪客》篇给我们一个方,半夏秫米汤。《灵枢·邪客》怎么讲呢? "饮以半夏汤一剂,阴阳已通,其卧立至",半夏秫米汤一吃啊,阴阳就通了,那阳气就能够到内脏去了,立刻就会睡觉。

　　那么说半夏秫米汤治疗卫阳不能入于阴的这种失眠显然是有效的。所以我的第一个处方,是半夏秫米汤,只有两味药,一味药法半夏,一味药秫米,秫米是什么? 糯小米。就用这两味药就能够把这个病人治好吗? 当然还不够,远远不够。还有第二个方,第二个方是什么方呢? 想到另外一个理论,《素问·生气通天论》有一个理论,叫"阴阳之要,阳秘乃固"。阴阳两者之间,阴阳要平调,平和协调,但是两者的平和协调的关键在于阳气的致密。前面我们已经提到过了,讲阴阳学说的时候,说了以阳气为主导的思想,人体的阴精一定要依赖于阳气的固护,才能够内守。阴精是如此,神气是不是如此呢? 同样是的。"阳气者,精则养神,柔则养筋",仍然是《素问·生气通天论》的话。人体的阳气能够养神,阳气充足就能够养神,人的精神就清爽,这是《内经》原文告诉我们的道理。现在这个病人就是失眠,严重的失眠,就是神不守舍啊。她还有明显的恶寒,就是因为阳气不足啊,这个信号已经告诉我们,她纯粹是因为阳虚不能守神所出现的失眠,那么就一定要温阳,温阳就可以养神啊,这是《内经》的理论。所以除了半夏秫米汤是针对卫阳不能入于阴的失眠以外,那我还得加强它的作用,就是直接温阳来安摄精神,这叫温阳摄神,也可以讲温阳安神。所以当时想到另外一个方,什么方呢? 就是张仲景的桂枝加龙骨牡蛎汤,就用了桂枝加龙骨牡蛎汤。

　　吃了半个月,给我打电话,他说这个药吃了很见效,怎么见效呀? 她现在那个睡的时间每个晚上都加了两个小时。我说安眠药还在吃吗? 还在吃,不敢丢。怕冷呢? 怕冷好像好一些了,没那么冷了。我说继续吃。1个月后病人的棉毯丢掉了,吃东西的温度比以前低了,不用那么烫嘴了。问我还吃不吃药? 我说还吃。还有什么方没有? 我说就这个方不动。当然我询问了一下口渴不渴,舌苔黄不黄? 脉大不大? 没有。那就接着吃。这个病人啊,就这个方用3个月以后基本好了,硬吃了3个月药,始终就是这个方。所以这就是一个三十年失眠并伴有腹部明显寒冷的这么一个特殊的病案,这是个典型的疑难病,第一病程三十年;第二她特别的恶寒。就用这个方治好了,这就是《内经》的十三方里面很少启用的方,半夏秫米汤。

九、四肢灼热麻木案

　　袁某,男,38岁,2005年6月就诊。患者自诉两个月前四肢感到发热,上肢自肩至肘乃至手指,下肢自股至胫乃至足底,肌肤感到灼热,宛如涂抹了辣椒水,其火辣之状昼夜不减,用体温表测量正常。兼四肢麻木,入夜麻木尤甚。但其胸腹及腰背等躯干部位并无灼热麻木感。诊见四肢皮肤不红不肿，肌肉略显松弛。询曰四肢疲乏无力，伴低热、口渴、尿黄、自汗、畏风。舌红苔薄黄，脉细数。

一个年轻小伙子，出现一个怪病，四肢灼热麻木。他说他的四肢发烧，手脚发烧，用体温表去测，不烧，人家去摸他的皮肤不烧。他怎么描述的呢？他说我的这个手和脚啊，就跟那个抹了辣椒水是一样的，火烧火燎的，就好像水烫了一样。但皮肤不红，一点都不红，整个四肢的皮肤都是正常的，只是肌肉比较松弛。一个三十几岁的小伙子，肌肉比较松弛，慢慢觉得四肢乏力、麻木。他最大的感觉就是发烧，我说你其他地方烧不烧？不烧，就局限手和腿，从腋窝一直到手，这个大腿根部然后往下走，典型的四肢发烧，就这么一个病。我们《内科学》上面没有这个病啊。临床上啊，有许许多多的病，不一定是古人有记载的。

是不是古人没看到呢？也不是。我琢磨另外一个道理，一个现象，天天搞临床的人，临床特别忙的人，他不一定有时间写书啊，我自己就是其中一个，我没时间去记录，这是一个因素。第二个因素，搞临床的尽管他是临床高手，不一定有文字功夫，他写不出来，这个情况也有吧？他不是文人，文笔并不好，那文笔好的他不一定会搞临床，是不是？这也是一个附带因素。第三个附带因素，他就是有记载写了书，书不一定出得来的，那古人出书谈何容易啊？不像我们现在有电脑有打字机，有复印机，有光盘，古人没有啊，必须一个字一个字写，写了还要木板字刻呀，刻了再去印刷。那比我们现在难度要大得多啊，他出得来不？出不来。像这样的一些因素都是要考虑的，因此从这个角度去认识问题，那么我们中医学很多大量的东西不一定都传下来了。为什么叶天士那么大一个聪明人，那么大一个临床家，没有写书呢？他写的书都是学生写的，带了一班学生平时跟聊天一样的，随便讲几句，学生记录，那个学生倒是蛮不错，记下来了，原话记下来了，然后又整理成一本书，都是一条一条地讲的，并没有系统化，为什么呢？因为叶天士特别特别忙，而且我估计这个叶天士的性格，可能不像我这么勤奋，他比较懒，那门诊一看完，那病人一看完，他玩去了。现在不是逼着我写，我也不想写。我看了七八十个病人，我睡觉了以后我只想休息呢，我经常讲这么好的天气啊，钓鱼是最好的。你不逼着我写我愿意写？我写它干嘛？古人不像我们现在，逼着这个老师写文章，一定要任务完成才能评职称，一定要写了书才能评职称，他没有这个玩意儿，他不需要这么干啊，是不是？

我们中医在历史上有很多的名家并没有流传后世，有很多真正的有本事的人，他并没有为我们所知，为什么呢？他没有文字记载，我们就不知道。从这个角度来看啊，有大量的病人，古人看到了他不一定记载下来。所以我们所接触的书上，有许多病是没有看到的。像我在临床上看到好多病，书上就没有。那书上没有，不一定古人就没看过，而是古人看了以后没有记录下来，没有传下来。我们在书本上看不到，那该怎么办呢？这就需要我们在临床上不断地加以解决。怎么解决？按照古人的理论原则，按照古人的思维方法，去分析去研究去解决，这才是真正的中医。绝不是说你看到过没有啊，有些人问这个病你看到过没有啊，我没看到，没看到你就治不下啦？我说你是个木匠这个盆子你做过没有？没做过。没做过做不出来啊？他不是这样的啊。因为中医是凭脑子凭思维的。像这个病，我们《内科学》上面就没有记载。在古代的医案里面，我也看了大量的医案，我还没有发现有这个阳虚失眠的典型案例，这是一个疑难症。这个四肢麻木灼热又是第二个疑难症，这是个特殊的病。这个病人的辨证，哪里有依据呢？有依据。《内经》有一个病，叫"肉烁"，这么一个特殊的病。"肉烁"是一个什么病呢？四肢发热，遇到风以后如炙如火，而且久而久之，四肢的肌肉消瘦，是因为阴虚阳热太甚，烧灼肌肉，它的病机就是这么一个病机。《素问·逆调论》讲得很清楚，"人有四肢热……阴气虚，阳气盛，四肢者阳也，两阳相得，而阴气虚少，少水不能灭盛火，而阳独治，独治者，不能生长也……逢风而如炙如火者，是人当肉烁也。"说这个人是因为阴虚阳热太甚，"四肢者，诸阳之本"，四肢是阳气之本，是阳气通达的部位，这个话怎么理解啊？你怎么理解四肢是阳气通达的部位？四肢者，诸阳之本也，四肢就是阳气之本，这话很好解释，但是为什么把它作为阳气之本呢？人的阳气难道就从四肢发生的吗？不是啊，是出自内脏啊。那为什么《内经》讲"四肢者，诸阳之本"呢？这是从经脉的角度讲的。我们讲经络学的时候提到过，手之三阴从脏走手，手之三阳从手走头，足之三阴，从足走腹，足之三阳，从头走足。手三阳，从手走到头，然后足三阳从头走到足，手和足是手足三阳经循行的主要部位，这不就是"四肢者，诸阳之本"吗？这个"诸阳"后面应该有一个"经"字，可是《内经》作者没有讲这个经字，所以我们后来理解的时候产生很多疑点，其实就是讲阳经经脉为之本，阳经的经脉循行在手和足。这个病人由于阴虚，阳热太盛，病情发生在四肢，这是为什么呢？就是因为病位在手三阳经、足三阳经。《内经》形容得很好啊，"四肢热……如炙如火"，这个病人讲手和腿上就像抹了辣椒水一样的,这个形容跟我们《内经》的形容不就是一个意思么? 这病就是"肉烁"。

那肉烁怎么治呢?《内经》里面没有方,这个要靠我们自己去想了。阴虚阳热太旺,旺在哪儿呢? 旺在四肢的三阳经,手足三阳经,出现的主症是四肢自觉有灼热感,加上肌肉痿软松弛麻木,如果继续发展就会出现萎缩。大家帮我想想该用什么方,针对他的阴虚阳热太旺,针对这个病机去开方。处方是当归六黄汤,为什么要用当归六黄汤? 这是阴虚盗汗吗? 没有盗汗。为什么要用呢? 因为它养阴清热,黄芪为主药,能益气,可以到四肢,还加了两味药,一味知母退蒸热,另外一味是防风,为什么呢? 因为这个病人有恶风的症状,而且《内经》里面讲"逢风而如炙如火",说明它还有一个外因"风"。这个病人始终用当归六黄汤加知母、防风进行治疗,大概半个月开了两次方就彻底好了。

十、脑后漏汗案

欧阳某,男,34 岁,2000 年 10 月就诊。患者自诉后脑部出汗,历时月余,汗漏不止。白日需时时用毛巾擦拭,夜卧时则须用毛巾裹于头后颈部。由于汗出颇多,每晚需更换毛巾数条。诊见患者脑后风府穴部位明显湿漉,不时渗出汗珠,宛如屋漏滴水之状。伴见畏冷,腰膝酸软,乏力。舌苔薄白,脉细。

这个病人找我看病还专门写了个介绍信,说是个怪病,找熊老师看看。他一来,我问他什么病啊,他把脑袋侧过来说您先看。我一看,他那个后脑勺风池风府穴那个部位,大概隔几秒钟,滴一滴水下来,又过了四五秒钟,又一滴水下来了。我看了个几分钟,他脑袋隔一会滴一滴水,隔一会滴一滴水。他脖子上有一条毛巾,他说你看,我说我看到了。我问其他地方漏不漏水,他说不漏。他还在大医院看过,我问医生怎么说啊,医生说要我把头发剃了看是不是这里有个洞。我的个天啊,就是有个洞也不会流水啊,是流血哪是水啊。后来他又找了个外科专家,弄个药贴在后面,结果没两分钟药就掉了,因为水将它浸湿了,后来又用绷带将其缠住,结果后面成了个水坨,行不通。这是个怪病。流水的部位一看就是风府穴,等会一滴,等会一滴,就像水龙头似的,晚上还要用毛巾围住脖子,换几条毛巾才行。我问还有什么症状吗? 他说怕冷,从后脑勺到背部都怕冷。这个患者是个三十几岁的小伙子,谁知道他怎么得的病啊。

我前天不是讲了经脉的重要嘛,看到这样的病后,首先第一反应就是这是什么病位。这就是临证的思维方法,一定要敏感,当时就得想这是什么部位,风府穴。风府穴是哪条经的穴位啊?是督脉的穴位。督脉的穴位除了风府还有很多,为什么就在风府穴这一块,其他地方不流啊?我问后背流不流啊?他说不流,就偏偏这个地方像水龙头似的滴水。风府穴是一个特殊的位置,什么位置呢?《素问·热论》有句话:"巨阳者,诸阳之属也,其脉连于风府,故为诸阳主气也。"太阳经,主持人体的表,所以是阳经的所主。为什么是阳经所主呢?因为太阳经和督脉相会,在什么地方相会呢?在风府穴这个地方相会。相会以后,它就接受来自督脉的阳气。督脉,我们知道是总督诸阳的。太阳经是主表的,在风府穴与督脉相会以后,接受来自督脉的阳气,于是它主持所有阳经的经气,"故为诸阳主气也"。这个地方是讲太阳经主持阳经经气的理论,但从一个侧面反映了太阳经与督脉在风府穴这样一个地方会合,就是说风府穴有它的特殊作用,它是太阳经和督脉经相会的交会点。两条铁路交会的一个交会点,这不是阳气交会的地方吗?一个是太阳经,一个是督脉经。现在这个地方出现毛病,意味着什么?要么是热证,要么是寒证。因为两阳经交会的地方,最容易出现热证啊,两阳交会的地方,也容易发生寒邪伤阳气啊,都会反映到这个部位。所以,当时考虑要么是热证,要么是寒证。所以就开始问,开始看舌,开始探脉。结果所有的表象,舌也好,脉也好,证也好,全部表现的是一个寒证。这个寒证绝不是由来已久的寒证,一定是突然受寒。我没有详细追究,但我估计这个小伙子是行房以后受了寒邪侵袭,为什么呢?因为《灵枢·邪气藏府病形》篇讲:"入房过度,汗出浴水则伤肾。"它伤阳气啊,最容易伤阳气。我没有去追究,但这个病确确实实就是一个伤阳气的病,它就反映在这两条阳经交会的部位出汗。你如果不懂得经脉学,不认识风府穴,又不懂风府穴为什么会出汗,不了解风府穴是两阳交会的地方,那么这个病是治不下来的。所以我一再强调,经络学很重要啊,中医一定要懂得经络学。你不用掌握它所有的循行部位,但是主要的循行部位你要掌握,主要的栈口要知道。

这个病人运用的是温阳摄汗法,就是刚才前面我已经提到过的,已经用到过一次的桂枝加龙骨牡蛎汤,一个完整的桂枝加龙骨牡蛎汤,什么药也没加。一个星期差不多好了,两个星期就彻底好了,再也没看到这个地方流汗了。这是个特殊病啊,当我们看到这个症状的时候,确实非常复杂,但是你只要把这个道理弄明白了,想明白了,选用了正确的方,自然这病迎刃而解。

但是你不明白的时候,就是难上加难,感觉特别困难。如果我今天没讲这个病,这个病摆在你面前,你会怎么想,你想想看,你能解决吗? 你怎么思考,怎么辨证? 所以我说读经典和不读经典是两回事,为什么我敢断言,没读经典的人是不可能成为一个真正的名医的。这个话是有道理的,因为你没法用理论去深化实践,没法用理论去指导实践,你的临床水平就永远提不高。你就会局限于头痛用川芎白芷,腹痛用厚朴广香,腰痛开杜仲牛膝,腿痛开续断木瓜,你习惯于这个的话,永远当不好一个中医。

十一、少腹刺痛积块案

龙某,女,53 岁,2004 年 5 月某医院会诊病例。患者少腹部刺痛、胀满,在地方医院经治月余,症状未减,送省级某医院治疗。行剖腹探查,发现下腹妇科附件部位有较大炎性包块,非恶性。主刀医师认为病情复杂,无法进行手术。乃改用药物治疗。经治半月,少腹部刺痛胀满有增无减,遂延请中医师会诊。诊见患者表情痛苦,呻吟不止,患部疼痛拒按,且腹壁绷急硬满。察其足胫不肿,体温正常,小便自利,大便稍干,约两日一行。舌苔薄白而腻,脉沉。

这个病人是广州一个大学老师的妈妈,他的母亲少腹刺痛、胀满,在当地医院治疗一个多月没好,送省级大医院治疗。经多方检查,不能确诊,于是剖腹检查,发现腹部的妇科附件部位有较大的炎性包块。注意,这个话是我个人笼统讲的,西医跟我讲的时候绝对是有板有眼,具体在哪个地方,说得很详细。但我一般不听,我只要知道大致位置就行了,好比它就在东塘这一块,但具体是哪一栋房子哪一户人家,我管它干嘛,我又不去给他开刀动手术,但西医是一定要知道的。西医给我讲的是腹腔妇科附件部位,不在肠子啊,了解这个就行了。如果是在肠子,那和妇科附件就是两码事了,那是内科病。如果在妇科附件那就是妇科病了。我要了解的是这个,我不需要去明确到底是在皮层、肌层还是哪一层。我们中医不是搞这个事情的。我记得有一个学生跟着我,有个病人长肿瘤,提着一袋子的片子,我在这里问这个病人症状的时候,那个学生拿着片子左照右照。我就有反感,你跟着我是学中医的,照什么片子,你又不给他开刀。学中医的你先把中医的这套本事学好。所以这句话我讲得很笼统,到底具体哪个位置长包块,我没必要讲得那么详细。我用中药处方的时候,绝不是这个方是治肠子上三寸的包块,那个方就是治肠子下三寸的包块,这个方是治卵巢,那个方就是治输卵管,没有这样的方。

西医打开她腹腔以后,发现这个炎性包块不能做手术,没有给她动刀,那怎么办呢?你请中医吧。点名要她来找我。我看的时候,病人肚子胀得很大很硬,鼓鼓的,痛得哼哼不止,满面痛苦之状,很凄惨的那种样子,所以这个病到了蛮危重的时候了。摸患者的腹壁,绷紧硬满。心里一想,这不是一个癌症,是一个很大的炎性包块,不能动手术,怎么办呢?得想办法。再一看,体温正常,小便自利,舌苔薄白而腻,脉沉,还稍微有点滑。这是一个阴证,不是阳证,这是第一点。第二,腹部硬满胀痛,显然是一个积聚。那我们就要针对这两个性质,第一消除积聚,第二要温阳散寒,才能达到止痛消肿的目的。积聚是硬满胀痛,有固定的肿块,固定的位置,疼痛很厉害,可以说疼痛剧烈如刺,那这是瘀血所致啊,那不就是寒气凝滞的瘀血吗?《灵枢·百病始生》讲:"肠外有寒,汁沫与血相抟,则并合凝聚不得散,而积成矣。"积聚的形成有三个因素,第一个是寒邪,第二个是痰饮,第三个是瘀血。而且《素问·举痛论》也讲:"寒气客于小肠膜原之间,络血之中,血泣不得注于大经,血气稽留不得行,故宿昔而成积矣。"这显然是寒气造成了瘀血凝滞而出现了积聚。因为寒邪瘀血导致的积聚我们怎么治疗呢?《素问·调经论》讲:"血气者,喜温而恶寒,寒则泣不能流,温则消而去之。"那肯定要用温法,要用温散的方法,因此想到的第一个方就是张仲景的桂枝茯苓丸,这不是正好合拍吗?一个有寒,二个有瘀,又有积块。看到这个病人疼得很厉害,我想还要加大止痛的力度。这个桂枝茯苓丸效果还是有点慢,必须加大它止痛的力度。所以我马上想到第二个方,《医宗金鉴》治疗血癥有一个血癥丸,又叫血竭散。《医宗金鉴》有句话:"血竭归芍蒲桂延",就是血竭、当归、赤芍、蒲黄、官桂、延胡索六味药。所以这个处方就是桂枝茯苓丸合血癥丸。

这个病人的家是衡阳的,儿子在广州一所大学工作,在长沙租房子住,吃这个处方吃了半个月。半个月以后,腹胀大减,疼痛基本控制。回衡阳去继续吃这个处方吃了两个月,彻底好了。始终就是这个方,两个月彻底好了。这就得到一条经验,《内经》里面讲的"肠外有寒,汁沫与血相抟"是我们治积聚不可忽略的一个重要的方面。所以我们治疗积块的病证,不要一味去破血,更不要一味去清热降火。当然病人有火是要降火,没有火去乱降火那是不对的。"血气者,喜温而恶寒,寒则泣不能流,温则消而去之",我们必须懂得这个道理。"寒气入经而稽迟",就会造成血脉滞塞而不行,这个道理我们不能忽视。如果违背了这样一个道理,你去治病往往就取不了很好的效果,甚至于还治不好。这个病例就给我们这样一个启示。

十二、右胁部皮下筋痛硬肿案

刘某,女,38 岁,2004 年 4 月就诊。诉起病时自觉右乳下缘至少腹部痉挛疼痛。数日之内,其疼痛之处迅速肿起,疼痛逐渐加剧,经治月余不愈。诊见患者右乳下直至右腹股沟肿起呈一条直线,凸出皮肤,约有筷子粗细,长约尺许,宛如一根铁条埋在皮下,坚硬不移,疼痛拒按,日夜不休,入夜尤甚。察痛处不红不热,皮色不变,并非痈肿。舌苔薄白,脉弦。

这个病人到我门诊来,我说"你什么病啊?"她就解衣服,把衣服一解开右边的乳房露出来了,说"我病在这儿"。什么病呢? 从右乳的下缘起肿了一条,笔直向下,有筷子那么粗,就好像在皮下埋了一根铁丝似的。我说"你疼不疼啊",她说"疼死个人",她老公在旁边说她痛得天天晚上哇哇大叫。我说"烧不烧"?"不烧。""你左边有没有?""没有。"就这么一个病,怪病吧? 这又是一个怪病。我说我摸一下看,我手还隔一寸远,她哇哇大叫,我说我还没碰你叫什么? 结果一摸很硬,一点都不发热,也不红,也不紫。她说我一开始只觉得这边痛,从小肚子起开始肿了一条,一直到乳房下面。舌苔薄白,脉弦。

这是什么部位呢? 一看就是厥阴肝经循行的主干线,这不就是经络学起作用了吗? 它从期门下去,这不是肝经是什么? 走乳下期门穴,穿少腹,正是厥阴肝经循行的主要部位,那这就是肝经循行部位出现的病证。什么病证呢? 瘀阻。什么东西瘀阻呢? 肿处不紫不黑,但是部位固定不移,而且刺痛,肿的地方硬胀,那不是血是什么? 只是血的瘀阻还没有到非常严重的程度,所以不紫不黑。现在还只能算是气血瘀阻,因为肝是主气机疏泄的。现在是气血瘀阻,如果再过半个月一个月,你想想看会是什么状况,绝对会出现黑色紫色。

这就要治肝,我们知道肝主气机疏泄,肝失疏泄,气机不利,进而就会导致血瘀。这不就是气血瘀阻形成的机制吗? 这个病人开始多半是与人怄气所致,她慢慢就造成气血瘀阻,瘀阻的部位就是在经脉。正因为有瘀血,所以昼轻夜甚,晚上疼得更厉害。这就是当时的分析。开的什么方呢? 开的王清任的血府逐瘀汤。大家想想为什么要用这个方? 这个方是两个方组成的,第一个方是四逆散。四逆散是张仲景《伤寒论》的方,张仲景本来用四逆散是治厥证的,我们后世取了个名字叫"气厥"。里面的四味药是干什么的呢? 柴芍枳草,是疏理肝气的。所以张景岳在张仲景四逆散的基础上,加了三味药：陈皮、香附、川芎，名曰柴胡疏肝散，干什么呢？治肝气犯胃的胃痛。由此我们就可以认识到四逆散的主要作用是疏理肝气。第二个方是桃红四物汤，这是活血祛瘀的。你看这个方是由两个方组成的，一以疏理肝气，一以活血祛瘀。它叫血府逐瘀，这个血府是指胸膈，如果没有四逆散怎么能到胸膈呢？里面还有两味药，一味桔梗，一味牛膝，升降气机。我开这个处方的时候就不用桔梗和牛膝，我只要疏理肝气，不要升降气机，"结者散之"啊，主要用它来疏散。但是我加了一味药，因为她疼得叫啊，所以给她加了一味止痛的延胡索。

　　这个病人吃了 10 剂药来了，把衣服解开一看，裤带以上的筋肿没了，全部消失了。我问她"还疼吧？""不疼了。"只是裤带下面的肿还没消。继续吃 10 剂。第二次来完全好了。好了以后又来了，我说不需要治疗了。她说我怕又发，又吃 10 剂药。实际上是 20 剂药吃好了，30 剂药没复发了。这个病人最近到我这来过，她说彻底好了。我的学生就问我熊老师这是什么病啊？我就取了个名字，叫肝经经脉瘀阻证，是我自己取的，书上没有。什么东西瘀阻啊？气血瘀阻。部位在哪啊？肝经经脉。

十三、四肢皮肤硬肿案

　　郭某，女，36 岁，2005 年 4 月就诊。患四肢皮肤硬肿，1 年不愈。经多家医院诊治，确诊为硬皮病。诊见一身皮肤粗糙，四肢皮肤硬肿明显，尤以手指及腕踝关节处僵硬肿起为甚，双手指及四肢关节屈伸不利，手足背部皮肤不能捏起，肤色略暗。询其肿胀处无灼热感，但肌肤触觉不灵敏，活动感觉明显困难，动则关节疼痛，伴足底酸痛，四肢无力。舌苔薄白，脉沉细。

　　这个病人就是一个硬皮病，我们知道硬皮病是最不好治的。这硬皮病还多，当然是在我的门诊上多，因为我的病人是来自全国各地。这个病人是我们湖南省的，是省直机关的一个职工。四肢皮肤硬肿，一身皮肤粗糙，双手指关节肿胀不能屈伸，四肢关节均屈伸不利。病已 1 年不愈，她已经不能工作了，三十多岁不能上班了。曾去多家医院诊治，结论都只有一个，硬皮病。查：四肢皮肤硬肿明显，尤其是手指、腕关节、踝关节，这些地方肿而僵硬。手背及足背的皮肤不能捏起，肿胀处没有灼热感，但皮肤色泽黯，且一身皮肤都粗糙，四肢肌肤触觉也不灵敏，活动明显感到困难，一动则关节疼痛，伴足底酸痛，四肢无力，舌苔薄白，脉沉细。《素问·痹论》里面讲："营卫之行涩，经络时疏,故不通,皮肤不营,故为不仁。"营卫的运行滞涩以后,经络的空虚,皮肤失去营养,可以出现不仁,不仁就是没感觉,慢慢失去感觉。《灵枢·水胀》有这么几句话,"肤胀者,寒气客于皮肤之间,然不坚",这个字,是一个鼓字加一个空字,这是一个会意字,也可以说是形声字。上面跟鼓一样的很硬,下面是空的。这就是然。皮很厚,这里讲的肤胀,跟硬皮病极其相似,但我们不能讲肤胀就是硬皮病,不能画等号。但是它跟我们现在所讲的硬皮病极其相似。然不坚,皮厚是由于寒邪客于皮肤所形成的。这个病为什么会出现寒邪客于皮肤,出现硬皮病?因为营卫运行滞涩,气血不足,营卫运行比较差,然后寒邪客于皮肤,造成硬皮病。这个机制在《内经》里面基本已经讲清楚了。《诸病源候论》里面有一种痹证,"皮肤顽厚",巢元方有这么一种记载,跟硬皮病也相似。所以我们治疗硬皮病就一定要益气血,通营卫,去寒邪。应该记住这么一句话,就是根据《内经》的论述。因此这个病人是怎么治疗的呢?是用的《金匮要略》方黄芪桂枝五物汤,"血痹阴阳俱微……外证身体不仁,如风痹状,黄芪桂枝五物汤主之。"好像前面还讲过一次治什么病,这里是用来治硬皮病。这个理论出于哪儿呢?出于《灵枢·邪气藏府病形》:"阴阳形气俱不足……而调以甘药也。"黄芪桂枝五物汤就属于甘药,它是一个补气通营卫的方,所以这个病人就是用的黄芪桂枝五物汤。

十四、一身筋膜挛急并痿软案

马某,女,37岁,2000年9月就诊。诉半年前生产后患全身阵发性痉挛,发作时四肢痉挛掣痛,僵直不能屈伸,甚则腹部肌肉痉挛并有拘紧感,但四肢并无抽搐震颤。每日数发,每次发作约半小时,有时长达一小时。间歇期则觉神疲乏力,四肢痿软,不能活动,甚则不能步行,只能卧床休息,若稍事活动则必引发痉挛。伴失眠、心悸、头晕,面色淡白少华。舌淡苔薄白,脉细弱。

这是湖南的一个大学老师。这个老师生小孩之后,出现的一个病。第一,不能动,全身瘫软无力。不能动到什么程度呢?在房子里面走路都不行,就更谈不上做事了。擦地板、弄饭吃、洗碗都不行,就是上厕所、洗脸、洗澡,都要慢吞吞的,瘫软到这个程度。第二就是抽筋,一动就抽筋,小动小抽,大动就大抽。生小孩之后,这个病搞了好长时间。停止工作,不能上班。只能卧床,不能动。所有的细微表现就是短气、乏力、懒言。最难受的就是抽筋,其次就是瘫软。因为瘫软就不能动,因为抽筋就更不能动。就是这两个症状，一个瘫软，一个抽筋。面色淡白无华，舌淡苔薄白，脉细而弱，一看就是一个虚证。表面上看是虚证，看舌是虚证，看脉更是一个虚证。虚在哪儿？肝主筋，"肝主身之筋膜"，"筋膜干则筋急而挛"《素问·痿论》。这不就是筋膜干，为什么筋膜干，因为肝血不足。这个病人还不仅仅是肝血不足，她还有气虚。我们知道中医有一个理论，补血要先补气啊，这不正好符合逻辑吗？这个病人是气虚不足，而典型的主症除了气虚以外，更重要的是肝血不足，不能养筋，造成筋膜挛急。所以这个病人关键是要养肝血，养肝血就可以柔筋，柔筋就可以止挛。是不是？那怎么养肝血呢？除了治肝养血之外，还必须加以补气。这就很明白了，所以我们治病啊，你一旦辨证分析很明白很清楚了，效果好是必然的。在开处方的时候，你就已经有几分把握了。问题就在于我们在辨证的时候，在选方的时候，你一定要搞准。这个病人该用什么方？补肝汤，补血养筋，再加参芪，就是参芪补肝汤。这个病人两个月好了，上班去了。这就是一个典型的大虚脱证。

十五、腰痛吐水案

丁某，男，25岁，1978年秋就诊。1978年深秋，患者突发腰痛，痛引背腹，呼叫不绝。病经四日，曾以闪挫性腰痛诊治，服药针刺均未取效。诊见面色淡白，四肢欠温，腰痛拒按，不能俯仰，动则痛剧，伴背腹胀满，腹中辘辘有声，口中频吐清水。询其未曾闪挫。舌苔白滑，脉沉弦。

这个病人我看得早，在农村里看的。因为这个病人特殊，病证特殊，最容易误治。而且在我们《内科学》上，没有记载这个病，所以我把这个病案举出来。这个病人是一个建筑工人，砌墙的，农村里叫做泥瓦匠，专门修房子的。突然发作腰痛，疼到什么程度呢？呼叫不绝，痛引背腹，非常厉害。病经四日，所有的医生都讲这是闪挫伤，扭伤了。他没有摔伤。曾用针刺没有功效。我去看这个病人的时候，就有两个特点：第一疼得哇哇叫！这是他本来的病。除了这个主症之外还有两个特点：一个特点是肚子里咕噜咕噜叫。另一个特点是频频呕水，一会儿呕水，一会儿又呕水。"哎呀，我就是呕水啊"，他不说我还没想到，看那个样子，不像是闪挫腰痛，突然发作的啊，疼得喊啊叫啊，我说你到底扭伤过没有，他说没有啊。我说你是不是在砌墙的时候发作的？他说是下来了以后发作的。你是不是在墙上扭伤了？没有啊！没有扭伤的因素，没有瘀血的证候，特点是呕水，频频呕水，这不是一个水饮证吗？所以这个病人啊,我们确定是水饮腰痛。我们《内科学》里面没有啊,可是在《内经》里面,在《金匮要略》里面就有这样的记载。《灵枢·胀论》里面讲:"肾胀者,腹满引背,央央然腰髀痛。"只是这个"央央然腰髀痛"不是急性发作,是慢性的,但是让我们知道了水饮可以导致腰痛。《金匮要略》里面讲:"肾水者,其腹大,脐肿腰痛,不得溺。"这就是依据,这就说明了水饮可以导致腰痛。张子和禹功散就是专门治水饮腰痛的,所以我当时第一个方就是禹功散,禹功,大禹是治水的,这个名字取得好啊。禹功散就是两味药,一味丑牛,一味小茴香,丑牛是逐水的,而且是峻猛的药。又因为他频频呕水,频频呕水张仲景称之为水逆,"渴欲饮水,水入即吐者,名曰水逆,五苓散主之。"这不《伤寒论》的原文吗?所以我经常讲,我们要背一点经典原文,你一背了之后,你看病时那个词就直接给你出来了,它的反应蛮快,当然你脑子反应要快一点。这不是水逆吗,呕水呕水,那这个水逆你用什么方呢?一个禹功散,一个五苓散,两个方一合,五剂药就好了。就这样水饮腰痛的病人啊,我治了不下于十个,因为第一个治好之后就有了经验,凡是腰痛吐水的就用这个方。你只要有水饮的征象伴呕水,就应当辨证为水饮,所以,这虽然不讲是我的长处,但是我发现了,确有水饮腰痛。在临床上确有这么一个病,在理论上《内经》有依据,但是我们后世医家,没有这样的记载,水饮腰痛。

十六、久泻并脱发案

周某,男,37岁,门诊病例。诉患慢性泄泻10年,一年四季无有间断,少则日泻3~4次,多则日泻7~8次,伴轻度腹满,纳差。若饮食稍有不慎,或稍事劳累,则泄泻加重,并感肠鸣腹痛。由于长期泄泻,体质逐渐衰弱,精神疲乏,四肢无力,形体羸瘦。近半年来,头发逐渐脱落,数月之内头发基本脱光,眉毛全部脱落。诊见面色淡白无华,形体瘦弱,声低息短,头发稀疏,眉毛全脱,形如衰弱老者状。舌淡苔薄白,脉沉细。

病人是浏阳一个银行的行长,37岁。到我们这儿来看病,我以为他五十多岁,弯腰驼背,走路不是走进来的,是拖进来的,一步一步挪进来的。说句话,我问了他三遍,他还没有反应。最后才搞明白,他是有气无力,声音低微。还没讲一句话啊,中间就要出三次粗气。一句话讲不下去,成这个样子。绝对是五十多岁,精神跟我不敢比,我做事精神好得很。我上门诊是一样,上课也是一样。这个人的精神,一看绝对是五十多岁。我说你什么病啊，他告诉我拉肚子，我问他拉了好久，他说拉了十几年，我问他一天拉几次，他说多的拉八次，少的拉五次，问他拉什么东西，回答吃什么拉什么。吃什么拉什么，这个我们中医称为飧泄，就是水谷不化的泄泻。他突然说我不是找你治拉肚子的，我问他那你找我治什么啊，你拉肚子拉了十多年，不找我治拉肚子那治什么？他说你看我眉毛没有了，确实是眉毛一根都没有了，他把帽子一揭，头上没几根头发。他说我就是要治这个问题。我说你下面在拉，我给你治头发怎么治？那菜园里种菜，草坪上长草，我们浇点肥料，一浇下面都漏了，肥料都漏掉了。天上下点雨在草坪里，水都漏了，草怎么长得起来？他听后好笑。我说就是这个道理，你菜园里种菜，浇点肥料，下面肥料都漏了，菜怎么长得起来？你现在让我给你治头发，就是你上面要长草，但是你下面没有肥料，还在拉，你说怎么长？肯定要先把下面堵住。只有下面不漏了，肥料才能上来啊，你上面才能长草啊，就是这个道理！我就跟他讲半开玩笑半认真的话，他接受我这个理论了。我说先要治拉肚子。这个拉肚子大家想想怎么治？第一拉了十多年；第二他是一个银行的行长。我们当医生啊，一定要懂得社会人情。因为他当了银行的行长，绝对是北京、上海、南京、广州都去了。一大堆检验的化验单、处方，都在这儿叫我看。我说我不看人家的处方。不用想，绝对是健脾的、止泻的、温阳的都有，消炎的更不用说，吃了一箩筐。什么杀菌啊消炎啊，比我还内行得多。那么这个病到底要怎么治疗呢？中医有理论的。《素问·阴阳应象大论》讲："清气在下，则生飧泄。"这是一个理论。《素问·脉要精微论》讲："久风为飧泄。"这是第二个理论。"清气在下"就是脾不升清。脾不升清，不等于单纯的脾虚。清气不能上升，出现顽固不化的泄泻。当然脾虚可以造成飧泄，阳虚也可以造成飧泄。但是它还有一个清气不能升造成的飧泄。我相信前面的医师他们已健脾。"久风为飧泄"，风邪伤人太久也可以出现飧泄。为什么？"风气通于肝"，风邪太盛，则克脾土，所以出现飧泄。这两条都是《内经》的理论，正好是大家没有想到的理论。这个病前面都没治好，我当然要想得周全一点啊。前面都已经搞过了的，你还去搞什么，那不白搞了。想到这两个理论，再看看他的症状。所有的症状都表现出一派气虚下陷的特点。大家想想这个症状，一派气虚下陷的特点。一定要升清兼祛风。基于这么一种考虑就选用了升阳益胃汤。升阳益胃汤里有一味佐药黄连，这个病人合适吗？不合适。为什么呢？这个人有阳虚的征象，拉肚子拉了有十多年，所以去掉黄连，反其道而行之，加以干姜。这个病人用的方就是升阳益胃汤去黄连加干姜。

1个月以后好了,他说我可以开始治脱发了吗? 我说不行,还得治拉肚子,他说我不拉了啊,我说你是不拉了,但得巩固啊。再服1个月,一共两个月,他就不会再拉了。然后我说你再服丸药,让你长头发,第二次就是丸药,参苓白术散加鹿茸,大家想为什么开这个方啊? 为什么还要开参苓白术散呢? 因为这个病人是由脾虚而导致肾虚,这是由脾损及肾啊。张景岳的《景岳全书》有一句话:"或先伤其气,气伤必及于精;或先伤其精,精伤必及于气。"这个话说得非常有道理。虚损病有的先伤气,有的先伤精,伤气的往往影响到精,伤精的往往影响到气。这个病人长期拉肚子,是先伤到了气,为气损,久而久之伤到精,伤到哪个精呢? 伤到肾精,导致脱发。这样脱发的原因清楚了,那么我治这个病的时候,还是首先要补气,补哪个气呢,补脾气,然后补肾,所以就用了参苓白术散加鹿茸,开了1剂丸药,吃3个月。病人3个月后来了,一进来,我在看病,他在外面,问你们认不认识我? 我们都说不认识,但是有些面熟。为什么不认识了? 第一他腰直了,背也直了;第二他面色好了;第三,眉毛、头发全长出来了,不戴帽子了,满脑袋的头发,看上去只有三十多岁。原来怎么看都有五十多岁,一个弱老头。这个病彻底好了。这就是由脾及肾的一个典型病案。

十七、忍小便则手掌心胀痛案

郑某,女,68岁,2006年5月就诊。诉小便较频,尿色不黄,有尿必解,若稍忍不解,则立觉双手掌心至手腕相连处胀痛,若小解则胀痛随之消失。故只能频频如厕,昼夜如此。病已一月有余,诊断不明,治疗无效。察其双手并无红肿灼热。舌淡紫,苔薄白,脉细。

这又是一个特殊的病。病人是两个手掌心胀痛,在胀痛的过程中,她突然发现,在厕所里把小便一解,不疼了。过那么个把小时又疼,她又到厕所小便一解,不疼了。她如果忍尿,越忍就越疼,就得这么一个病。就到医院去检查,首先检查的是两个手掌,不红,不肿。照片,没问题,没有骨质增生,也没有什么。因为与小便有关,就检查小便,小便没炎症,没有细菌,没有蛋白尿,没有隐血。又做膀胱镜检,也没有问题。结论就出来了,神经官能症。而且医生跟她讲,你没病,你是自己精神紧张。她说没有啊,不是紧张啊,稍微小便解慢一点,就胀痛得受不了,小便一解,没事了,就这么一个病。这个女的是长沙的,在门诊上看病的时候就把这个情况跟我一五一十地讲清楚。这真是个怪病啊,手掌心胀疼,与小便直接相关,不是怪病吗?我也看她的手掌,一不红,二不肿,三没变色,手掌完全是正常的。什么时候疼呢,解小便慢一点就疼。大家想,这是什么病啊?这我们的书上没有啊。

我想碰到这样的问题我们就要把道理想明白。首先手掌心,部位与谁相关?手少阴心经和手厥阴心包经。这两条经脉的终止部位都到手掌,一个神门,一个劳宫,由这两条经脉所主。这是首先想到的。碰到这样的病啊,我们就要动脑筋分析。西医的仪器检查发现不了问题,那就说明,这绝对不是一个局部器质性的问题。既然不是局部器质性的改变,那么我们只能动脑筋分析,怎么分析呢?这其实就是一个临证思维方法问题。首先这个部位由谁所主,这是第一点。第二点,为什么与小便相关,这是这个病的特点。小便谁所主呢?膀胱所主,膀胱谁所主呢?肾所主。肾者水也,心者火也,两者什么关系呢?水气凌心,水可以克制火,水气就可以凌心。但是我们以前所认识的水气凌心是指水气太盛,凌侮心脏那个部位,出现心悸、胸闷、气短,甚至头晕,那个真武汤证不正是一个水气凌心证吗?"太阳病发汗……心下悸,头眩,身动,振振欲擗地者,真武汤主之。"那不就是一个水气凌心证吗?苓桂术甘汤证不也就是一个水气凌心证吗,但是这个水气凌心证的症状和我们以前讲的水气凌心证不是一回事,为什么呢?这个病人一无心悸,二无头眩,三无胸闷,四无气短,她是手掌心胀痛。但是我们分析道理的时候,就应该这么分析,这就是一个逻辑推理问题,你必须有理有据,要有依据分析,不能凭空乱想。为什么掌心痛与小便相关?小便由谁所主?肾啊,肾跟心是什么关系呢?水与火的关系。这就是思维方法。想到这,你再进一步分析一下,这个证没有直接在心脏所居的部位发生症状,没有直接影响心脏自身的功能,而是在心和心包经所过的部位,而且是终止点这个部位发病,那不还是水气凌心吗?凌到心以后没有影响到心脏所居的部位,而是影响了心的经脉终止的部位。这就是逻辑推理,中医看病是要靠逻辑推理。我们分析要凭依据,要用中医的理论去分析。然后再看,证是热还是寒。这个病人怎么也找不出一个热象。再联系我们的经文,如果你《内经》读得很熟,马上就能想到,"心手少阴之脉……所生病者……掌中热痛"(《灵枢·经脉》)。这里有个"热"字,因为心属火脏,所以会有"掌中热痛"。可这个病人没有热象,就说明她没有火热。这个病人只有掌中痛,为什么掌中痛呢?就是心手少阴经脉的病啊,这就与古人的经典原文吻合了,经文里面有这样的记载。这就证实了她是个心手少阴经脉的病证,而且是由水气影响的,因此她只有掌中痛,没有热痛。

这个道理想明白了,就可以开处方了。开什么处方? 开五苓散,为什么用五苓散呢? 化气利水,解决膀胱的水啊,不让它水气凌心。而且五苓散里面有桂枝,可以通心阳,这不就很吻合了吗? 但是,能不能到心手少阴经脉这个地方通络止痛呢? 这是影响经络而发生的疼痛啊,我考虑五苓散还缺乏这个功能。当然我估计吃了五苓散,等这个水气完全化解以后,这儿也会不痛了,但是要想求速效,还要加上通心络的药,到这个部位止痛。所以当时开处方的时候,我就想应该在五苓散里面加点药,加什么药呢? 通心络,止疼痛,应该有这样的药。偶尔想到一味药,丹参,这不是通心脉止疼痛吗? 于是就大剂量地加入了一味丹参 30g,把丹参作为君药,因为丹参分量特别重啊,然后用五苓散,就开这么一个处方。十剂药就不痛了,好得很快。

这是一个怪病,可以说是一个很怪的病。但是,理论想明白了,道理想通了,方用准了,就迎刃而解,一下子就解决了。如果不想到这个道理,大家回过头来想想,这个问题能不能解决好? 我想解决不了。所以遇到这样的病人啊,不仅仅是我们要用中医经典的理论去指导临床,更重要的是我们临床辨证一定要有一个思维方法,这个方法一定要有理有据,不要瞎想,更不要乱猜,这就是中医治病的规矩。

十八、老妇咳喘遗尿案

冯某,女,年八旬。诉 1991 年冬患咳嗽气喘,数月不愈,不能平卧,咳吐稀白痰涎,觉其味颇咸。小便频数清长,咳时总有小便遗出,以塑料布铺于床上。伴畏寒肢冷,两足浮肿,腰背酸痛。舌淡苔白,脉沉细。

这个病人是我们学校的一个教职工家属,现在可能不在了,当时我看的时候她是 80 多岁,而且是上课的时候看的。我在教室讲课,她的孙媳妇就守在门外,一直等到我下课。她说她奶奶病了,请我去看病。说咳了一个多月,咳嗽、气喘,不能平卧,更重要的问题就是床上铺一块塑料布,几十条毛巾轮流换。她那个孙子和孙媳妇特别孝顺,每天就照顾她。她一咳,尿就撒出来了,马上就给她换条毛巾。一天咳十几顿就要换十几条毛巾,一天咳几十次就要换几十条毛巾。就住在我们学校的宿舍里。八十几岁的老太太,得了这么一个病,而且还有一点浮肿,畏冷,舌淡,苔白,脉沉细。

这个病人咳喘并作,遗尿明显,一咳就遗尿。这两个问题都要解决,第一咳嗽气喘,第二遗尿。大家想这个病应该怎么治?《素问·咳论》讲:"膀胱咳状,咳而遗溺。""肾咳之状,咳则腰背相引而痛,甚则咳涎。"这两者的特点都具备,腰背疼痛,浮肿,咳吐稀白痰涎,咳而遗尿,这就很典型,所以它既符合肾咳也符合膀胱咳。肾与膀胱相表里,一条线上的问题,什么问题呢? 这就是一个阳虚水饮的咳喘病。由于阳虚气化功能失职,我们也可以讲肾气失固,失去了固摄,所以遗尿。由于阳虚水饮上犯,所以咳嗽气喘。这个病机不是很清楚了吗? 但是要取名字呢,按照《内经》的讲法,就应该是肾与膀胱俱咳。大家想想用什么方呢? 要温阳、要化饮是没错的,还要止咳,要平喘,温阳化饮、止咳平喘还要止小便。用的苓甘五味姜辛半夏杏仁汤,这个方名其实把药全讲出来了。但这个方只能止咳平喘,不能治遗尿啊,所以必须合另外一个方,缩泉丸。当时就开这个方,就是苓甘五味姜辛半夏杏仁汤合缩泉丸。当时七八个学生跟着我一起去看那个老太太,因为正是课间休息的时候,大家一哄而上,七八个。这个处方吃了一个星期,咳喘大平,遗尿明显减轻。吃第二个星期,咳喘基本上就好了,老太太就出来散步了,到外面院子里散步了,就不遗尿了。也就是说这个病两个星期就拿下来了。两个星期以后该用什么方呢? 就要巩固了,肯定要温肾阳进一步化饮,所以后期就是金匮肾气丸加五味子。这就是一个典型的肾咳和膀胱咳病案。

十九、肺癌放疗后双腿频频蹬动案

王某,男,41 岁,2009 年 3 月就诊。其家人诉曰:患者春节后于医院检查确诊为肺癌,遂进行放疗。放疗数日后,患者突然出现双腿频频蹬动,时而双脚互搓,时而双足拍打地板,昼夜不停,睡觉亦在床上不停蹬打,直至入睡。放疗被迫停止。诊时见患者双腿不停蹬打地板,拍击有声,自诉其双腿不酸不麻不痛,感口渴,无咳嗽、吐血、胸痛等症。察其头颈汗出不止,头上热气腾腾,且行走摇晃。舌苔薄白,脉弦细而数。

这也是一个特殊病。病人的叔父是我朋友,给我打电话,说他侄子得了一个怪病,要我去看看,我就到他家里去了。什么病呢? 他侄子在农村当支部书记,过年时候喝酒,一餐喝 500g,连续喝几天,一天喝醉了,睡了 24 小时没动。家里人慌了,把他抬到当地的人民医院。当地人民医院一检查,居然发现他肺里面有肿块,马上就送到医院。医院确诊为肺癌,而且讲这个肺癌长在一个特殊的地方,只能放疗。当时医院的主治医师就在旁边,请我去的时候他就在那儿坐,目的就是要他给我介绍病情。因为这个部位非常特殊,就做放疗。放疗做了几次,就出现一个很怪的情况,两条腿不停地拍打。我去的时候病人就在那儿坐,两条腿不停地乱拍乱打。我问他双腿的感觉,他说两条腿既不酸胀,又不麻痒疼痛。我问:"你头昏不昏?""不昏",我说,"你走几步路看看",一走就摇摇晃晃,就是《内经》讲的"行则振掉"。我问:"你晚上睡觉呢?"他婶婶在旁边,说他晚上在床上两脚也不停乱蹬,蹬累了就睡着了,半个月把被子蹬坏三床。我就注意观察他,他的脑袋冒大汗。我说,"你把衣服解开让我看看",看到他脖子以上全是汗,脖子以下没有,是热气腾腾地冒大汗。我说:"你口渴不渴?""有点渴"。看舌苔并不怎么黄,脉弦细数。这就是他的症状表现,再没有其他任何特点。

当医生啊,我有一种特殊兴趣,越怪的病我越感兴趣,越是很怪的病我越想把他治好。我有这个兴趣,因为治好一个怪病,我有一种成就感。不光有成就感,还得到了一份经验,这是更重要的。怪病让我动脑子,不动脑子的病觉得没什么难度,就是这种动脑子的病让人兴奋。我就喜欢跟那些怪里怪气的病打交道,听到怪病我的劲就来了。大家想这个病你怎么治? 我当时没很大把握,跟他叔叔这么讲,你吃完后看下效果,如果没好,我再另外想办法,如果只要症状稍微减轻,我就有把握了。

怎么考虑的呢? 这是一个"动"证,不自主地动。"风以动之"(《素问·五运行大论》)、"风胜则动"(《素问·阴阳应象大论》),首先考虑就是风。《素问·至真要大论》里面清清楚楚告诉我们:"诸风掉眩,皆属于肝。"是肝风,绝对不是外风。他有一个很典型的兼症,就是满头出汗冒热气,这是肝阳上亢的表现,尽管没有头晕,但是他走路摇摇晃晃的。那为什么是下肢动,而上肢不动? 这就看他发病的部位,有的在上面,有的在下面。下面难道跟肝风就没有关系吗? 厥阴肝经是从下肢向上走的,从大敦到期门。这个道理想明白了,就治肝风。用的是镇肝熄风汤。

我就开的镇肝熄风汤,去掉了里面的茵陈蒿,加了一味西牛黄,止痉的。第九天给我打电话来,说治好了,腿再不乱蹬了,要感谢我。据他家里人讲从第七剂药的时候就发挥药效了,腿就不蹬了。他问还要不要吃药,我说先把放疗做一做再看情况。

治这个病得出一条经验,西医在疾病治疗过程中会出现一些复杂的症状,我们中医是可以帮上忙的,这就是中西医可以结合的地方。你如果确实能治好病,能解决问题,那西医怎么会不尊重你,怎么会不相信你? 他虽然口头上说中医不行,那是他表面上的话,他实际上是相信你的。他搞不好了,就说去找哪个哪个中医。现在有些西医,每次坐门诊,都给我送病人,多则五个,少则三个,全部都是治不好的绝症。我都愿意接受,因为每一个病人都是很重要的,治好一个就是一个,治好一个真的很不容易。他们现在是我的常客,每次都是亲自送过来,都是危重病人。经常有人说西医不相信中医,我说两个原因,第一西医不了解中医,第二说这样话的西医只有那水平,那是无知的人。如果有中医讲西医的坏话,同样只能说我们自己无知,治好了几个病人,就胡乱鼓吹,也只能说明自己无知,自己没入门,就不要讲人家的坏话。

二十、全身疱疹脱皮案

管某,女,50 岁,2008 年 9 月就诊。诉两个月前发热、身痒,在当地医院使用西药治疗。数日后遍身发红疹,起疱、流脓,痛痒不止。旬日间,发展到全身起疱疹,并开始脱皮。遂至省级某医院就诊,诊断为剥脱性皮炎重症,并通知病危。就诊时患者卧于担架上不能活动,四肢、胸腹、颈背部皮肤大面积剥脱,剥脱处可见肉红如血。患者自觉一身灼热疼痛,呻吟不已。伴发热口渴,咳血齿衄,大便干结。舌红赤无苔,舌面干燥无津,脉数。

这也是个从西医医院送过来的危重病人,好了以后今年还到我这来过。她是两个月前发烧,一身痒,在当地医院用药后全身发红疹,间夹疱疹脓疮,痛痒交作,而且发烧。没有几天全身发疱疹,并开始脱皮。立即送当地医院,医院就下了诊断,剥脱性皮炎,而且是重症,下了病危通知。她全身脱皮,我看到的地方,大腿以下,腰以上,我全看了。她躺在担架上,不能动,我稍微触碰一下就疼痛,我想触诊一下都不行。全身上下尤其是四肢基本没什么皮,脸上还有几块皮,胸部还有几个地方没脱完,看到以后真的是惨不忍睹。脱皮以后,全身是红的,血肉模糊,当时看了之后忍不住要流眼泪。当时我没有一点把握,有没有办法不知道。先来看看这病人的特点:身热、口干、便秘、咳血、吐衄,这是兼症,有明显出血的证候,舌上红赤无苔,干燥无津,很干,赤红色的舌,脉数,这意味着热毒已经深入营血,津液已经大伤,显然是典型的热毒伤阴。这时候去治疱疹,肯定不行,应该急救阴液,急减热毒，保命要紧。所以当时我没有想到给她治皮肤病，而是想到救阴，怎么救呢？第一清血分热毒，第二急救阴液，不然的话病人马上就要死亡。这就离不开温病学。当时我根本没有去考虑怎样让她长皮，为什么呢？因为根据她舌、脉的特点，按道理应该是细数的脉，但当时脉还不细，就只是个数脉，我想她的皮肤病很可能与血分热毒有关系。我们想想《内经》的理论："诸痛痒疮，皆属于心"（《素问·至真要大论》），心火是肯定的，"肺主身之皮毛……肺热叶焦，则皮毛虚弱急薄"（《素问·痿论》），肺热也是有的。这不就是热伤心肺吗？肺津不足，所以出现口干，热入血分则有明显的衄血。其基本的病机就是热毒入血分，热伤阴液。基于这样的病机，我用了两个方，第一个方是吴鞠通的增液汤，第二个方就是犀角地黄汤。

这个病人因为离长沙很远，家属要求我开了1个月的方。1个月以后这个病人来了，不是抬进来的，是走进来的。一进来我就认出她来，我说把衣服解开看看。我一看，全身都长皮了，全身都是黑皮黑痂，还有一些小疹子。这就好办了，命保住了，后期工程就好办了。后期仍然是清热、凉血、解毒的方药，这个病就解决了。这是一个典型的外科皮肤病案。

二十一、肿胀重症案

罗某，男，36岁，2004年4月就诊。患者身发水肿，腹痛腹胀，大便溏泄。经某省级医院检查，确诊为克罗恩病。病经1个月，水肿腹胀愈甚，医院通知病危。就诊时患者躺于担架上，不能坐起，一身肿胀，头面、四肢尤甚，皮肤发亮，按之凹而不起，腹部胀大，肚脐突出，阴茎阴囊尽肿，阴囊肿大如球。伴腹痛，大便溏泄，日4~6次，畏寒肢冷，气喘，口不渴。舌淡苔白，脉沉细而迟。

这又是一个危重病人，用担架从西医医院抬过来，也是下了病危通知。什么病呢？肿病，肿到什么程度呢？通身肿胀，肚子像鼓一样，特别是腿上，肿得皮肤发亮。还有两个症状，肚脐凸出来了，阴囊肿大如球，比排球小不了多少，那就是说肿到已经不能再肿的程度了。这是第一。第二就是气促，呼吸困难。第三就是大便溏泄并且有腹痛。当时西医医院已经不治了，要他们抬回去。有人出主意说抬到熊老师那里去。我说西医医院有没有下诊断呀，诊断是克罗恩病，这病我不清楚。我只能按中医的理论分析，病人四肢厥冷，舌淡苔白，脉沉细而迟，典型的阳虚。我们中医讲水肿病，无非涉及三个脏,肺、肾、脾。张景岳说:"水,其本在肾,其标在肺,其制在脾。"我们《内科学》也一贯引用了这个理论。这个理论出自《内经》。

现在这个病人阳虚,哪个脏的阳虚呢? 主要是脾肾两脏。以哪一脏的虚为主呢? 腹胀、大便溏是脾虚,阴囊肿大如球是肾虚。这个时候一定要温阳利水。用的是真武汤,这是最合适的方,既治脾又治肾。另外一方面病人水肿特别严重,要利水,所以又用了五苓散。这个病人就是真武汤合五苓散,治好了。

二十二、咳喘并发昏厥案

林某,男,58 岁,2005 年 11 月就诊。患咳嗽气喘 10 年,反复发作。近 1 年来,症状明显加重,伴胸闷,咳吐大量痰涎,咳喘较甚时则发昏厥,不省人事。每日一发,甚则日发数次,每次持续约数分钟。询其家属曰昏厥时并无四肢抽搐,但口吐白沫。自诉口中多痰涎,时觉咽痒,口苦不甚渴,伴两侧头痛,头晕。舌苔厚腻而黄,脉滑数。

这个病人是广东省来的。患咳嗽气喘 10 年,反复发作,是一个老病患。近 1 年来咳嗽气喘明显加重,并且出现胸闷,咳嗽的时候痰涎甚多。最近 1 年多以来,咳嗽厉害的时候就昏倒了,倒在地上不动,不省人事。几乎每天一次,严重的时候一天几次。开始把家人吓得要死,后来他天天这样倒也就无所谓了。每次大概几分钟,然后给他灌点开水,他又醒了,每次都这样子。像这样昏倒的病,我们首先考虑的,一个是癫痫,一个是厥证,一个是中风。因为患者在昏倒以后没有半身不遂、口眼歪斜,肯定不是中风。而且天天这样昏倒,哪里会是中风。首先就推断不是中风。他不发热,所以不是温病,又没有完全昏迷不醒,所以也不是邪陷心包。如果是癫痫,会伴有抽搐。这个病人不抽搐,他的这种昏倒与咳嗽直接相关,显然是一个厥证。所以中医在辨证诊断的时候啊,要善于鉴别。我们的问诊,不是一顿乱问,是有针对性、有目的性地问。比如这个病人,他说自己咳嗽、气喘,有十多年了,而且一咳得厉害就昏倒。那我要问的是你昏倒以后抽不抽筋? 我为什么要问这个话呢? 就是要排除癫痫。这就是有针对、有目的地问。那我第二要问什么? 你咳嗽的时候痰涎多不多? 为什么呢? 因为这是咳嗽引起的昏倒,首先要考虑的是痰厥,对不对? 你心中要有数。你如果没有扎实的理论功底,你想不到这么多,就只能乱问。因为你没有抓住要害,不能有目的、有针对性地问,不是为了解决某一个方面的问题去问,对自己辨证诊断起不到多少作用。尤其是那些涉及辨别寒热虚实,辨别病变部位,你在模棱两可之间一定要问清楚。那这个时候的问肯定和平时的问不一样,你是有目的有针对性地问,这就起作用。所以这个病人要搞清的就是,昏倒以后是否抽搐,是否口里有叫声,没有那就排除了他是癫痫。痰涎很多,这是个厥证。什么厥? 痰厥证。这个病人口中多痰涎,而且咽痒口苦,两侧还兼有头痛头晕,尤其舌苔,厚腻而黄。我们先看这个舌苔,这意味着什么? 这个舌苔给我们反映了一个什么样的问题啊? 痰热内阻,是不是? 这是一个痰热内阻的病症,那这个痰热阻塞胸膈以后,它可以影响心神,出现昏倒。正因为阻塞了胸肺,所以出现咳嗽气喘。以此分析,这个病根就抓住了,是因为痰热阻塞胸膈,进而影响神志,不就发厥吗?《内经》里面恰恰就有这样的话,"厥,或令人腹满,或令人暴不知人","邪气逆,逆则阳气乱,阳气乱则不知人也"(《素问·厥论》)。邪气逆乱就出现厥逆。而且"手太阴厥逆,虚满而咳,善呕沫"。手太阴厥逆就出现咳嗽,呕沫,呕痰涎,这是手太阴厥逆,手太阴是肺。用什么方呢? 第一个方是小陷胸汤。但是小陷胸它不能治昏迷,这个昏迷是痰热影响心神,影响神志,用中医的话讲蒙闭心包了,这样才影响神志出现昏迷。那这要用什么方呢? 还是要针对这个痰,所以这第二方是涤痰汤。大家看了涤痰汤是干嘛的就知道了。所以这个病人啊是小陷胸合涤痰汤,你看看绝没有去针对他的咳嗽和气喘,而是直接针对他的痰热来治疗。这就是说是针对他的病根,是针对他的病机去治疗,没有针对他的症状表现去治疗。这个病人1个月就好了。

二十三、舌上灼痛麻木案

周某,女,55岁,1998年11月就诊。家人诉曰患者舌上灼热疼痛麻木达1年之久,经多方诊治无效,时时需以冰水含于口中可稍得缓解。询其疼痛入夜尤甚,以致夜不能寐,心烦,口渴欲饮冷,畏热饮食,伴齿龈时痛,大便较秘结。察其舌体无异状,舌质绛红少苔,脉细数。

这个病人到门诊上看病的时候,我问她三声哪儿不舒服,她不回答我,我当时以为她耳朵聋。她用手指嘴巴,她的嘴始终是闭着的。她指嘴,意思是嘴巴有毛病。我说:"你嘴巴怎么啦?"她吐了一口水以后,告诉我舌头痛,不能说话。舌子怎么痛呢,第一像火烧一样的痛,第二舌上麻木。她说我烧到什么程度呢,她含的是冰水,冰水是备着不断的,每天要含冰水,只有含冰水能缓解。如果冰水一吐，一会儿就烧得痛，她说就像点了火在上烧一样的。这种烧灼！这是特殊病呢，关键就是烧得痛。病了好久呢？1 年多。大家想想看，她对哪个医生都是这样说，我是烧得痛，哪个医生都会用凉药，都会用解毒清热的药，是不是。人家 1 年多舌头痛，还有不找医生的啊，这不用问啊。绝对不是找一家两家医院，一个两个医生，哪个医生不会给他用清热泻火解毒的药啊，西医也好，中医也好都应该是这样啊。那为什么没好呢？哎，一定有它的奥妙。所以这算疑难病，1 年多没好，而且这个症状非常的恶作剧，特别剧烈，所有的饮食都要冰冷冰冷，到冰箱里拿出来才能进嘴，不能接触一点热气。并且还有牙龈肿痛，还有大便秘结。也就是说她的火热之象已经非常明显了。那我们就要进一步认识一下，为什么没好，火热之象这样明显，为什么没好呢？关键就在于没有解决营阴灼伤这样一个根本问题，所以这个病人用的是犀角地黄汤，清营血的热，加了另外一个方，加减玉女煎。这病人就是用犀角地黄汤、加减玉女煎服药 1 个月，就好了。

二十四、身如虫行案

陈某，男，75 岁，2003 年 9 月就诊。自诉一身皮肤瘙痒，1 年未愈，近 3 个月来更觉皮下如有虫爬行，或在上肢，或在下肢，或在胸腹，或在后背，尤以四肢为甚。察其一身并无疮疹，唯见下肢轻度浮肿。询曰四肢畏冷，并觉酸重乏力。舌苔薄白而滑，脉细缓。

这个病人是个老者，75 岁，开始是一身发痒疹，治来治去好些了，好些了就出另外一个病。什么病呢？他一会儿说这个地方有虫子，他那个孙女儿眼睛好，"我脱衣服快些给我找。"一找，没有。他说硬是有这个跳蚤，没有，有蚂蚁，没有。全身就这么痒，而且主要是四肢，一天要搞几十遍。他在家里烦躁了，他痒啊，他说我这么痒法跟发风疹的痒法不一样。就是虫子在里面爬，硬是虫，硬是有虫在那爬，我把衣服一脱又没有。他跟我一再地讲，他说我告诉你，这种感觉比痒难受得多，我宁愿死都不愿意这么搞，好难受。这是他自己的描述，而且跟我反复重复。我这人是最怕啰嗦的，我有时跟病人讲，我说你不要再讲了，你不要以为我是聋子，我是个聋子我看不好病了。我说你这话讲了 5 遍，你为什么还要讲哦。他总是讲啊。那这说明了一个问题，说明他最痛苦就是这个问题。最痛苦的就是痒如虫行。你再怎么看他皮肤上面也没有疹子也没有疮，确实也没有虫。舌苔薄白而滑，脉象细缓。这个病也算是个特殊病吧,它这也算是个疑难病啊,而且是个老年人啊。他的痒主要是四肢,那么首先想到"四肢者,诸阳之本也"《素问·阳明脉解》,这是《内经》的理论。在整个《内经》里面没有讲身痒如虫行,这个讲法没有,但在《素问·调经论》里面有这样一句话:"肌肉蠕动,命曰微风。"还有一个地方讲:五脏有一个热病,肌肉蠕动。在《素问·痿论》里面,讲了一个肉蠕动,蠕动,注意这个蠕字就是一个虫字旁,就是有虫子在那爬动的感觉,就是蠕动,这虽然讲不是如虫行,但是确实有虫行的那种感觉包含在内。那我们再看看,在《伤寒论》里面有一句话:"阳明病,法多汗,反无汗,其身如虫行皮中状者,此以久虚故也。"在肌肉里面,皮肤里面好像有虫子在爬行。这是两个依据。这样的病人不光是有皮中如虫行,还有微微的浮肿,舌苔白滑,这是阳虚水肿的证候。那就是说,第一是虚,气虚,甚至于还有点阳虚。第二有风,微风。第三有水。这不清楚了吗?怎么治疗呢?就针对一个气虚一个有水一个有风,就针对这么三条来治疗。想了两个方,一个方,王清任的黄芪赤风汤,起什么作用呢?使周身的"气通而不滞,血活而不瘀"。第二个方,就是按照张仲景治皮水,防己茯苓汤。这个病人就开两个方,一个防己茯苓汤,一个黄芪赤风汤。两个方服半个月,没有虫子爬了,肿也不肿了,就这么好了。

二十五、腹部手术后阴冷如扇案

何某,女,54 岁,2005 年 7 月就诊。诉三月前行宫颈息肉切除术,术后觉少腹冷痛。经治疗,少腹疼痛减轻,但少腹畏冷却有增无减,尤以阴部为甚,如有冷风吹入,且伴有阴部拘挛收缩之感。询其小便清长,口不渴,腰酸痛。舌苔薄白,脉沉细。

这个人是一个学校的老师,而且是个教授。她是宫颈息肉,做了切除,事后少腹疼痛并且畏冷。当时做手术的医院就进一步给她治疗,把这个少腹疼就基本上解决了,解决了就遗留一个问题,腹部畏冷。冷到什么程度呢,她自己讲就像一台电扇放在我的这个裆下,朝里边吹,她说我的阴部就抽冷气,冷气往里面抽,总是觉得有台电扇吹冷气,而且直接从阴部吹进去,这种感觉。她描述得非常到位。这我们叫什么呢,这叫阴冷如扇是不是?古人没有空调啊,不能讲阴冷如空调啊,这叫阴冷如扇。就这个病啊,而且阴部不仅畏冷,还收缩痉挛,往里面缩,小便清长,口不渴,舌苔薄白,脉沉细,就是说没有一点热象,这个病倒是有个好处,因为它没有热象啊。有的人如果来一个寒热夹杂你就麻烦了。这病恰恰没有热象,这病其实不难啊,大家想这个病在座的我相信你都应该会治。只是说这个病在西医院没有治好,当然也有中医看过,都没治好。但是这个病的症状其特点就是阴冷如扇,并且手术之后出现。什么证呢? 寒滞肝脉啊! 大家想想看开什么方? 暖肝煎呀。用暖肝煎吃了很长的时间,一个多月将近两个月,这个病人彻底好了。

临证实践篇

第四讲 中医治病必须辨证论治

今天,我主要讲两点内容:一是为什么要辨证论治;二是怎样辨证论治。

一、为什么要辨证论治

首先讲第一点,为什么要辨证论治?从两方面看:

(一)西医、中医在治病上各有优势和特点

西医有哪些特点呢?西医注重微观、注重解剖,西医治病是以实验室的检查结果为依据,无论哪个西医都必须这样做,都必须以实验室检查结果为依据,这是我们在座的哪一个西医都不能避免的。而中医则是注重整体,注重功能,它不是单纯地讲哪个脏的大小,哪个腑的位置。如:西医的肝,就是指肝脏。中医的肝,除了肝的本体外,它还包括了以肝的功能为主的一系列特点:如肝主筋,肝藏血,肝主疏泄,肝开窍于目,肝其华在爪,肝与胆相表里,肝经起于大趾丛毛之际,上循足跗上廉……夹胃,属肝,络胆……与督脉会于巅……等等。这一系列内容都归属于肝。所以,中医治病的依据不是实验室检查,而是依据的辨证分析。一个真正的中医如果不能掌握中医的基本法则,就不是中医,就会变得中不中、西不西。一个中医不仅要学习基础知识,还要有丰富的临床经验。如果中医按照西医的模式去治病,是治不好病的。所以中医必须把握整体观念下的辨证施治法则。如中风:西医必须做 CT 检查来判断它是脑梗死还是脑出血或是脑血栓造成的。中医则是以症状特点来区分是中脏腑还是中经络的。如果病人昏迷则为中脏腑;若病人半身不遂、口眼斜则为中经络。然后分清是风是痰是瘀,而其中各具特

点。风证也好,痰证也好,瘀血也好,都是凭症状凭舌象、脉象来辨证,不是凭实验室检查来辨证的。所以中医治病是必须动脑的,是必须辨证的,是必须分析的。

(二)我们的祖先,历代的名医,自始至终都是依靠辨证施治的法则治病

《内经》强调"谨察病机""谨守病机"。什么是病机?明代名医张景岳说:"机者,要也,变也,病变所由出也。"审察病机,就是审察疾病的关键、疾病的变化、疾病的缘由和病变的去向。也就是疾病的本质关键,疾病的变化所在,疾病的发病缘由和疾病的传变去向。概括而言,就是辨证。《伤寒论》言:"观其脉证,知犯何逆,随证治之。"把握其证候进行辨析,根据辨证进行治疗。所以,《伤寒论》自始至终都贯穿着辨证论治,他所贯穿的六经辨证,也就是八纲辨证的具体体现。张仲景不仅是六经辨证的创始者,也是辨证论治的实践者。《金匮要略》首篇就是《脏腑经络先后病脉证》,它以脏腑经络作为内科杂病的辨证纲领,创立了脏腑辨证。所以说《伤寒杂病论》是辨证论治的典范。温病学家叶天士曰:"卫之后方言气,营之后方言血。""在卫汗之可也;到气才可清气;入营犹可透热转气……入血就恐耗血、动血,直须凉血、散血。"吴鞠通说:"治上焦如羽,非轻不举;治中焦如衡,非平不安;治下焦如权,非重不沉。"这些辨证法则与治法,表明辨证论治的思想,从《内经》到《伤寒》到温病学家是一以贯之,是贯穿始终。历代中医名家,都讲的是辨证论治。辨证论治的法则是一条根本性的法则,是中医治病不能改变的法则。

二、怎样辨证论治

我们在学校读书的时候,无论是哪本书:内科、外科、中基、中诊等等,都告诉我们要辨证论治,而在临床治疗时却应用不多。一是忘了,二是临床上我们不知道如何辨证。我们学过八纲辨证、六经辨证、卫气营血辨证、三焦辨证、脏腑辨证……等法则,当临证的时候,我们用哪条来辨证呢?如果今天八纲辨证,明天六经辨证,后天三焦辨证……一天一条辨证,1周都用不完。大量医生上临床不知道如何应用辨证,并且盲目开药。之所以这样,一是没有真正掌握辨证法则,二是没有在临床上学会如何辨证论治。

临床究竟应如何看病呢？主要有以下几个方面：

（一）全面仔细诊察是准确辨证的前提

中医注重四诊，绝不能去只看化验单。望、闻、问、切，我们每个都要准确掌握，并且要有高度敏感性。如果我带徒弟，一定要求对四诊敏感。病人打个喷嚏擦个鼻涕就要马上知道哪个地方有毛病并及时做出反应，这样才能有所收获。要想准确就必须要全面而仔细地诊察。因此，全面仔细诊察是准确辨证的前提。这样讲可能有些空洞，有些东西大家会觉得茫然，吃不透。由于时间缘故，我在这里仅举一个例子：我曾治疗一个八年恶寒的病人，五十多岁，女性。大热天的，病人未进门就要求先关空调。进来一看，是一个穿着军大衣的女人。一翻开她所穿的衣服，军大衣里面是羽绒服，羽绒服里面是棉衣，棉衣里面是毛衣……她老公背包里背着一大袋毛巾。我问：哪儿不好？她说：骨头、心脏都是冷的。她老公接着说：她的毛孔都是张开的，稍冷就不行，出汗很多，所以要背一大袋毛巾，一出汗就得擦干，以防受凉。病人给我的第一印象是大寒大虚之人。又问：得这病多久了？答：八年。再问：哪里人？答：广州人，是部队团级干部。我一摸脉，脉滑而有力，仔细一按，更有力！我想，一个病了八年的汗漏不止而且严重恶寒的病人为何脉是滑而有力的呢？然后我就开始仔细问诊。中医问诊是有目的的，不是简单地按照"十问歌"来问诊。问：口干吗？答：口渴。又问：想喝冷水还是想喝热水？答：我只想喝冰水，但是不敢喝。再看舌苔，满舌的白色厚腻苔，舌苔很厚以致看不到舌体。治疗了八年，中医西医都看遍了，就是没有明显效果。原来她不是一个虚证，而是一个湿热蒙蔽清阳，阳气郁遏在内的病人。舌苔白厚腻，说明有湿浊，脉滑有力为阳气伏郁。我给她开了一个"三石汤"，两个月后病人开始减衣，半年后痊愈。这个病例告诉我们诊察要仔细。如果当初我不知道看脉，不知道看舌，我就不知道病人的病性。现在好多医师压根儿就是不会看脉。望、闻、问、切四诊要一丝不苟。《内经》讲"凡治病必察其下，适其脉，观其志意，与其病也"，"谨守病机，各司其属"。孙思邈讲过："省病诊疾，至意深心，详察形候，纤毫勿失。"就是说临床上看病要一丝不苟。我的学生不管是上课还是上门诊，我都要求他们关手机。不关手机你能高度集中吗？能对病人负责吗？不管面对的病人是谁，思想都要高度集中，不受干扰。这个病例告诉我们，只有全面而仔细地诊察才能准确地辨证论治。

（二）中医临床辨证的关键是辨清病性与病位

要知辨证、论治为两手功夫。中医治病首先是辨证,那么辨证的关键是什么? 是不是都要从八纲到六经到三焦到脏腑等等辨证都走一遍? 不是的。脏腑辨证、三焦辨证、六经辨证……都是以八纲辨证为基础的,阴阳只不过是总纲而已。八纲辨证中的阴阳是总纲,具体落脚是六个字:寒、热、虚、实、表、里。我们作为中医老师,应该把复杂的东西简单化,深奥的理论浅显化,这样才能让人容易接受。辨证也一样,我们辨证分析的关键是要分清表、里、寒、热、虚、实。究其实质为两个:病变部位和病变性质。

1. 病变部位

中医讲部位是以脏腑为核心,不是讲的解剖而是讲的五脏体系:中医论人体,是以五脏为核心。五脏与六腑,五脏与四时,五脏与经脉,五脏与五官九窍,五体……等相联系。此外,辨表里与上下亦属辨部位。

2. 病变性质

不论是内因、外因、不内外因,都要掌握。什么是外因呢? 外感六淫,即风寒暑湿燥火。什么是内因呢? 情志饮食劳倦。什么是不内外因呢? "房室、金刃、虫兽所伤。"还有痰饮、瘀血、宿食等等。这都是病性。

临床辨证的关键就是这两条。无论是什么病都要先搞清楚什么病位、什么性质。比如感冒:本属表证,但也要分辨是以上焦气分还是以全身卫分为主,在上呼吸道感染症状有哪些(鼻塞、流涕、打喷嚏、咳嗽等),在全身症状有哪些(全身发热恶寒、四肢酸痛无力等)。而风寒、风热、暑湿则是其性质。我们作为中医,对每一种病的辨证纲领都要做到心中有数。这一定要勤奋读书,刻苦实践。你不勤奋读书,就没有理论功底,你不实践就不可能准确辨证论治。我们临床上会遇到很多复杂的病,无论是诊常见病还是疑难病都必须掌握这两点。我举个例子:前几年,长沙旁边有一个宁乡市,某局一位女局长让其丈夫送来看病。我问:你哪儿不舒服啊? 她二话不说当着我们的面就开始解衣服。衣服解开一看,右边乳房乳头下缘有一条筋肿起来,就像是一根铁丝埋在皮肤下,有筷子粗,直插少腹。并一再声称,疼得要死,晚上睡不着觉,疼得大喊大叫。西医诊为肋间神经炎。怎么都治不好。而且只有右边肿疼,左边没有。我摸一下,皮色不变,触之疼痛,不能碰触。西医讲开刀,如何开呢? 开哪里呢? 最多用点消炎药。我问她,痉不痉挛,发不发烧,疼痛如何? 她说:不发烧,不抽筋,只疼痛。肿起的地方一不黑,二不紫,三不发烧,也没有移动。那么中医诊断是什么病呢?其肿痛起点为期门穴下,是足厥阴肝经循行部位。所以这个部位的病变是肝经的病变。这不就找到病位了吗?再辨性质:局部肿起,皮色不变,两个月未移动。尽管皮肤不黑不紫,但未移动,并且剧烈疼痛,说明是气血瘀滞。处方:王清任的血府逐瘀汤。王氏血府逐瘀汤为两个方组成:四逆散合桃红四物汤。因其为肝经气血瘀阻疼痛,再加延胡索。这样处方就清楚了。患者服药10剂后,裤带以上症状消失,再服10剂后痊愈。如果我不清楚肝经循行部位,就不知道这是什么病,更不会给她治好。那么,这是什么病呢?这是肝经经脉的瘀阻证。怎么只有右胁而左胁没有呢?这就是病症表现的特殊性。

当好中医不容易,当一个名中医更不容易。现在名医多,除了政府封的,还有自己封的。但不管怎样,一名好的名中医应该是老百姓封的。有道是:金杯银杯不如老百姓的口碑;金奖银奖不如老百姓的夸奖。所以,要当名中医有几个条件:①要有扎实的理论功底。②要有丰富的临床经验。③要有敏捷的思维反应。只有做到专业很熟练,久而久之才会有高度的敏感度。《内经》讲:上工治病十全九,中工治病十全七,下工治病十全六,所以要当好名中医不是那么简单的!

湖南医学院有一个教授,他儿子发烧四十多天,经医院多次会诊,诊断始终也不明确。一会儿说是白血病,一会儿说是败血症……其中一个认识我的刘老师提出来:可以请湖南中医药大学的熊教授会诊。话还没说完,老教授一听是中医就急了,说:西医都看不好了,中医能看好?刘老师又说:熊教授很厉害,很多疑难杂病都被他治好了。然后刘老师给我打电话,并说起这老教授不相信中医。我一听,你不信中医我就要偏给你看病。我跟刘老师说,让他们过来看病吧。病人来了之后,我问:哪儿不好?答:发烧四十多天,每天都是40℃左右。又问:是一天到晚都40℃吗?答:不是,只有下午和傍晚时是40℃,上午一般是38.5~39℃。再问:还有哪儿不舒服呢?答:腹胀,腹痛,脐周胀得厉害。我又问:大便怎么样?答:大便稀。一天几次?答:一天两次。又问:还有呢?答:不想吃饭。通过问诊,已经抓住他的主要症状了:①持续高烧四十天,下午厉害,即我们所说的日晡所发热、午后尤甚。②大腹胀。③大便溏。④吃不得饭。再看舌脉:脉滑数,舌上黄厚腻苔。在看病的同时,老先生连续问了五次:治不治得好?我说:应该治得好。有没有得救?答:应该有得救。真的治得好吧?答:应该治得好。好久得好?答:吃药后再说。应该治得好不?我答:应该治得好!看完病,老先生下楼就跟刘老师讲我坏话:你这熊教授到底怎么样? 看病只五分钟就看完了! 刘老师就打电话问我说他们不放心,我说我知道他不放心。刘老师又说:他说他儿子都发烧四十多天了,你只看了五分钟就把他打发了。我说:他烧了四十多天我就得给他看四十多天吗? 五天后,老先生来了,进门就给了我一个 90° 鞠躬,感谢我救了他儿子。我这才想起来这就是医学院那位老教授。老先生说:服第 4 剂药就退烧了。那么,这是什么病呢? 舌苔黄厚腻,脉滑数,说明有湿热;大腹胀为湿热胶结肠中的特点,以致热退复热。这就要通大便,用下法。但此下法与《伤寒论》下法不同。《伤寒论》承气汤用于大便硬,下到大便溏为止,而本案例则应从大便溏下到大便硬则止,用的是枳实导滞汤。这个病例告诉我们,辨证论治要分析病变部位、病变性质,辨清了这两点就会让你思路清晰,思维敏捷。抓住病位、病性这两个方面,这是辨证的关键。

(三)临床施治的关键是因证选方

在这里,有必要强调,现在全国有许多中医的通病是普遍不开汤方。中医治病讲究的是理、法、方、药,中医应诊是开方而不是开药,是因证而选方。古人看病开方讲究的是章法、汤头,而不是按症开药。如果你按症开药就会头痛医头,脚痛医脚。若病人讲三十几个症状出来,那你怎么开药? 你的思维都会不清晰。比如一个病人,问他哪不好,他说头痛;当你问他哪一块痛时,他又会说胃痛;问饭前痛饭后痛时,他又说腰痛;问他哪边痛时,他又告诉你腿麻;问他左边麻右边麻,他又会说身上长斑等等。越搞越糊涂。若医生思维也不清楚,那就麻烦了。难道病人说三十个症状你也开三十个症状的药吗? 所以说中医治病的首要问题不是立法而是选方。立法是文字上的功夫,是写书写病历时用的。如果一个腰痛的病人,你纯开补肾的药治腰痛,是不起作用的,起作用的是方。然而现在大多数的医生不会开方、开不出方。为什么呢? 这就是因为背不到方。我的学生我要求他们背 500 首汤方。其中一个博士反应很快地说:那不背死人那! 我说背书不会背死人的。你看历史上有记载背书背死人的吗? 要是背书能背死人,那我不死了好几次了! 背 500 个汤方算什么? 没有这个功夫如何治得好病?

那么,我们要怎样学方剂呢? ①要背方剂组成、君臣佐使、原用量和煎服法。②必须记方剂的整体作用。它与西医不同,不是讲每味药物作用而是讲组成后的作用。一个方剂有许多药,组成后起什么作用? 一味药会有多方面的作用,就如同人有多种身份一样。我既是老师,又是医生。现在我在讲学是老师,上门诊时我又是医生。我在这里举一个例子。比如麻黄,其基本作用是散寒、发汗、解表、平喘。麻黄配桂枝,组成为麻黄汤,起的是发汗解表的作用;麻黄配石膏,组成麻杏石甘汤,是宣泄肺热,治肺炎、高烧、喘嗽等;麻黄配连翘赤小豆,组成麻黄连翘赤小豆汤,是治湿热郁表之黄疸。而麻杏苡甘汤里,麻黄配杏仁苡仁,是治湿热郁表之肌肤疼痛。同样是一味麻黄,因为配伍不同,治疗作用也不同,中医治病讲究药物配伍,这是中医方剂的奥妙!

　　我讲个开汤方的故事吧。前几年某医学院有一个教生物的女老师,二十多岁。去我的门诊看病。她说是院长介绍她过来的。一来就说:我听说您是专治怪病的? 我说:你哪儿不舒服? 她说:身上流黑汗。医院会诊为内分泌失调,也曾到协和医院找院士看过,还是诊为内分泌失调! 她拿了件内衣过来,一看,内衣上都是蓝黑墨水样汗渍。我就问她:是白天流汗还是晚上流汗? 答:就是白天流汗,其他都好,能吃能睡,无任何不适。看脉,略数,看舌,舌红少苔。再问诊,诉手脚心热,口干,诊为"阴虚自汗"。中医认为,自汗证有阳虚自汗、表虚自汗、气虚自汗、热甚自汗,很少有阴虚自汗。而其问题就在于她是流的黑汗。《内经》上讲"在色为黑,在脏为肾""肾风之状……其色炲"。炲者,煤灰也。黑色属肾,说明肾脏的虚热所致黑汗,肾阴虚而有热引起自汗。于是选用知柏地黄汤加龙牡各 15g 治之。加龙骨牡蛎,其目的在于迅速止汗。服药半月后,不流黑汗了。医学院的教授把我的方子拿去研究后说,诀窍就在于这龙骨和牡蛎上。后患者一月后复发,复流黑汗。医学院教授就给开了个方:龙骨 40g,牡蛎 40g,再用黄芪 60g,以加强止汗作用。患者服药 1 周后未愈,黑汗照流;两周后还无效,患者又来找我,我说:你还得吃苦药。再开知柏地黄丸,半月而愈。这个人是肾气虚热而自汗,而黄芪龙牡汤是治气虚自汗的。这个病例给我们的教训就是:用方必须准确,要因证而选方。必须辨证论治,因证选方,不能随便乱开药。我们的古人制方不是乱来的,不是长期验证的方子是不会乱写乱用的。如果我们能长期使用,就会有所认识,有所创新,有所发挥。在这里,我再讲一个用古人方的故事。我第一次治疗一个狂证的患者,是个 18 岁的农村小伙子。癫狂症。大冬天的,每天身上一丝不挂到处乱跑乱跳,力大如牛。要几个人才能把他抓回来。抓回来后锁在楼上。以前农村的楼是那种木板楼。锁起来后,他日夜不睡觉不穿衣,就在楼上跳。其父怕木板楼被他跳坏了,就吓唬他说：你再跳，就把你杀了！说完其父就回头在院子里劈木柴。这小伙子听了这话后当真了，生气了，就在楼上四处翻找，居然找到一把鱼叉，对准他父亲的脑袋就掷过去。刚好插入父亲头前一尺处的土地里。一看，入土深几寸！父亲吓倒了。病家请我去治，我当时二十多岁，好胜心强，就想治疑难杂病。别人说治不好，我就偏偏想治好给你们看，我就去了。问他父亲：打人吗？答：不打。把门打开了，我一进去，病人就哈哈大笑，说：哎呀，你来啦！你来啦！然后朝天吐了漫天的唾沫星子，他说这是天女散花呢！我一看，这不是躁狂证吗？痰热躁狂，用礞石滚痰丸，3剂。原方有礞石30g，大黄10g，3剂吃完后，问他父亲怎么样，答：拉了几回肚子。我又问：还跳楼吗？答：日夜不停地跳。穿衣服吗？答：不穿。改方，用生铁落饮，也开了3剂。这下连肚子都不拉了。我又去看病人，其父说饿得特别快。再诊：力大、怕热、能吃，改用当归芦荟丸3剂。3剂后复诊，问其父：还跳楼吗？答：日夜跳楼。穿衣服吗？答：不穿。吐唾沫吗？答：还吐唾沫。我一听，这不一个症状都没好吗？我想我还开什么方啊！我得回去好好想一晚才能给你开方子。其父说：好。回去时我想，火热阳亢，吐唾沫痰涎，明明是痰热躁狂啊，为什么那些方子无效呢？还有什么方可以治疗呢？突然，我想起张仲景有一个风引汤。"风引汤治热瘫痫"，书里就这么简单提了一句。此方的基本组成为桂甘龙牡汤合三石汤。还有，干姜配大黄，还有赤石脂、白石脂、紫石英，重在镇潜。开始觉得方子怪，就想拿来试试看。于是用风引汤再加皂角一味治之。我跟他父亲说：这方要是再没效，你就不要找我了。三天后，其父找我，说已经不跳楼了，想睡觉了，要盖被子了！再连服5剂后诸症平息。这个病人现在还活得好好的，一直未再发病！这个病例告诉我们，古人的方不是没有用的，而是我们不会用。关键在于因证选方，方证必须合拍。所以我们要继承，只有先继承才能后发展。

三、现场答疑

1.《脾胃论》中的补中益气汤有"甘温除大热"之功效，请谈一下您对此学术观点的认识和理解，以及临床体会。

答：首先要明确一点，李东垣的甘温除大热代表方是两个。一个是补中益气汤，二个是升阳散火汤。两个方的前提都是补益中气，所以用的都是甘温药。因此讲"甘温除大热"。但这大热不意味着高热，也并不是高热。

我们读《伤寒论》的阳明篇有："阳明病,大热,大渴,大汗,脉洪大,白虎汤主之。"那个大热就是高烧40℃。而这里的大热是指气虚发热,实际上是虚热,临床上属于低热的范畴。绝对不是高热。只有一个地方是高热,就是产后失血过多可以出现高热,发热可以达到39℃以上。用当归补血汤,还是甘温之剂,也属于李东垣讲的这个范围。另外有一种气虚发热,在暑天有一种夏季热,又叫疰夏,小儿最多,大人其实也有。它可以分三种。一种,气虚的,用补中益气汤;二种,阴虚兼气虚的,用王孟英的清暑益气汤;三种,阴虚夜热甚的,用清骨散。那么,补中益气汤包括王孟英的清暑益气汤都属于"甘温除大热"的范畴。

2. 肾虚水饮导致眼圈发黑的原理是什么?

答:肾虚水饮可以导致眼圈发黑,但不一定都会眼圈发黑,眼圈发黑也不一定都是肾虚水饮,这是首先要弄清楚的。

肾虚可以导致水饮而出现黑眼圈。因为眼睑属脾,脾属土,土可以制水。但是水气泛溢却会反侮脾土,这是中医"乘袭反侮"的理论,我们应该从这个理论去理解。

肾虚还可以出现面色黑,额上黑,全身皮肤发黑。面色发黑在《内经》里面形容为"面如漆柴",这是典型的肾虚及瘀血征候。眼圈发黑还有什么病呢? 脾脏的水饮可以出现,肝郁血瘀也可以出现。比如妇人的绝经前后诸症,心情抑郁,夜不得眠,月经不调,她就会眼圈发黑。所以,这个问题要辨证。

3. 痛经怎么治疗?

答:这是个妇科中的问题。学妇科,我建议大家读两本书:一本是《医宗金鉴·妇科心法要诀》,另外一本是《傅青主女科》。读好这两本书,你就是妇科专家了。

痛经,有虚证,有实证,这是辨证大纲。《医宗金鉴》讲"腹痛经后气血弱",腹痛在月经之后,这是气血虚弱。"痛在经前气血凝",腹痛如果在经前,这是气血凝滞。"气滞腹胀血滞痛",这就告诉我们,气滞为主的表现为腹胀,而以血滞为主的则主要表现为腹痛。"更审虚实寒热情",还要审查虚实寒热。怎么治疗?"经后腹痛当归建",月经后腹痛用当归建中汤,也可以用《金匮要略》妇人篇中的温经汤。"经前腹痛气为殃",由气滞引起的以胀为主的,用加味乌药散。以痛为主的,用加味琥珀散,也叫《本事》琥珀散。

4. 中医辨证是朴素唯物价值观,如何应用到临床辨证思维中?

答:中医辨证以什么为依据?是以病人的症状表现,以医生察觉的舌象、面色、脉象,也就是望闻问切所得到的资料为依据。

中医辨证的资料绝不是"大三阳""小三阳","转氨酶升高",检验单不是辨证的依据,只能作为我们诊疗时的参考。根据四诊收集到的资料进行中医的辨证。寒热虚实,表里阴阳,弄清楚病邪的性质和病变部位,然后才能正确处方。这就是中医辨证法则的临证思维与临证应用。

5. 我母亲44岁,患鼻炎4年。经常鼻塞,流清涕,打喷嚏,头痛,平时有点怕冷。以上症状遇风寒时加重。还有胃炎,贫血,每天凌晨两点要打喷嚏,请问怎么治疗?

答:鼻炎,中医辨证有三种。第一种,风寒型;第二种,阴虚型;第三种,痰热型。风寒证的,鼻塞流涕,遇冷则甚,口不渴,舌苔薄白。主方苍耳子散。阴虚证的,口鼻咽干燥,时有鼻衄,舌红少苔,脉细数。主方甘露饮。痰热证的,鼻塞多涕,流浊涕,吐黄臭痰,鼻中有腥气,口苦,舌苔黄腻。主方藿胆丸合枇杷清肺饮。

按这位同学讲的,你母亲应该属于风寒型。但是她有一个复杂的因素,就是气虚,这与她的体质和她的劳累有直接关系。针对这样的情况,可以用玉屏风散合苍耳子散。

6. 在临床见习时总会有这样的情况,就是看到病人不知从何问起。比如一个病人身上长疮,痒,样子并不像书上所描述的,舌脉也辨不出异常。这种情况应该如何辨治?

答:是的,我们开始当医生没有这个敏感度。但中医当久了,临床干熟了,就自然会产生一种敏感度。这个敏感度从何而来呢?来源于两个:一个是你理论功底的扎实程度;二个是你临床经验的具备程度。这两个程度在不断上升,即你的整体水平在提高,那么敏感度自然就产生了。

我在门诊是怎么问诊的?我是单刀直入。比如刚才同学举的身上长疹子。第一句话,"身上有没有疹点"?没有。第二句话,什么时间痒的厉害些?白天还是晚上,冬天还是夏天?他如果说晚上痒,冬天厉害些。什么证?虚风证。如果热天痒的厉害些呢?风热证。这样阴证阳证马上就可以大致明白了。

他如果说有疹点,那我就要看看。一看有水疱,那就再问,抓破了流不流水?流水,是湿疹。如果是粟米样的小丘疹,红红的不痒,是风疹。一看是皮肤上起一个个的疙瘩，是风疹块。如果是红红的一个个疮，还疼，那是火毒。不就清楚了吗？这就是我们辨证的思路。问诊是有目的地问，有针对性地问，问一个症状就是为了解决一个问题，是为辨证服务的。

7. 请问来了病人你的诊疗思路是什么？

答：病人进来是找你看病的，绝不是找你吃饭的。我的思路是什么？首先要弄清楚他的病。第一句话，"哪儿不舒服"？有的病人思路很清晰，有的病人思路混乱，讲不清。遇到这种病人怎么办？当医生的人头脑必须清醒。我为什么讲中医必须具备三条？其中最后一条就是敏捷的思维反应。如果你迷迷糊糊，是当不成一个好中医的。

8. 临床上，寒热夹杂、虚实夹杂的病如何辨治？

答：第一，要弄清以谁为主，以谁为次；第二，要弄清楚部位。《内经》中就有肠热胃寒、胃热肠寒的理论，张仲景创制了寒热夹杂的方剂，比如乌梅丸、几个泻心汤、黄连汤。是上寒下热，还是下寒上热，还是外寒内热、内寒外热，部位要弄清楚。虚实也是如此，凡是寒热虚实夹杂的病证都是特别复杂的，所以临床上一定要洞察病人的特点，关键在于认真仔细地辨证。

第五讲　感冒证治

　　我们从今天开始讲病证。今天讲第一个病：感冒。

　　感冒是个小病，也是个最常见的病。但是，我们却不可小视。清代的名医徐大椿，这是个很聪明的人，又叫徐灵胎。他有一句话，他说："伤风不醒，便成痨。"感冒称为"伤风"，"不醒"就是"不愈"——"便成痨"，会变成痨病的。意思是，我们不可小视伤风，这是一个难治的病。绝不是用"白加黑"，或几粒"速效伤风胶囊"就可以解决的，当然可以解决一些，但是稍微复杂一点你就解决不了了。我今天分几个重点讲。

　　所谓感冒，感是感受，冒是触冒。感受触冒外邪，就称为感冒。外邪包括六淫，但是以风邪为主。因为《素问·生气通天论》里讲："风者，百病之始也。"指出风邪是外感疾患的先导。一切外感疾患以风为首，以风为主。所以，感冒是感受触冒外邪，也就是感受触冒风邪，这就是感冒。

　　感冒这个名称，在我们的中医经典里面没有正式命名，也就是说在《内经》，在《伤寒论》《金匮要略》那个时代，我们的祖先还没有讲"感冒"这个名词，这个病名。

　　《内经》里面有"感"，有"感于"，有"伤于"，有"两感"，说的都是属于"感冒"这一系列的病，但是它就是不讲"感冒"这两个字。

　　"感"，《素问·阴阳应象大论》讲："天之邪气，感则害人五藏；水谷之寒热，感则害于六府；地之湿气，感则害皮肉筋脉。"这里就有一个"感"字。《素问·六元正纪大论》讲："感于寒湿。"《素问·咳论》又讲："感于寒则受病，微则为咳。"这就多了一个字为"感于"，感于什么什么邪气就会发病，这是第二个。第三个，"伤于"。《素问·太阴阳明论》里讲："伤于风者，上先受之；伤于湿者，下先受之。"这都是原话。有伤于风邪的，有伤于湿邪的，

130

伤了以后发病的部位都不一样。这就出了一个"伤于"。在《素问·热论》里面还有一个病证叫"两感于寒"。两感，它是有所指的，是指表里两经同时感受寒邪，称为两感。

我们看到《内经》没有"感冒"这个术语，但是它有"感""感于""伤于"和"两感"，已经明确提出了一个"感"字，这个"感"就是感受外邪的意思。

《伤寒论》没有讲"感冒"，也没有讲"感于"，讲什么呢？它换了个字眼。我们知道，《伤寒论》是外感病的专著，专论外感病的。外感病的初起，太阳病中两个证：一个"中风"，一个"伤寒"。大家读过《伤寒论》，"太阳病，发热，汗出，恶风，脉缓者，名为中风"；"太阳病，或已发热，或未发热，必恶寒，体痛，呕逆，脉阴阳俱紧者，名为伤寒"。这里一个"中风"，一个"伤寒"，都是太阳病的表证初起病证，可是它没讲"感冒"，它比感冒要重得多，它不称感冒，但是它属于外感病证。

温病学家讲"温病"，都是讲的外感热病。《温病学》是专讲外感热病的，可是它只有外感，它也没讲"感冒"。比如叶天士的书《外感温热篇》，陈平伯的书叫《外感温病篇》，叫"外感"两个字，但是都没讲"感冒"。那这个"感冒"从哪里来的呢？

"感冒"这个名词是从明代开始的。明代张景岳《景岳全书》首先提出"感冒"，"人有感冒外邪者，当不时即治"，明确提出"感冒"这个病名，"感冒外邪"。接着又有一个姓吴的医家叫吴崑，他写的一部小书，叫《医方考》。《医方考》里面就讲："六气袭人，重者为中，次者为伤，轻者为感冒。"我们今天的《内科学》，不论哪一本《内科学》，第一个病讲的都是感冒。感冒从哪里来的呢？这个病名，就是从明代的张景岳开始的，是指感受触冒外邪的疾病，就称为"感冒"。

感冒有两种。第一种，是普通的感冒；第二种，是流行性感冒。这是我们现代的认识，古人还没有这么讲。所有的感冒都有轻重不同的传染性，但是，一旦造成大的流行，它就不是一般的感冒了。症状是感冒的症状，但是它可以造成大的流行。古人讲："一人得之谓之温，一方得之谓之疫。"大片大片地患同一个病证，中医就称为"疫病"，西医称为流行性传染病。《素问·刺法论》讲过："五疫之至，皆相染易，无论大小，病状相似。"不论男女老少，一方的人或者大片的人得同样的病，这就是"疫病"，它是传染的。普通的感冒容易治，流行性的感冒，变化最快，热变最速，变证多端，那是不容易治的。

一、主症辨析

1. 恶寒发热

也可以讲发热恶寒。不论你讲恶寒发热也好，或讲发热恶寒也好，这两个症状它是同时并见，不是单独出现。在发热的同时有恶寒，在恶寒的同时有发热，两者并见。这是感冒的第一个症状特点。这一点我们的古人早有认识，不是我们现在才认识的。如"因于露风，乃生寒热"（《素问·生气通天论》）；"风之伤人也，或为寒热"（《素问·咳论》）；"风从外入，令人振寒，汗出头痛，身重恶寒"（《素问·骨空论》）；"病有发热恶寒者，发于阳也。无热无寒者，发于阴也"（《伤寒论》）。

"因于露风"，露风就是冒露风邪，换句话说就是感受了风邪，就出现恶寒发热。风邪伤人有许许多多的症状，其中有一个就是寒热。"风从外入，令人振寒"，首先就是阵阵寒冷，后面还加一个恶寒。所以恶寒发热也好，发热恶寒也好，都是两者并见。《伤寒论》讲得很清楚，"病有发热恶寒者，发于阳也，无热无寒者，发于阴也"，阳，就是表。后世有医家说"有一份恶寒就有一份表证"，在发热的过程中只要看到有恶寒的迹象，你首先要考虑这个病人有感冒的症状。

2. 鼻塞，流涕，打喷嚏

一个鼻子塞，二个流鼻涕，三个打喷嚏。这是第二个主症。

3. 头痛或身痛

有的身上痛，有的身上不一定痛，但是他有不适，有不舒服。我们现在的教科书上有的写身痛，有的写头痛，有的写头痛，一身不适也是可以的。

这是感冒的三大主症，而三个主症里面尤以恶寒发热为最突出、最重要。还有，舌苔薄白，脉浮。不论他是浮脉兼什么脉，但通常是浮脉，这是一般而言。有特殊的我就不多讲了。比如《金匮要略》不是有一个"浮者在前，其病在表；浮者在后，其病在里"，那是另外的事了，尺脉浮那不是好事。我这讲的是一般情况。浮脉主表，表证就脉浮。

记得《医学心悟》里程钟龄讲过一句话："一身之表里，全在于发热与潮热，恶寒与恶热，脉之浮沉以分之。"一身的表证和里证，怎么区分？一个，发热与潮热。发热是表证，潮热是里证；二个，恶寒与恶热。恶寒是表证，恶热是里证；三个，脉浮的是表证，脉沉的是里证。这就是我们临床分辨表里的一个基本的原则。我们中医辨证，要以病人的症状表现为依据。我在上一堂讲座里曾经讲过，中医临床的辨证尽管法则很多，但是，关键是弄清病邪的性质和部位，这个部位就包括了表证和里证。所以我们临床上一定要弄清这个病人到底是表证还是里证。当然，这里面还有一个发病的时间问题。发病时间短，要考虑表证；发病时间长，要考虑里证。最基本的依据是什么？就是症状表现。所以刚才程钟龄讲的这个话就很重要。

二、辨治要领

辨治，就是辨证论治。中医治感冒不是用一个方，也不是用几味成药可以治的，一定要辨证。不能辨证的中医，至少不是一个好中医。中医治病一定要在辨证的前提下然后施治。绝不是所有的感冒，千千万万的感冒我们用一个方，用几味药就可以敷衍的。那只是敷衍，那不是一个真正的中医。怎么辨？我觉得，辨治感冒病的要领是三条。

1. 辨风寒与风热

刚才前面已经讲过了，"风者，百病之始也"，感冒外邪以风邪为主。但是，在主要的性质上有风寒和风热之别，这一点是绝对要搞清的。因为寒与热完全不同。风寒的和风热的，都是外感风邪，关键就是寒热的区别。风寒与风热怎么鉴别？

风寒的感冒，除了刚才讲的感冒主症以外，它有几个明显的特点。第一，恶寒较重。也就是说，恶寒要比发热重。第二，口不渴。第三，无汗。即使有汗，也是少汗。第四，舌苔薄白。第五，脉浮缓。教材上讲脉浮紧，浮紧你不一定会看，浮缓就好看，跳得稍微慢一点。这就是风寒感冒的特点。

风热呢，也同样具有感冒的主症，但是它也有几个特点。第一，发热重恶寒轻，倒过来了。第二，口渴。第三，汗出，自汗。第四，舌苔薄黄，舌边尖红。即使是舌苔薄白，而舌边是红的。第五，脉浮数。风热有热象。有时候还喉咙痛，鼻子干燥，这都属于热象。

治感冒，一条基本的原则，就是发表，就是解散表邪。我们知道肺主宣发，肺主皮毛。不论你是皮毛受邪也好，不论你是口鼻而入受邪也好，都是伤肺气。肺气郁闭，就必须宣散。因为肺主宣发，要适应它本来的生理功能。所以一定要"汗而发之"，无疑要解表，没有其他的做法。《素问·标本病传论》讲："从外之内者先治其外。"凡是外邪伤人的病,都要先治外,这是原则。《内经》说："风者,百病之长也。""风寒客于人,使人毫毛毕直,皮肤郁而发热,当是之时,可汗而发之。"这就告诉我们,治疗感冒,它总的治疗原则是发汗解表。

（1）风寒感冒

由于寒主收敛,它郁遏阳气,所以必须发汗,必须解表。因此,风寒感冒的首要选方是荆防败毒散。如果这个人是老年人,或者是比较虚弱的人,有一个同样的方,叫人参败毒散。人参败毒散就是荆防败毒散除去荆芥、防风,加人参。人参你可以酌情处理。可以开党参,也可以开一点人参,都是可以的。一般我们用党参,这是风寒证。

（2）风热感冒

其症状前已陈述,它的主方就是银翘散或者桑菊饮。银翘散和桑菊饮怎么区别？两个方都是辛凉透表的方,两个方都是有原则的。《素问·阴阳应象大论》有一条治疗原则,这个原则叫"因其轻而扬之",病邪比较轻,用宣扬的方法去治疗。吴鞠通根据这条原则,确立了另外一个原则,"治上焦如羽,非轻不举"。我们看看银翘散和桑菊饮里面的药是些什么药？因为"非轻不举",尽是些轻扬的药:桑叶、菊花、薄荷、连翘、芦根、金银花,包括荆芥。

银翘散和桑菊饮在临床上如何区别使用呢？我有一句最简单的话:全身症状明显的用银翘散,上呼吸道症状明显的用桑菊饮。这不就非常清楚了？鼻塞、咽痛、咳嗽,这是上呼吸道症状明显的,用桑菊饮;全身恶寒发热比较明显,一身不适,头痛比较明显的,用银翘散。这就是两者的区别。

使用银翘散和桑菊饮我们必须掌握其中的一个奥妙。这奥妙在什么地方？你读读吴鞠通的书就知道了,《温病条辨》给我们讲得挺清楚的。银翘散和桑菊饮的煎服方法是特殊的。我们现在的人熬药,不管什么药,一熬一个小时。有的懒一点,他熬半个小时;有的一个小时以后他就跑了,干别的去了,药也熬糊了。他以为是熬猪脚。这个银翘散和桑菊饮是轻清上浮的药。我们用的是它的"气",不是用它的"味"。你在那儿熬猪脚,一熬一个小时,你说还有什么作用？那个银翘散和桑菊饮不起半点作用了。所以,吴鞠通有句话,"香气大出即取服",就要喝药。"日一剂,不尽,再剂",一天吃两剂,都是可以的。取其轻清上浮,取其轻清宣透。我们是取它的"气"。所以银翘散和桑菊饮煎服的时候,医生一定要叮嘱。

中药是讲究煎服法的。现在的药店通常是用韩国的机子煎药。我实地观察了它是怎么煎药的。先泡,泡半个小时,然后煎,煎半个小时,然后取出水汁。这对于一般的药而言,可以的。但是,对于两种药,它是不可以的。一种就是我们讲的银翘散、桑菊饮,绝对不可以这么煎;二种,就是介类药,味厚的药。比如龟板、鳖甲、牡蛎、炮穿山甲、豹骨等等,那就煎不出汁来了。所以,针对这种特殊的煎服法,我们当医生的,临证的时候一定要交待病家。否则,你的银翘散开得再对,而煎服法不对,仍然没效!

2. 辨兼夹邪气

感冒固然是两大类,一个风寒,一个风热,但是有兼夹的邪气。这个兼夹的邪气我们如何看呢? 看两点。第一,看病人的症状特点;第二,看季节气候的变化。症状特点是主要的。但是,也要结合四时的季节、气候的变化差异。

我们不仅要知道一年四季的基本变化,而且还要知道这一年中的特殊变化。比如今年是"戊子年"。"戊"是火运,今年是火运太过,所以今年的火气特别大,今年要注意防暑。火年意味着什么? 火是属心的。那今年的火证就多,心火旺盛的病就多。火是克肺金的。用西医学的话讲,肺是呼吸系统的主脏,克肺金就呼吸道的病多。这就是今年发病的倾向。

从季节的变异来讲,子年是少阴君火司天,今年的上半年气候以火热为主,尤其是第二季度末,暑假前后,是火热特别重的时候。而今年的入秋是湿气主司,火气过了之后接着就是湿气主司,所以估计今年的第四步就是刚刚入秋,在暑末秋初之际湿病特别多。这个时候,我们治感冒,就要考虑夹湿的比较多,湿病就比较多。今年的第五步是少阳相火主司,也就是深秋,到了接近冬季的时候,本来应该寒冷,突然火气主司,意味着什么? 冬季反而来夏令,那就可能有传染病,风热感冒就可能较多。即使没有传染病,这个风热感冒必然会多。这个时候就要治风热感冒了。

为什么《内经》讲"夫道者,上知天文,下知地理,中知人事,可以长久"? 作为中医,不仅要了解人的生理病理,更要了解地理环境,还要了解天文气象知识。所以我们治感冒,你别看小小的感冒,为什么讲那么复杂? 因为它确有这么复杂。除了根据病人的症状特点,还要参考时令、气候的变化。

感冒兼夹的邪气有哪几种呢? 第一个,夹暑;第二个,夹湿;第三个,夹燥。也就是夹暑感冒,夹湿感冒,夹燥感冒。

（1）夹暑感冒

它有一个限制，必须在暑天，"先夏至日者为病温，后夏至日者为病暑"，这是《素问·热论》的原则。在夏至之前所受的外感病只能称为温病，在夏至之后所受的外感病——当然都是暑热病，所受的都是热邪——不称为温病，而称为暑病。夏至以后，从夏至开始，小暑，大暑，立秋，处暑，这个时间所得的外感病，一般是暑病。这是暑气当令。

《素问》讲"春伤于风"，"夏伤于暑"，"秋伤于湿"，"冬伤于寒"。春天一般受风邪，夏天一般受暑邪，秋天一般受湿邪，冬天一般受寒邪。为什么秋伤于湿呢？秋不是伤燥吗？你学了"运气学"就知道了。秋天，它是两气所主。前半个秋天是湿气所主，后半个秋天是燥气所主。讲"秋伤于燥"，没错。但是《内经》里面始终是讲的"秋伤于湿"，因为前半个秋天是湿气所主。可见外邪伤人具有强烈的季节性。

因此，在不同的季节看感冒，我们的诊断、处方用药就必然有所区别。当然要以症状特点为依据。比如夹暑感冒，首先，是在暑天；其次，它的症状，大热天出现恶寒发热，头痛身痛、无汗，很像是风寒感冒，可是他有心中烦，他有小便黄。这就不能用荆防败毒散。你用银翘散跟荆防败毒散，都是没用的。用什么方呢？要用新加香薷饮。吴鞠通讲："手太阴温病，发热恶寒，头痛身疼，但汗不出者，新加香薷饮主之"。香薷，一味特殊的药。它的作用是两个：第一个，发汗解表；第二个，涤暑除湿，它有涤暑除湿的作用。所以，后世有医家曾经说香薷是夏月的"麻黄"。我们夏天不用麻黄而用香薷，它可以起到麻黄发汗解表的作用。但是，它可以起到麻黄不能起到的作用，就是涤暑祛湿。这就是香薷的特点。因此，夏日治夹暑感冒，要用新加香薷饮。

（2）夹湿感冒

夹湿有夹湿的特点，不一定要局限于夏秋季。其实，湿气一年四季皆有之。我发觉它还有地域的关系。比如长沙这个地方，湿气就特别大。今天的上午到中午，大家应该发现一个特点，所有的楼梯都在那儿"冒汗"。这是什么？这是湿气。人生活在这个环境之中，受不受湿呢？会受到湿气的。假如此时感冒，很可能就夹湿。

夹湿感冒的特点是什么？第一，有感冒的主症；第二，有湿证的特点。湿证的特点是什么？《素问·生气通天论》中讲，"因于湿，首如裹"。这个"首"怎么讲？这个首字两个意思。第一个意思，头称为首。受了湿邪以后头如裹,表现头部紧,头部沉重,头就特别的困,这个大脑就会受影响。第二个意思,"首",开始。湿病一开始,人的一身就沉重如裹。这是形容全身沉重。所以湿病的特点,第一个就是身重头重,一种沉重感,一种酸重感;第二个,就是胸闷脘痞,泛恶。什么叫泛恶? 恶心欲呕,但是没有呕出来,想呕。胸闷,胸中痞闷;第三个,舌苔白腻,这个特点特别重要。中医看病不是量血压,中医是要看脉看舌的。中医看病不是拿听诊器的。我们现在的老百姓看病,因为接触西医多,不仅接触西医多,而且接触那些假中医太多了。老百姓一看病,第一句话,"您给我量量血压看","您不帮我听一听啊"? 我说我这儿是中医,不是量血压的,我也不拿听诊器的。那你中医是干什么的?中医是看脉的,中医是看舌的,这是至关重要的两项。你不会看舌,你怎么知道他邪气的浅深? 你怎么知道他津液的存亡? 湿病,最大的特点:舌苔白腻。这个很重要。吴鞠通《温病条辨》曾经讲过湿温的特点:"头痛恶寒,身重疼痛,舌白不渴,脉弦细而濡,面色淡黄,胸闷不饥,病难速已,名曰湿温。""头痛恶寒,身重疼痛"这是什么? 这是表证,湿郁在表。它还有更重要的东西:苔白不渴,胸闷不饥。

治夹湿感冒,应该是两个方:第一个方,以表证为最突出的,就是一身酸痛沉重,头重痛,舌苔白腻,恶寒明显的,用羌活胜湿汤。第二个,就是吴鞠通刚才讲的,除了头痛恶寒、身重疼痛以外,有典型的胸闷不饥,用什么方?三仁汤。我们治疗夹湿感冒就用这两个方,足矣。

（3）夹燥感冒

"燥者干之",燥气伤人,一定有干燥的特点。口鼻咽喉干燥,这是最重要的;或者是咽喉干而疼痛,甚至于鼻子里还有出血,咳嗽少痰,舌红少苔而且舌上干燥。但是首先要有感冒的主症:恶寒发热,鼻塞流涕,喷嚏头痛,脉浮,同时又有干燥的明显特点,不论在哪个期间,当然主要是深秋。这就是夹燥感冒。

要明确一点的是,秋天是一个分界线。前面是暑热,后面是寒冬。所以秋天有两种气候:一种是暑热之气未尽,二种是冬寒之气已临。所以秋天的气候比较复杂。燥,本来是凉气,"燥者,凉也"。但由于有这样一个夹杂的气候,复杂的因素,秋燥证又可以分为两种变化,正如温病学家所言,"秋伤燥气者,轻者为燥,重者为寒"。在症状表现上就有两种证候:一种称为温燥,一种称为凉燥。什么叫温燥? 燥夹热。什么叫凉燥? 燥夹寒。但是,临床上总是以温燥为主。所以我们治疗秋燥证,主方是桑杏汤,或者是桑菊饮。如果,确确实实是属于凉燥,应该用杏苏散。比较而言,治秋燥的方也就是治疗外感夹燥的方,夹燥感冒的方应该是桑杏汤或者桑菊饮。

3. 辨体质虚实

人的形体有厚薄,体质有强弱,年龄有老少,性别有男女,职业有脑力和体力的区别。如果给一个很文弱的人治感冒,我们用荆防败毒散,来他10剂,行不行? 不行。这个人是个杀猪的,一头猪不要别人帮忙,一刀子就宰了。给他治感冒,你想想看,用药要怎么用? 有的人一年三百六十五天时时患感冒。这是什么感冒? 这是体质虚弱所致。所以我们临床治感冒,要辨别体质的强弱,要了解证候的虚实。实证,我刚才在前面讲的一些都是实证。虚证呢? 比如老人感冒,比如素体气虚的人,素体血虚的人,素体阴虚的人感冒,比如本来是文弱体质的人一年四季患感冒,怎么治? 就必须要扶其虚,这点很重要。

我这儿还要顺便讲一点,风寒感冒和风热感冒,夹暑感冒,夹燥感冒,夹湿感冒,除了属于邪气确实有性质的差异之外,还有一个内在的因素。什么因素呢? 邪气伤人,可以随人的体质产生变化。

我打个比方,假如咱们两个人出去,同时碰到疾风暴雨,两个人都被雨淋湿了。第二天两个人都感冒了。两人同时受一种邪气,同时发病,受邪在同一个地点,同一个时间——有"四同",可不可以用同一个方? 不一定。为什么? 有一个内在因素,要看这两个人体质是不是一样。如果一个是阳体,一个是阴体,阴体的人,显然是一个风寒感冒;而阳体的人,是一个风热感冒。为什么? 因为病邪伤人,可以随着人的体质差异而有不同的变化。我们后面要讲"痹证",它就非常明显地显露了这个特点。同样是风寒湿气伤人,可是偏偏在有些人身上邪气是从热化,这就是体质使然。

再比如喝酒,一桌人在喝酒,都醉了。你去观察,这一桌人醉酒以后,是两种不同的反应。一种人开始挽衣袖了,脱衣服了,眼红脖子粗,就开始大叫大喊了,甚至要跟人吵架,声音特别粗。第二种人,就钻到桌子底下,到桌子下面睡觉去了。绝对是这两种反应。为什么? 同样喝酒,同时醉酒,为什么反应不一样呢? 体质使然。这是一个复杂的因素。

所以我们不要以为风热感冒、风寒感冒就一定是某种邪气。当然,邪气性质不可变,但是它可以随着人的体质而变化。尽管这个人是风寒感冒,因为他的体质是一个火热的阳体,他表现的必然是火热证候;这个人素体阳虚,尽管是属于风热之邪,他也会从寒化。所以我们必须要注意人的体质的虚实盛衰。

体虚感冒在临床上最常见的是气虚感冒。我们教科书上还列有阴虚感冒，血虚感冒，这不应该列入在感冒的范围内。只能说感冒病人素体阴虚，感冒病人素体血虚，应该这么处理，只能这样说。而气虚感冒为什么应该列入主要一条呢？因为气虚以后体表失去固护，最容易感冒。气虚感冒的症状除了感冒的主症以外，还有三大主症。第一，最容易反复感冒；第二，疲乏，自汗；第三，脉肯定虚弱。主方应该是玉屏风散或者是参苏饮。气虚感冒如果出现明显的恶寒肢冷，手足冷，舌淡，舌苔薄白，口不渴，这就由气虚进了一步，出现阳虚了。就是阳虚感冒了。张仲景有一个很好的方，就是桂枝新加汤，又称为桂枝人参新加汤。

三、个人经验

1. 感冒的用药必须结合时令气候

我刚才前面讲的，兼夹邪气，我们就必须依据时令气候的变化来指导诊断和处方。

比如，春天。春天是什么气所主？第一是厥阴风木主令；第二是少阳初生之气，阳气升发的季节。"春三月，此谓发陈。天地俱生，万物以荣。"而厥阴者，肝也；少阳者，胆也。换句话讲，是肝胆之气主司的时候。所以春天的感冒，是风热证也好，是风寒证也好，都要重视一个方：小柴胡汤。

当然柴胡汤有柴胡汤的主症，寒热往来，口苦，呕逆。没有呕逆，也没有明显的口苦，在这种情况下，不用柴胡汤也要用柴胡。柴胡是干什么的？小柴胡汤的柴胡，我们是讲和解少阳枢机，少阳为枢。但是，我们要推敲一下柴胡本身的作用。它是个什么药？它本是一味解表药。《药性赋》里面讲得很清楚："疗肌解表，干葛先而柴胡次之。"柴胡是入胆的，它也可以入肝，肝胆相表里。四逆散，柴胡疏肝汤，逍遥散，柴胡干嘛的？疏肝的。在补中益气汤里，柴胡干嘛呢？升提的。但是柴胡还有另外一个作用，那就是解表的作用。它不仅入少阳入厥阴，而且可以解表。所以，春天治感冒一定要用柴胡。比如春天治风热感冒，我就常用银翘散加柴胡，或者是银翘散合小柴胡汤。柴胡可以重用。如果要用它解表的一面，柴胡可以用到15g，乃至30g，这才能够发挥它解表的作用。这是一点小经验。

夏天夹暑感冒，我刚才讲了，新加香薷饮。后世有一些医家把新加香薷饮里面再加两味药,一个茯苓,一个甘草,称之为五味香薷饮。我不同意这一点。为什么? 疗效不好,不如吴鞠通的新加香薷饮效果好。

我琢磨,夏季是暑湿季节,新加香薷饮确实还有它不足的地方。加点什么药呢? 我通过几十年的摸索,加了两味非常有效的药。一味药是必加的药,滑石。为什么要加滑石? 滑石,利湿清暑,它的作用非常的好。不是有个"六一散"吗? 专门解暑的。为什么要加滑石呢? 不是随便加的。它可以利小便,渗湿。它是清暑渗湿,也可以讲淡渗利湿,远远超过茯苓。还有一味药,要适时而加。适什么时呢? 夹暑感冒,如果病人出现舌苔黄或者黄滑或者黄腻,口苦尿赤,这是明显的热化,要加一味黄芩。没有热化不要加黄芩,要有热化才加黄芩。这就是新加香薷饮的变化之所在。

秋天,燥气所主。用桑杏汤,用桑菊饮固然不错,但是,有的时候力量却显不够,因为毕竟是轻剂,还可以加点荆芥或苏叶。

冬天是寒气所主。比如去年大寒以后出现大冰冻,在我们湖南省这个地方严寒出奇。这个时候如果人感冒,一定是寒气很重。寒主收引,如果你不考虑这个时令而只用些常用药,那就不行。所以冬天的感冒,尽管是风热感冒,也要加一点辛温的药,那风寒感冒就更不用说了。常用的荆防败毒散本身就是治风寒的,都是辛温的药。假如是风热感冒,我也要加用一点辛温发散的药,借助它的发散作用,这才与冬天寒凝所主的季令相符合。加用什么药呢? 羌活,防风。

2. 治疗感冒高热,用表里双解法

临床最常见的是小孩。小孩最容易发高烧的时间是十岁以前。这个表里双解法不是我发明的,我们的老祖宗张仲景早就发明了。我们看看大柴胡汤。有柴胡走表的,有大黄、枳实走里的,这不就是表里双解吗? 葛根黄芩黄连汤治协热下利,葛根干嘛的? 走表的。黄连、黄芩是干嘛的? 入里清热。这不就是表里双解法吗? 我们老祖宗早就用过了。刘河间的防风通圣散,防风、荆芥、麻黄解表的,大黄、芒硝通大便入里的,也是表里双解法。我的"表里双解法"不是指张仲景的,也不是指刘河间的,是我的个人创造。这个个人创造是我在临床上反复摸索的,不是用一次两次,而是用了千次以上。所以这个是可靠的。

第一个表里双解法,就是感冒高烧并发肺炎,尤其是小孩。西医不是讲"肺炎"吗? 又高烧又咳嗽又气喘,怎么办? 麻杏石甘汤加大黄。张仲景没讲过"麻杏石甘汤加大黄",这个"加大黄"是熊某人加的。肺炎高烧老是退不下来,邪壅于表,热遏于里,肺气壅遏——为什么不从大肠通一下呢?肺与大肠相表里。可以一面宣肺气解表,另外一面通腑气。使邪气迅速有出路。要是张仲景老爷爷还健在的话,我要向他老人家请示一下这个主意行不行。我相信他会点头同意的。就是麻杏石甘汤加大黄。这可以说是个秘诀。

第二个,就是小儿急性扁桃体炎,包括扁桃体脓肿。扁桃体炎大多是感冒以后引发了扁桃体肿大,严重的出现化脓。它有一个明显的高烧不退的特点,烧到41℃那是家常便饭。要知道喉咙这个部位,"喉主天气,咽主地气"。司天气者,谁所主?肺所主。司地气者,谁所主?胃所主。一个是肺,一个是胃。肺是五脏之一,胃是六腑之一。感冒以后,外邪闭塞,壅遏肺气,而胃中素有燥热。外邪郁闭,燥热郁遏上冲咽喉,就形成了咽喉红肿。怎么治?宣散肺气解表。银翘散、桑菊饮不是宣散肺气治风热感冒的吗?那胃之燥热怎么办呢?加大黄。就是用银翘散加大黄。吴鞠通用银翘散的时候从来没加过大黄,我这里加了大黄。这是治疗风热感冒,尤其是急性扁桃体炎发高热的一个妙招。

第三个表里双解的例子就是防风通圣散。恶寒,头痛,身疼,口苦,大便秘结——典型的实证,用刘河间的防风通圣散。

3. 对寒热夹杂证,应当寒热合治

临床上,疾病表现是千变万化、纷繁复杂的,绝对不是按我们书上讲的去患病。如果是单纯的风寒证,好治;单纯的风热证,好治;如果寒证和热证搅和在一起,怎么办?寒热夹杂,既有恶寒、头痛、身疼、无汗,寒证;也有口苦、口渴、尿黄、舌苔黄。这是个寒热夹杂证,你就要寒热同治,寒热合治,既要用辛温药解表,又要用清凉的药清里热。刚才我举的防风通圣散其实就是其中一个例子。防风通圣散怎么个寒热夹杂?除了恶寒、身痛、头痛、无汗以外,它还有大便秘结,口苦尿黄。或者有恶寒、头痛、身疼以外,还有口苦、尿黄、口渴、头痛明显。用什么方?用程钟龄的柴葛解肌汤。

4. 小儿感冒的证治特点

我们诊治小儿,是有专门知识的。小孩一来,我把他手一拉,或者是你还没拉他的手,他一看你穿白大褂他就叫。此时你的眼睛应当笔直直地盯着小孩嘴巴,这是诀窍。你手一拉,他"哇"一声叫,越叫得大越好,喉咙、舌子,一眼看得清清楚楚。如果你不懂这一点,看完经纹然后再看嘴巴,你要他张嘴,他死都不会张嘴。就是把牙齿撬得出了血他也不张嘴,看你怎么办？结果把小孩整得哇哇叫。我上次不是讲了吗？我说中医除了扎实的理论功底，除了丰富的临床经验，还有更重要的一条，就是敏捷的思维反应。反应要特别快。你在门诊上自己呆头呆脑，你说你看得好病吗？你自己要灵活一点。

我们治小儿感冒，证治有什么特点呢？

第一，小儿的用药宜轻缓。我开荆防败毒散是不是要像大人一样开？不行的。小儿的风寒感冒不能用荆防败毒散。用什么方？用杏苏饮。风热感冒可以用银翘散，可以用桑菊饮。

第二，小孩服药有特殊的方法。我们大人喝药喝一杯，有一些猛一点的喝一大碗。那小孩可不可以这样？不行的。小孩你灌他这么一杯，你想想看会怎么样？这都是些不明白的人，他认为药喝得越多就越好。这是不行的，要少量多餐。这是服药的方法。

第三，小孩的变证特别快，变证多端。发热不退，可以变生惊风。发热感冒不好，第二天就是咳嗽，第三天说不定就是肺炎喘促。现在西医院讲个"支原体感染"，把那些家长吓死了。从来没听讲过什么"支原体"，这了得啊？他以为是"艾滋病"来了。其实就是感冒的传变。小儿感冒传变得最快，不是肺炎，就是惊风，就是扁桃体炎，这是一个特点。因此，治小孩病要立取速效。

第四，小孩感冒最容易夹食。小孩一般吃东西都没有准确定量定数，容易膈食。所以小孩一感冒往往多夹食。如果小孩肚子胀，呕吐，不管你感冒如何，在感冒的处方上一定要加上消导药。"三仙"啊：山楂、神曲、麦芽，可以再加莱菔子；大便不通加枳实、大黄。这就是我们治疗小孩的证治特点。

四、病案举例

例一、邓某，女，40岁。这个病人是我们学校的一个老师。2001年暑假期间，突患发热，开始39℃，送医院急诊室。第三天热势高达41℃，持续5天，热势不减，已请中医会诊。第一次处方银翘散，第二次处方大剂白虎汤。处方我看了，石膏用60g，服药后高热还是41℃。白虎汤吃了3剂没下来。我们学校领导去找我了。让我快去，病人危险了。白虎汤石膏用60g，物理降温也用了，可是体温41℃就是下不来。40岁的成年人，当然危险呀。

病至第六天我去病人那儿看看。我进门第一眼，看见这个病人睡在床上,身上盖着毛毯。当时什么气候?大家穿短袖衣,吹空调。她却盖着一床毛毯。给我第一印象,表证。恶寒发热,这是一个最基本的常识。你再热,我不管你40℃、41℃,你恶寒啊,发热温度那么高,怎么冒出一个恶寒呢?这个毯子盖得反常嘛。

患者身热如火,身无汗出。我问她,她说微恶风寒,口不甚渴,其他没什么症状。我说你头痛吗?不明显。就是发高烧,就是恶寒。她那时有些迷糊,讲话都颠三倒四。舌苔白腻,脉浮数。

我们学校有个领导陪我在那儿看。他说可不可以治?我说可以治。有什么特效药没有?什么时候可以退烧?我说大概一天吧。一天?他感到好奇怪。我说一天可以退烧。明明是个表证嘛,这就是个标准的夹暑感冒。大家可以开处方了吧。新加香薷饮加滑石。三剂药。第一剂药吃完,就退烧了。中医治病,辨证选方一定要准。这是第一个病例。

例二、章某,女,32岁,是长沙邮电局的一个职工。2005年春天突感发热恶寒,体温高达40℃以上。恶寒明显,头痛,一身疼痛。经医院中西结合治疗1周余,诸症未减。高热,恶寒,头痛。头痛在哪些部位呢?头额、两侧及后头项部,就是满脑皆痛。一身疼痛,而且她在那儿唉哟唉哟,一声一声地喊。她说高烧她无所谓,她就是疼得受不住。一摸,身热如火。但又明显地恶寒。既恶寒又高热,既头痛又身疼,并且口渴,口苦,自汗,舌苔黄白相兼,脉弦数有力。

大家分析一下。这是一个什么证?她第一症状是恶寒发热,这可以算一个重症感冒。症状比较突出,比较重。这是一个典型的寒热夹杂的感冒。这个头痛有一个特点。我们后面要讲头痛的。前额痛属阳明,两侧痛属少阳,后脑部痛属太阳。这三个地方都痛,总称为三阳,三阳头痛。三阳都是表,典型的恶寒发热,这是表证。口渴,脉象弦数,舌苔黄,这是热证。这不就是一个寒热夹杂吗?怎么治?用我刚才讲过的,柴葛解肌汤。就这个方,好得很快。

急证,特别是危急病证,它有个明显的特点,不是好得快,就是死得快。所以你救急抢险就要搞得快。"譬犹拯溺救焚,岂容整冠束发",救治病人跟救水救火一样,你还在那儿慢腾腾的。等我把帽子戴好,我把鞋子穿好,再来。那怎么行?急证就是救急抢险,要让人家好得快。好得不快就危险了。

例三、张某,男,5岁,是省电视台的一个小孩,在省儿童医院会诊的病例。发热,热势高达40℃,送儿童医院救治。至第三天,热势高达41℃。至第六天,热势丝毫未减。患儿出现沉睡状态,手足时作掣动,高热持续不退。

诊察时小孩高热如火,但是鼻子里有鼻涕。而且畏寒,热得不行,鼻子里却有鼻涕,这是感冒啊。喉中扁桃体明显肿大并且有化脓点。患儿因为持续高烧所以昏昏欲睡,但是你叫他,他睁眼。说明没有昏迷,神志还清醒。他是因为高烧,精神极其疲乏。双手不时地颤抖,不欲饮食,时欲呕逆。我问他大便怎么样。家人说小孩这几天没吃东西,也没解大便。舌苔薄白而黄,纹紫,脉浮数。这就是我刚才讲的感冒引起的急性扁桃体炎的高热不退。用的就是表里双解法,银翘散加大黄。就这个方,一天之内就退烧了,好得挺快的。

五、现场答疑

1.《伤寒论》中的太阳伤寒、中风,与《内科学》所讲的感冒有没有区别?

答:《伤寒论》中列有太阳中风和伤寒,感冒和伤寒是不是一个病? 不是。《伤寒论》的伤寒是外感病的总称,这是广义的伤寒。《难经》讲:"伤寒有五,有中风,有伤寒,有湿温,有热病,有温病。"具体讲,太阳病的表证有中风,有伤寒,我们讲的感冒是不是就是中风、伤寒呢? 不是。《伤寒论》的伤寒它属于广义伤寒的范畴,属于外感病的范畴。但是感冒与伤寒是有区别的。

哪一些区别呢? 我们看看,已经有人提出来了,就是我刚才讲过的徐灵胎,他提出来的。"凡人偶感风寒,头痛发热,咳嗽涕出,俗语谓之伤风,非《伤寒论》中所云之伤风,乃时气之杂感也"(《医学源流论》)。徐灵胎他讲得很清楚,感冒风寒是时行杂感,不是《伤寒论》里讲的"中风"。其主症是"头痛发热,咳嗽涕出"。所以,比较起来,感冒与伤寒应该有四点区别。

第一点区别,就是病邪的性质有区别。《伤寒论》所讲的伤寒也好,中风也好,主要是指风寒而言,重点是指寒气伤人,它绝对没有涉及热、燥、温、暑等外邪。而我们讲的感冒,它是六气袭人,以风邪为首,有风寒,有风热,有风湿,有夹暑,有夹燥。这是病邪性质的一个区别。

第二个区别,感冒和伤寒伤人的途径有区别。伤寒是寒邪伤人的足太阳膀胱经。《素问·热论》讲:"伤寒一日,巨阳受之。头项痛,腰脊强。"为什么讲"头项痛,腰脊强"呢? 因为足太阳膀胱经起于目内眦,循头下项,挟脊抵腰,这是它的循行路线。所以张仲景《伤寒论》讲:"太阳之为病,脉浮,头项强痛而恶寒。"为什么"头项强痛"?因为它是太阳经循行的路线。为什么恶寒呢?因为是外寒伤人。它的感受途径是寒邪伤了足太阳膀胱经,从肌表而入。而感冒,它是两个途径:第一个途径,是外邪伤皮毛,由皮毛再传入到肺。《素问·咳论》指出:"皮毛者,肺之合也,皮毛先受邪气,邪气以从其合也。"由于"肺合皮毛",皮毛在表,感受了邪气以后,进而伤肺;第二条路径,肺主呼吸,外邪从口鼻而入进而伤肺。所以感冒,最主要伤的脏是肺。两条途径,一条途径是皮毛,二条途径是口鼻。"温邪上受,首先犯肺",这是叶天士的话。"上"指谁呀?"上"指口鼻,指呼吸道。为什么感冒传染呢?因为它是呼吸道感染,空气的感染。

第三个区别,感冒和伤寒的证候轻重有区别。伤寒比感冒要严重得多。我们学习了《伤寒论》,伤寒有六经传变,出现了六经许多的变证,张仲景《伤寒论》讲了很多的变证。一个太阳病篇就有很多很多的变证,很多很多的坏病。还有经证,还有腑证,特别复杂,所以它比感冒要严重得多。而感冒呢?虽然也有变证,但是它主要局限于呼吸道,局限于体表,局限于肺气。

第四个区别点,伤寒的主症与感冒的主症有区别。《伤寒论》云:"太阳病,发热,汗出,恶风,脉缓者,名为中风。""太阳病,或已发热,或未发热,必恶寒,体痛,呕逆,脉阴阳俱紧者,名为伤寒。"无论中风、伤寒,它有一个共同的主症,就是头项强痛而恶寒。这是它的总纲。

2. 为什么气虚感冒不用防己黄芪汤?

答:《金匮要略》云:"风湿脉浮身重,汗出恶风者,防己黄芪汤主之。"防己黄芪汤是治疗风湿在表而兼表虚不固的病证。其主要邪气是湿,其主症是身重。临床上不仅身体酸重而畏风自汗者在所必用,并且身体酸重并见浮肿而畏风自汗者亦在所必用。而气虚感冒的主症是畏风自汗而并见感冒的症状特点:鼻塞,喷嚏,头痛。它不是湿郁体表,而是风袭体表,故不用防己黄芪汤,而应用玉屏风散。

3. 过敏性鼻炎有鼻塞、流涕、打喷嚏,它算感冒病吗?

答:过敏性鼻炎是西医病名,其鼻塞、流涕、打喷嚏时作时止,一遇空气中的任何刺激,特别是冷空气刺激,即刻发作。这种病在《内经》中称为"鼻鼽",或"鼽嚏"。它与感冒伤风鼻塞应相鉴别。

感冒鼻塞流涕是感受风寒外邪所致。其鼻塞、流涕、打喷嚏时,常常伴有发热、恶寒、畏风等全身症状,且病程较短。数日之内,感冒愈则鼻塞愈。

而鼻鼽之鼻塞流涕是经常反复发作,时发时止,且无发热恶寒之表证。治疗此病,一方面应疏散风邪,一方面应益气固表,一般可用苍耳子散合玉屏风散。

附方:

1. 荆防败毒散(《摄生众妙方》):荆芥　防风　独活　羌活　川芎　柴胡　前胡　桔梗　枳壳　甘草　茯苓

2. 人参败毒散(《太平惠民和剂局方》):人参　独活　羌活　川芎　柴胡　前胡　桔梗　枳壳　甘草茯苓

3. 银翘散(《温病条辨》):金银花　连翘　竹叶　荆芥穗　豆豉　薄荷　芦根　牛蒡子　桔梗　甘草

4. 桑菊饮(《温病条辨》):桑叶　菊花　薄荷　桔梗　芦根　杏仁　连翘　甘草

5. 新加香薷饮(《温病条辨》):香薷　厚朴　金银花　连翘　扁豆花

6. 羌活胜湿汤(《内外伤辨惑论》):羌活　独活　防风　藁本川　芎　蔓荆子　甘草

7. 三仁汤(《温病条辨》):杏仁　白蔻仁　薏苡仁　厚朴　通草　半夏　滑石　竹叶

8. 桑杏汤(《温病条辨》):桑叶　杏仁　栀子　豆豉　沙参　贝母　梨皮

9. 杏苏散(《温病条辨》):杏仁　苏叶　半夏　陈皮　前胡　桔梗　枳壳　茯苓　甘草　生姜　大枣

10. 玉屏风散(《世医得效方》):黄芪　白术　防风

11. 参苏饮(《太平惠民和剂局方》):人参　苏叶　葛根　半夏　陈皮茯苓　桔梗　前胡　枳壳　木香　甘草

12. 桂枝新加汤(《伤寒论》):桂枝　白芍　人参　生姜　大枣　甘草

13. 小柴胡汤(《伤寒论》):柴胡　黄芩　人参　半夏　甘草　生姜大枣

14. 六一散(《伤寒标本》):滑石　甘草

15. 大柴胡汤(《伤寒论》):柴胡　黄芩　枳实　白芍　大黄　半夏生姜　大枣

16. 葛根黄芩黄连汤(《伤寒论》):葛根　黄芩　黄连　甘草

17. 防风通圣散(《宣明论方》):防风　荆芥　麻黄　薄荷　芒硝　大

黄 栀子 滑石 桔梗 连翘 石膏 黄芩 当归 川芎 白芍 白术 甘草

18. 麻黄杏仁甘草石膏汤(《伤寒论》):麻黄 杏仁 石膏 甘草

19. 柴葛解肌汤(《伤寒六书》):柴胡 葛根 羌活 白芷 石膏 黄芩 芍药 桔梗 甘草 生姜 大枣

20. 杏苏饮(《温病条辨》):杏仁 苏叶 前胡 桔梗 枳壳 桑白皮 黄芩 麦冬 贝母 橘红 甘草 生姜

21. 防己黄芪汤(《金匮要略》):防己 黄芪 白术 甘草 生姜 大枣

22. 苍耳子散(《济生方》):苍耳子 白芷 辛夷 薄荷 葱白 茶叶

第六讲　咳嗽证治

　　咳嗽是临床常见病，也是一个难治的病，如《医学正传》所说："诸病易治，咳嗽难医。"然而，咳嗽的发病率又很高，在门诊上每天都可以看到大量的咳嗽病人，因此，我们学会了治疗咳嗽，就可以在临床上大显身手。

　　关于咳嗽的病名，《内经》中有《咳论》，专门讲咳而没有讲嗽。但在《咳论》以外的许多篇章，却大量论及咳嗽。也就是说，在《内经》中既言咳，又言咳嗽。张仲景的《金匮要略》中有两篇专门论咳嗽：一篇是《咳嗽上气》，一篇是《痰饮咳嗽》，他明确地提出了"咳嗽"这个病名。大概从宋代开始有了咳与嗽的区别："有声无痰为咳，有痰无声为嗽，有声有痰为咳嗽。"持此观点的医家有刘河间、李中梓、赵献可等。是否有必要如此区分呢？我们比较两段《内经》原文就清楚了。《素问·生气通天论》说："秋伤于湿，上逆而咳。"《素问·阴阳应象大论》说："秋伤于湿，冬生咳嗽。"两者均讲的是秋伤于湿出现咳嗽，说明咳与咳嗽没有区别。所以，张子和在《儒门事亲》中说："嗽与咳一症也。"因此，咳即嗽，嗽即咳，在临床亦无区别的必要。

一、主症辨析

　　《内经》中常提到"咳嗽上气"，说明咳嗽就是气往上逆。刘河间《伤寒六书》中说："肺主气，肺为邪所乘，邪气伤肺，气逆而不下，故令咳嗽。"指出是肺气上逆而不能下降，故发为咳嗽。因此，咳嗽这个病名实际上就是一个症状，是肺气上逆引起的发声。《医学三字经》说得更清楚："气上呛，咳嗽生。"说明它是一个单独的症状。

二、辨治要领

主要有两点：一辨外感、内伤；二辨咳嗽之兼症。

1. 辨外感、内伤

咳嗽既有外感，又有内伤，这一点在《内经》中早有明确记载。《素问·咳论》曰："皮毛者，肺之合也，皮毛先受邪气，邪气以从其合也。其寒饮食入胃，从肺脉上至于肺，则肺寒，肺寒则外内合邪，因而客之，则为肺咳。"意指外邪伤皮毛，可内伤于肺；寒冷的饮食进入胃中，亦可循肺之经脉上至于肺而发为咳嗽。为何从肺之经脉上至于肺呢？因为肺之经脉起于胃中。《灵枢·经脉》曰："肺手太阴之脉，起于中焦，下络大肠，还循胃口，上膈属肺。"因此，咳嗽的病因主要就是两方面：外受寒邪，内伤寒饮，一个外邪，一个内邪，也就是"外内合邪"。《灵枢·邪气藏府病形》也表达了同样的意思："形寒寒饮则伤肺。"《景岳全书》更是明确提出了咳嗽的辨证纲领："咳嗽之要，止惟二证，一曰外感，一曰内伤。"

外感咳嗽

辨是否为外感咳嗽有两个要点：第一，看咳嗽发病的时间长短，如发病时间为几天或半个月，多为外感。若发病时间为半年、几年，肯定属内伤。第二，看有无表证，所谓表证，就是有恶寒发热、鼻塞喷嚏、脉浮等症状。

所谓外感咳嗽，就是外邪伤肺后引起的咳嗽。哪些外邪可以引起咳嗽呢？《素问·咳论》中讲到了寒邪，还有其他邪气吗？有。其实六淫邪气都可以引起咳嗽。《内经》许多篇章都提出来过，如"阳明司天，燥淫所胜……民病……咳""少阳司天，火淫所胜，则温气流行，金政不平，民病头痛……疮疡、咳"（《素问·至真要大论》），"岁火太过，炎暑流行，金肺受邪，民病疟少气咳喘"（《素问·气交变大论》），"秋伤于湿，上逆而咳"（《素问·生气通天论》）。综上所述，六淫邪气都可伤肺而引起咳嗽，故张景岳说："六气皆令人咳，风寒为主。"虽然六淫邪气均可引起咳嗽，但是临床的外感咳嗽主要有风寒、风热、风燥三种。

（1）风寒咳嗽

症状：除咳嗽，而见恶寒发热、鼻塞喷嚏等表证外，必有寒的表现，如口不渴，咽喉痒，咳痰稀白，苔薄白，脉浮紧。

治疗：轻者宜疏风宣肺止咳。用止嗽散。止嗽散出自程钟龄的《医学心悟》，他说："风寒初起，头痛鼻塞，发热恶寒而咳嗽者，用止嗽散，加防风、苏叶、生姜。"若是风寒咳嗽重证，恶寒明显，咳痰稀白而多，往往是外寒与内饮相结合，治须散寒化饮，用小青龙汤。《金匮要略》曰："咳逆倚息不得卧，小青龙汤主之。"《伤寒论》曰："伤寒表不解，心下有水气，干呕，发热而咳，或渴，或利，或噎，或小便不利，少腹满，或喘者，小青龙汤主之。"从张仲景的两条原文可以看出，若出现以下几点就可使用小青龙汤：①咳嗽痰多；②痰色稀白；③恶寒明显；④咳而呕或喘；⑤舌苔白滑或白腻。

（2）风热咳嗽

症状：咳嗽，仍伴见恶寒发热、鼻塞喷嚏、脉浮等表证，但恶寒较轻，喉中痒而干，甚至咽痛，口渴，咳痰黄稠，舌苔薄黄，脉浮数。

治疗：宜疏风清热止咳。轻者用桑菊饮。若咳甚，则用止嗽散加连翘、芦根、薄荷、枇杷叶。

（3）风燥咳嗽

症状：除咳嗽，而见恶寒发热、鼻塞喷嚏等表证外，兼咽干，口干，咳嗽痰少而黏或痰中带血，或咳而无痰，舌红，苔薄少，脉浮数。

治疗：宜疏风润燥止咳。方用桑杏汤。桑菊饮亦可，吴鞠通《温病条辨》说："感燥而咳者，桑菊饮主之。"

以上是外感咳嗽的主要类型。

内伤咳嗽

内伤咳嗽的特点是：第一，发病时间长，半年以上，甚至多年；第二，无表证。也有内伤咳嗽因外感而诱发的，那仅仅是开始时稍有感冒症状。常见的内伤咳嗽有痰饮咳嗽、肝火咳嗽以及阴虚咳嗽三种。

（1）痰饮咳嗽

《金匮要略》大量论述了痰饮咳嗽，重点讲了四饮：痰饮、悬饮、溢饮、支饮，其中悬饮和支饮都有咳嗽这个症状。痰饮咳嗽主要是因痰饮作祟，稍受风寒或饮食不慎即可触发，其最突出的特点是痰多。由于痰饮既可因寒湿而引起，又可从热而化，故临床可见两证：一是痰湿咳嗽；一是痰热咳嗽。

①痰湿咳嗽

症状：咳嗽多痰，痰白而稀，胸闷，甚则气喘，口淡不渴，背部畏冷，遇冷则咳甚，舌苔白腻或白滑，脉象濡滑。

治疗：宜燥湿化痰止咳。方用苏杏二陈汤。若寒饮较重，则宜散寒化饮，用小青龙汤。.

②痰热咳嗽

症状：咳嗽多痰，痰色黄稠，甚或痰中带血，胸闷，口干，口苦，舌苔黄腻或黄滑，脉滑数。

治疗：宜清热化痰。方用小陷胸汤。张仲景原用此方治疗小结胸证，"小结胸病，正在心下，按之则痛，脉浮滑者，小陷胸汤主之。"小结胸病是如何引起的呢？是由于痰热结于胸膈而出现的胸部疼痛。而痰热咳嗽是痰热阻遏胸肺出现咳嗽，其症状表现虽不相同，但其病机是相同的，因此可用同一个方治疗，而且实践证明，临床效果很好。另外，清金化痰丸亦可治疗痰热咳嗽。

（2）肝火咳嗽

又称肝火犯肺，乃肝火亢奋，影响肺金所致。

症状：咳嗽而呛，咳则连声为特点，甚则咳血，或痰带血丝，胸胁胀痛，烦热口苦，面红目赤。舌苔薄黄，脉弦数。

治疗：宜清肝泻火。方用黛蛤散合泻白散。若出现咳血者，用咳血方治疗。

（3）阴虚咳嗽

因阴虚内燥，肺失滋润，以致肃降无权，肺气上逆所致。

症状：干咳无痰，或痰少而黏，口干，咽干，鼻干，还兼手足心热、午后烦热等阴虚表现，舌红少苔或无苔，脉细数。

治疗：宜滋阴润肺。方用沙参麦冬汤。吴鞠通《温病条辨》云："燥伤肺胃阴分，或热或咳者，沙参麦冬汤主之。"若阴虚咳嗽而兼有气虚症状者，用清燥救肺汤。《素问·至真要大论》曰："诸气膹郁，皆属于肺。"清代名医喻嘉言解释说："诸气膹郁之属于肺者，属于肺之燥也……今拟此方，名清燥救肺……"

2. 辨咳嗽之兼症

《素问·咳论》指出："五藏六府皆令人咳，非独肺也。"意思是说其他脏腑受邪，皆可影响于肺而发生咳嗽。因此，咳嗽并不局限于肺，而是与五脏六腑相关。早年我给西学中班的学生讲课时，讲到脾咳、肝咳、小肠咳、膀胱咳，于是有学西医的同学问："小肠如何能咳？膀胱如何能咳？"他之所以提出这个问题，是因为中西医认识疾病的思维模式不同、对脏腑概念的认识不同。西医讲肺即指肺脏，中医讲的肺除了包括肺主气、司呼吸，主治节，主行水等功能外，还包括肺与皮毛、肺与大肠以及手太阴肺经经脉的联系。又由于中医的整体观念,认为五脏相通,五脏疾病可相互影响,因此,五脏六腑的疾病都可影响肺而引起咳嗽,肺咳亦可影响五脏六腑而出现不同的兼症表现。《素问·咳论》中讲到了五脏六腑的咳,但临床并不是五脏六腑都易发生咳嗽,下面,我介绍几种常见的咳嗽。

（1）肝咳

症状特点:《素问·咳论》指出:"肝咳之状,咳则两胁下痛,甚则不可以转,转则两胠下满。"

胠即胁下,满即胀。因肝之经脉布于两胁,肝气失疏,故咳而两胁下胀痛。

治疗:可在用治咳嗽的主方前提下,合用四逆散,疏肝理气。朱丹溪论及治肝咳时说:"咳引胁痛,宜疏肝气,用青皮、枳壳、香附。"

（2）肾咳

症状特点:《素问·咳论》指出:"肾咳之状,咳则腰背相引而痛,甚则咳涎。"

在中医理论中,五液分属五脏,其中涎属脾,唾属肾,咳涎究竟是肾咳还是脾咳? 此处的涎是指稀白痰涎,若患者咳涎味淡,属脾;若咳涎味咸,则属肾,乃肾之水饮为患。

治疗:宜温阳化饮。轻者用苓甘五味姜辛汤,重者加用麻黄附子细辛汤。

（3）胃咳

症状特点:《素问·咳论》指出:"胃咳之状,咳而呕。"

《素问·咳论》说咳嗽"皆聚于胃,关于肺",《灵枢·邪气藏府病形》云:"形寒寒饮则伤肺。"《难经》又云:"形寒饮冷则伤肺。"张仲景亦注重咳嗽是因外寒内饮,此皆说明外受寒邪(伤肺)、内伤寒饮(伤胃)是咳嗽的主要病因,而伤肺、伤胃是咳嗽的主要病位。因此,除咳嗽外,常见呕吐,称之"胃咳",小儿咳嗽更是如此。《素问·咳论》中还提到:"胃咳之状,咳而呕,呕甚则长虫出。"长虫即蛔虫,古代的卫生条件与现代相差很远,估计当时的肠道蛔虫病很普遍,故呕甚则长虫出,而现代已很少见,不必拘泥。

治疗:宜清肺气,和胃气。一要治肺,二要治胃。方用苏杏二陈汤加枇杷叶。若呕虫者,必加乌梅。

（4）胆咳

症状特点:《素问·咳论》指出:"胆咳之状,咳呕胆汁。"即呕吐苦水,兼口苦、苔黄腻。

治疗：宜清泄胆热。方用小柴胡汤或黄芩加半夏生姜汤，黄芩温胆汤亦可。

（5）大肠咳

症状特点：《素问·咳论》指出："大肠咳状，咳而遗矢。"此证多见于老人、虚人，因久病虚弱、年老体弱而元气不固所致。

治疗：宜固气止泻。在治咳的同时加入赤石脂禹余粮汤或桃花汤。

（6）小肠咳

症状特点：《素问·咳论》指出："小肠咳状，咳而矢气。"临床所见小肠咳，不仅上而咳嗽，下而矢气，并且兼见虚弱、乏力、呼吸气短、言语低微等气虚下陷的表现。

治疗：宜益气升提。方用麦味益气汤，即李东垣的补中益气汤加麦冬、五味子。

（7）膀胱咳

症状特点：《素问·咳论》指出："膀胱咳状，咳而遗溺。"此证常见于孕妇及产后，老人亦多见，是因肾气不固或膀胱气化失司所致。

治疗：根据患者的小便多与不多，畅与不畅，辨清虚实用药。若咳而遗溺，但小便不利，是膀胱气化不利，为虚实相兼之证，宜化气利水，兼以益气，方用春泽汤；若咳而遗溺，但小便量多，夜尿多，是肾气不固，宜补肾固气，方用缩泉丸。

（8）三焦咳

症状特点：《素问·咳论》指出："三焦咳状，咳而腹满，不欲食饮。"此乃三焦气机滞塞所致，因脾胃为全身气机升降的枢纽，故腹满不欲食饮，实为中焦脾胃运转不利。

治疗：应健脾胃、助消化、疏通中焦气机，方用五味异功散加厚朴、神曲、炒莱菔子、炒麦芽。

三、个人经验

1. 诊察咳嗽的问诊有三个要点

（1）发病时间、病程长短：这是辨外感咳嗽、内伤咳嗽的关键。

（2）咽部感觉：咽痒是以风寒为主；咽干是以燥热为主；久咳咽干是阴

虚为主；咽痛是以风热为主。当然，也有少数咽痛是属风寒的。通过辨咽部感觉再结合舌象、脉象进一步辨清是风寒、风热、燥热或是阴虚。

（3）有痰或无痰：有痰是风寒咳嗽、风热咳嗽或痰饮咳嗽；无痰是燥热咳嗽或是阴虚咳嗽。

2. 治外感咳嗽切忌寒凉伏遏

我们知道，肺主皮毛，主宣发，如《灵枢·决气》所说："上焦开发，宣五谷味，熏肤充身泽毛……"而外邪从皮毛而入，皮毛内合于肺，因此无论风寒、风热或风燥，均可使肺气郁闭，不能正常宣降而发为咳嗽。也就是说，咳嗽是外邪郁闭肺气所致。因此，治疗就必然要顺应肺气宣发的本性，将外邪宣发出去。如果不这样治，而一开始就用寒凉药物，如黄芩、黄连、石膏、知母之类，就如同将邪气放入了冰柜，不就把邪气冰冻在肺里了吗？那样不仅治不好病，还会使邪气留连，大大延长咳嗽的病程，使原本几天能治好的咳嗽变成几周，甚至几个月才能治好。《素问·宣明五气》云："肺恶寒。"说明肺是最怕寒冷的，张景岳说："六气皆可伤肺，风寒为主。"《内经》强调"形寒寒饮则伤肺"，说明伤肺的邪气主要是风寒邪气。因此，治外感咳嗽初起切忌寒凉药物，这一点尤为重要。不能生搬硬套西医消炎的观点，西医所说的消炎并不等于中医用寒凉药，难道解表祛邪就不是消炎吗？消炎不一定都要用寒凉药。

3. 慢性久咳多为三种情况

（1）阴虚咳嗽：若慢性久咳兼见无痰，或痰少而黏，口干、咽干、鼻干，手足心热、午后烦热，舌红少苔或无苔，脉细数，则是阴虚咳嗽。久咳还可能是肺痿和肺痨，但不常见。

（2）气虚咳嗽：若慢性久咳兼见少气乏力或食少便溏，则是气虚咳嗽，主要是脾肺两虚。"咳嗽发自肺之母"，肺之母就是脾，治疗可用六君子汤加紫菀、百合。六君子汤何以能治咳嗽？原理是"虚则补其母"，补肺必先补脾，也就"培土生金"之意。且手太阴肺经起于中焦，脾胃健则饮食进，自然生益肺金。六君子汤加紫菀、百合是我治疗肺痨病中脾肺两虚证的验方，曾用于千百个患者，疗效可靠。

（3）伏饮咳嗽：此类病人具备痰饮咳嗽的特点，由于痰饮潜伏，遇气候变化，受凉感冒则发作，常兼气喘，常年咳嗽。此证属《金匮要略》"肺胀"范畴。西医所谓肺气肿等，往往属于此类。治疗必须化其寒饮，轻者用苓甘五味姜辛半夏杏仁汤；重者用小青龙汤。若兼有热象，可用小青龙加石膏汤。

四、病案举例

例一、邓某,女,30岁。2007年秋天患咳嗽,病及2个月,诸药不效。咳时吐白色痰沫,咽痒明显,痒则咳,身发微热,口微渴,并畏风。同时伴见一特殊症状,每于咳甚时则遍身发风疹块,其疹红紫相兼,成片成块,痒甚。咳止后须臾,其风疹块亦随之消失。再咳,风疹块亦再发,用抗过敏西药,开始服用数次有效,再发时服用已无效果。舌红苔薄黄,脉滑略数。

辨证分析:患者咳嗽2个月,且咽痒、畏风明显,原无咳嗽病史,应属外感咳嗽。咳嗽但无口干、咽干,无咳痰不爽,故不是风燥咳嗽。虽咳吐白色痰,但无明显畏寒,反而身微发热,口微渴,舌苔薄黄,脉滑略数,故不属风寒,而是风热咳嗽。另外,还有一特殊症状,即每于咳甚则遍身发风疹块,是何原因呢?因为肺主皮毛,风热客肺,由皮毛宣泄外出而发为风疹块。因此,此患者是风热咳嗽兼发风疹。

治疗:宜疏风清热止咳,方用桑菊饮。但由于兼发风疹块,必须加强宣泄肺热之力,与麻杏石甘汤合用,再加蝉衣、浮萍以疏风清热,止痒消疹。仅数剂而愈。

例二、冯某,女,80岁,1992年农历3月就诊。诉于1991年冬月患咳嗽,兼气喘,已病数月时间,愈咳愈剧,不能平卧,卧则咳嗽加剧,气喘不续,咳吐稀白痰涎,诉痰涎皆是咸味。每日剧咳达数十次之多,而每次咳甚则小便自遗,无奈只能以塑料布铺于褥上,再以毛巾置之,每日易换毛巾数十次。伴见双足浮肿,畏寒肢冷,腰腿酸痛。舌淡苔白,脉象沉细。

辨证分析:患者咳吐稀白而味咸之痰涎,伴面足浮肿、腰腿酸痛,且咳甚则遗尿,因此,从病位分析是属肾与膀胱咳嗽。又因患者咳吐稀白痰涎,且畏冷,故从病性分析是属寒饮咳嗽。

治疗:宜温化寒饮兼固肾止遗,方用苓甘五味姜辛汤合缩泉丸加减。服药10剂后,患者遗尿已止,咳嗽大减,已能平卧。改用固本之法,拟《金匮》肾气丸加五味子,再服15剂,患者痊愈。

例三、谭某,男,20岁,2006年11月就诊。患者感冒发热之后咳嗽3个月不愈,其间住院治疗半个月,诊断为"支气管炎并肺部感染"。咳嗽频繁,咳而有痰,痰色白而黏稠,咽中痒,咳时胸部疼痛,舌苔薄黄,舌边有紫点,脉滑。

辨证分析:患者虽咳嗽 3 月,但因发热而起,且原无咳嗽病史,故仍为外感咳嗽。患者痰黏,胸痛,苔薄黄,说明现已邪从热化,但热势不重,因无明显发热、口渴等表现。而胸痛,舌边有紫点,说明邪气损伤了肺络。总之,是外邪伤肺,郁久化热,损伤肺络而咳嗽、胸痛。

治疗:方用止嗽散合《千金》苇茎汤。止嗽散疏风宣肺,止咳化痰,但不能治胸痛。《千金》苇茎汤原为治疗肺痈的名方,为何可用在此治咳嗽胸痛呢?《金匮要略·肺痿肺痈咳嗽上气病脉证治》:"风舍于肺,其人则咳,口干喘满,咽燥不渴,多唾浊沫,时时振寒。热之所过,血为之凝滞,蓄结痈脓,吐如米粥。始萌可救,脓成则死。"这说明什么呢? 说明肺痈的病机乃风邪伤肺,邪从热化,造成血瘀。此患者不正好符合此特征吗? 为何不能用《千金》苇茎汤呢? 所以,《千金》苇茎汤不仅能治肺痈,也能治肺热伤络引起的咳嗽、胸痛等症,西医所谓化脓性胸膜炎亦可用此方治疗。

五、现场答疑

1. 法半夏与紫菀在治疗咳嗽时作用有何异同?

答:法半夏与紫菀均有化痰作用。两者的区别在于:法半夏主要是化痰及降逆止呕;紫菀主要是止咳化痰,且能补肺气,如紫菀补肺汤,就是专补肺气的。因此,以止咳为主的,用紫菀,以止呕或化痰为主的,用法半夏。

2. 许多临床老师治咳嗽时,在宣肺化痰同时常加重楼、青黛、款冬花,是何作用?

答:无肝火旺者不用青黛;无咽喉红肿者不用重楼,重楼系苦寒药,体虚无实火者不宜,须慎用;款冬花不仅止咳而且能治喘,如定喘汤中麻黄与款冬花就是治喘的主药。

3. 何谓"聚于胃关于肺"?

答:清代名医姚止庵撰写的《素问经注节解》解释说,聚于胃是邪气壅聚在胃,关于肺是邪气关闭在肺。什么邪气聚于胃关于肺呢? 正如《灵枢·邪气藏府病形》所说:"形寒寒饮则伤肺。"外寒由皮毛伤肺,寒冷饮食进入胃中从经脉(肺经)伤肺,也就是外寒内饮。

4. 肝气犯肺与肝火犯肺的证治区别有哪些?

答:肝气犯肺在临床很少见,临床多见肝气乘脾、肝气犯胃。但是根据五行学说的反侮理论,肝木可以反侮肺金,因此,说"肝气犯肺"其实用词不合适,"肝气侮肺"更合适。肝气犯肺关键在气逆,以两胁下胀痛为主症,治宜疏肝理气,如四逆散之类;肝火犯肺关键在火,症状表现以火为主,治宜清泻肝火,如黛蛤散。

5. 本人有慢性鼻炎,平日痰多而黏,色黄,晨起刷牙有干呕现象,病史已2年,请问如何治疗?

答:鼻炎的辨证主要有三型:风寒、痰热以及阴虚。此同学所述特点属痰热型,建议用苍耳子散合藿胆丸治疗。

6. 吸烟引起的咳嗽属什么型? 治疗原则是什么?

答:吸烟可引起咳嗽,但不一定都会咳嗽,即使咳嗽仍需辨证,如前所述根据外感、内伤去辨证,治疗也绝不会因患者吸烟或不吸烟而用方遣药不同。当然,吸烟有害健康,易导致支气管炎、肺癌等多种疾病。

7. 我1个月前患上呼吸道感染,先是咽痛,后出现右耳痛及耳鸣,治疗1个月了,现仍耳鸣,请问该如何治疗?

答:耳鸣有很多种,要辨证论治,简单地说,当首辨虚实。年轻人耳鸣以实证居多,老人耳鸣以虚证居多。实证有3种:风热、痰热、肝火;虚证以气虚和肾虚为主。此同学耳鸣应该是实证,具体类型还须结合舌脉才能诊断。

8. 我咳嗽,痰少而黏,咽干、痒而痛,不欲饮食,舌苔黄腻,请问是何种咳嗽? 用什么方治疗?

答:是痰热咳嗽,建议用清金化痰汤。

附方:

1. 止嗽散(《医学心悟》):桔梗　荆芥　紫菀　百部　白前　陈皮　甘草　生姜

2. 小青龙汤(《伤寒论》):炙麻黄　细辛　法半夏　干姜五味子　桂枝　白芍　甘草

3. 桑菊饮(《温病条辨》):桑叶　菊花　杏仁　连翘　薄荷　桔梗　苇根　甘草

4. 桑杏汤(《温病条辨》):桑叶　杏仁　沙参　象贝母　栀子皮　淡豆豉　梨皮

5. 苏杏二陈汤(经验方):苏子　杏仁　陈皮　法半夏　茯苓　甘草

6. 小陷胸汤(《伤寒论》):黄连　法半夏　炒瓜蒌皮

7. 清金化痰丸(《统旨方》):炒瓜蒌　贝母　橘红　茯苓桑白皮　黄芩

栀子　知母　麦冬　桔梗　甘草

8. 黛蛤散（经验方）：青黛　海蛤粉

9. 泻白散（《小儿药证直诀》）：地骨皮　桑白皮　甘草

10. 咳血方（《丹溪心法》）：青黛　诃子　炒瓜蒌　海浮石　山栀子

11. 沙参麦冬汤（《温病条辨》）：沙参　麦冬　玉竹　桑叶　生扁豆　花粉　甘草

12. 清燥救肺汤（《医门法律》）：人参　桑叶　生石膏　胡麻仁　阿胶　麦冬　杏仁　枇杷叶　甘草

13. 四逆散（《伤寒论》）：柴胡　白芍　枳实　甘草

14. 苓甘五味姜辛汤（《伤寒论》）：茯苓　甘草　干姜　细辛　五味子

15. 麻黄附子细辛汤（《伤寒论》）：麻黄　黑附子　细辛

16. 小柴胡汤（《伤寒论》）：柴胡　人参　黄芩　法半夏　甘草　生姜　大枣

17. 黄芩加半夏生姜汤（《伤寒论》）：黄芩　芍药　甘草　大枣　法半夏　生姜

18. 黄芩温胆汤（经验方）：黄芩　陈皮　半夏　茯苓　枳实　竹茹　甘草

19. 赤石脂禹余粮汤（《伤寒论》）：赤石脂　禹余粮

20. 桃花汤（《伤寒论》）：赤石脂　干姜　粳米

21. 麦味益气汤（经验方）：人参　黄芪　麦冬　五味子　白术　陈皮　当归　升麻　柴胡　炙甘草

22. 春泽汤（《证治要诀》）：人参　茯苓　泽泻　猪苓　白术　桂枝

23. 缩泉丸（《妇人大全良方》）：乌药　山药　益智仁

24. 五味异功散（《小儿药证直诀》）：人参　白术　茯苓　陈皮　甘草

第七讲　哮喘证治

哮喘在许多教材中列为两个病,但我为什么要将二者放在一起讲呢?因为哮和喘都是呼吸道疾病。哮就是喉中有痰鸣声,《金匮要略》形容为"喉中水鸡声",水鸡俗名为田鸡,水鸡声实为痰鸣声。喘是指呼吸急促,《素问·奇病论》描述为"喘息气逆"。由于二者均为呼吸道疾病,故朱丹溪提出将二者合而为一,称为哮喘。

一、主症辨析

哮是以声音而言,指喉中有痰鸣声;喘是以气息而言,指呼吸急促。故《医学入门》云:"呼吸急促者谓之喘,喉中有痰声者谓之哮。"哮必兼喘,因为哮乃痰阻喉头所致,必然同时引起呼吸不利而喘,且兼咳嗽。故哮证实为三位一体之证,即哮、喘、咳三症,但以哮为主,由于哮必兼喘,故哮喘往往同时并见。而喘主要指呼吸急促,有喉中有痰鸣声者,亦有无痰鸣声者,故喘不一定兼哮。但由于哮必兼喘,故二者名称可以合并。

二、辨治要领

哮证

因其症状主要为喉中痰鸣,故其关键在痰。陈修园认为:"哮喘之病……痰窠结于肺膜。"病因是"痰窠",窠即窝。《证治汇补·哮病》说:"因内有壅塞之气,外有非时之感,膈有胶固之痰,三者相合,闭拒气道,搏击有声,发为哮病。"从古人论述可见,哮证的关键是痰,故治哮必治痰。哮证的治疗分为发作期和缓解期两期。《丹溪治法心要·喘》云："未发以扶正气为要,已发以攻邪为主。"此为治疗哮证的基本原则。故发作期以祛邪为主,但需分清痰之寒热。痰从何来呢? 痰的产生是因脏腑功能失调所致,水液代谢失调主要与肺、脾、肾三脏相关,"痰者水所聚也",故缓解期要补其三脏之虚,但要辨清以何脏虚为主。

1. 发作期

（1）寒哮

症状:除喉中痰鸣外,兼呼吸急促,痰多色白,口不渴,天冷或遇寒则发,舌苔白滑,脉缓而滑。

治疗:宜温肺散寒,化痰平喘。方用射干麻黄汤或苏子降气汤。《金匮要略》指出:"咳而上气,喉中水鸡声,射干麻黄汤主之。"

（2）热哮

症状:除喉中痰鸣外,兼呼吸急促,痰多色黄稠,口苦,舌苔黄腻或黄滑,脉滑数。

治疗:宜清热宣肺,化痰定喘。方用定喘汤。

2. 缓解期

（1）肺虚

症状:除喉中痰鸣外,兼短气,自汗,易感冒,每因劳倦、气候变化等诱发,舌淡苔白,脉细弱或虚大。

治疗:宜补肺固表。方用河间四君子汤,或加玉屏风散。

（2）脾虚

症状:除喉中痰鸣外,兼痰多气短,食少便溏,体倦乏力,面色萎黄,舌质淡,苔薄腻或白滑,脉细弱。

治疗:宜健脾化痰。方用六君子汤。

（3）肾虚

症状:除喉中痰鸣外,兼短气息促,动则尤甚,腰膝酸软,脑转耳鸣。偏阳虚者,可见畏寒肢冷,面色苍白,夜尿多,舌淡苔白,质胖嫩,脉象沉细。偏阴虚者,可见五心烦热,口干,颧红,舌红苔少,脉细数。

治疗:宜补肾摄纳。偏阳虚者,用金匮肾气丸;偏阴虚者,用都气丸。

喘证

喘乃呼吸急促,而呼吸急促有两种:一是喘促,一是短息。《内经》中对喘促及短息均有描述,如《素问·阴阳应象大论》云:"喘粗为之俯仰。"《灵枢·本神》云:"肺气虚则鼻塞不利,少气。实则喘喝、胸盈仰息。"而喘促即是喘喝;短息则为少气、短气而不续。《景岳全书》对喘证的辨证提出了明确的纲领,认为喘证只有虚、实二证。"气喘之病,……亦惟二证而已。……一曰实喘,一曰虚喘也。……实喘者有邪,邪气实也;虚喘者无邪,元气虚也。实喘者,气长而有余;虚喘者,气短而不续。"实喘乃邪气盛,故应祛邪,以外感风寒、风热之邪以及痰浊为主;虚喘乃元气虚,《难经》云:"呼出心与肺,吸入肾与肝。"因肺为气之主,肾为气之根,故病位主要在肺、肾。

1. 实喘

(1)风寒喘

症状:除呼吸气促外,多兼有头痛、鼻塞、无汗、恶寒等风寒表证,咳嗽,痰多稀白,口不渴,舌苔薄白而滑,脉浮缓或滑。

治疗:宜散寒宣肺平喘。轻者用华盖散;重者用小青龙汤。

《伤寒论》云:"伤寒表不解,心下有水气……喘者,小青龙汤主之。"

(2)风热喘

症状:除呼吸气促外,多兼发热,痰多黏稠色黄,胸中烦热,汗出口渴喜冷饮,苔黄,脉滑数。

治疗:宜清泄肺热。方用麻杏石甘汤。

《伤寒论》云:"汗出而喘,无大热者,可与麻黄杏仁甘草石膏汤。"

(3)痰饮喘

症状:除呼吸气促外,必见痰多,胸闷,若痰色白,口不渴,舌苔白腻或白滑,脉滑者,为痰湿;若口苦,痰黄稠,舌苔黄腻或黄滑,脉滑数者,为痰热。

治疗:宜化痰平喘。痰湿者用三子养亲汤合葶苈大枣泻肺汤;痰热者用桑白皮汤。

2. 虚喘

(1)肺气虚

症状:除喘促短气外,兼自汗畏风,易感冒,舌质淡红,脉细弱。

《素问·藏气法时论》云:"肺病者……虚则少气,不能报息。"

治疗:宜补肺益气。方用生脉散或补肺汤。

另外,临床还可见肺阴虚之气喘,肺结核后期常见此证,除喘促短气外,兼有口干,甚至咳血,舌红少苔,脉细数。治宜补肺益气滋阴。方用百合固金汤。

（2）肾气虚

症状：喘促短气,呼多吸少,动则喘甚,腰膝酸软,舌淡苔薄,脉微细或沉弱。偏肾阴虚者,兼盗汗,五心烦热。

《素问·藏气法时论》云："肾病者……喘咳,身重,寝汗出。"

治疗：宜补肾纳气。肾气虚为主者用人参蛤蚧散；偏肾阴虚者用都气丸。

三、个人经验

1. 麻杏石甘汤治暴喘发热

暴喘发热为急症,小儿多见,相当于西医学的急性肺炎,其中包括病毒性肺炎,常发热高达 40℃以上,西医治疗需 1 周以上,而麻杏石甘汤治疗效果很好,其使用奥妙在于药物用量。外邪伤肺,壅遏肺气,气从热化而成暴喘发热,而肺主皮毛,主宣发,故治须顺其宣发之性,使邪有出路,向外透发。张仲景曰："汗出而喘,无大热者,可与麻黄杏仁甘草石膏汤。"可临床上许多喘证均有大热,且热势甚高,麻杏石甘汤是否可用呢？张仲景的本意是：麻黄宣散肺气,石膏清泄肺热,二者相配,此时麻黄的作用就不是宣散表寒了,而是借助其宣发之力宣散肺热。此重点在热,因此石膏用量要大。张仲景的麻杏石甘汤中麻黄用四两,石膏用八两,石膏二倍于麻黄,够不够呢？不够。我通过长期摸索,逐步加量。热势越高,石膏用量越大,石膏与麻黄的比例一般为 5∶1,在热势高时,甚至可达 10∶1。麻杏石甘汤还衍生出一个特殊方——五虎汤,《医宗金鉴》记载："暴喘传名马脾风,胸高胀满胁作坑,鼻窍煽动神闷乱,五虎一捻服最灵。"五虎汤即麻杏石甘汤加茶叶,用治暴喘发热,其效甚捷。

2. 哮证最顽,喘证最急

哮证最顽固,喘证最急迫。《临证指南医案》云："哮,频发频止,淹缠岁月。"《景岳全书》云："气喘之疾,最为危候。"因哮证最顽固,故治疗从缓,发作期过后,必须治其脏,补其虚,化其痰。张景岳有一方"金水六君煎",顾名思义是针对肺肾两脏而治,由二陈汤加熟地、当归而成,我在用此方时加人参、白术,变成六君子汤加熟地、当归,肺脾肾三脏兼补,治疗慢性哮证,效果更好。而喘证很急迫,《内经》曾指出有五脏气败喘,故治疗须从速。

3. 临床有两种特殊喘证

（1）腑实喘

其特点是气喘兼大便不通,口渴,舌苔黄燥。《素问·通评虚实论》篇曰:"五藏不平,六府闭塞之所生也。"五脏不调常因六腑闭塞所引起,因脏腑之间有表里关系,六腑传导失职可影响五脏。肺与大肠相表里,大肠乃腑也,大肠积滞可影响于肺而致喘,实为表里同病。故治疗须通其腑,即通大便,用凉膈散或宣白承气汤。类似的情况在中医治疗方法里还有很多,例如,治疗舌疮用导赤散（生地、木通、竹叶、甘草梢）,其中木通的作用是利尿,意在通其腑。又如,治疗肝火头痛的当归芦荟丸中有大黄,其意亦为泻其腑实也。

（2）瘀血喘

其表现特点是气喘之时,兼有口唇、爪甲青紫。《素问·脉要精微论》曰:"血在胁下,令人喘逆。"即指瘀血喘。又妇人产后病有三冲:败血冲心、败血冲肺、败血冲胃,此三者均为急症、危症。"败血冲肺"见于《医宗金鉴》:"产后气喘为危候,血脱气散参附煎,败血上攻面紫黑,二味参苏夺命痊。"说明产后暴喘十分危险,若因出血太多而致血脱气喘,用参附汤,若因败血冲肺而见气喘、面紫黑,用二味参苏饮或夺命丹。

四、病案举例

例一、丁某,女,52 岁,素患哮喘十余年,1995 年春突发暴喘,喝喝有声,张口抬肩,因呼吸急迫而言语困难,自汗不止,口渴,喉中多痰,鼻翼、口唇、爪甲青紫,舌红苔少,脉细而促。

辨证分析:此患者气喘同时兼鼻翼、口唇、爪甲青紫,故为瘀血喘;又有自汗,口渴,舌红苔少,脉细而促,是气津两脱之象。

治疗:宜益气生津固脱兼化瘀,方用生脉散合二味参苏饮。《温病条辨》曰:"喘喝欲脱,汗多脉散大,生脉散主之。"

例二、覃某,女,5 岁,2006 年冬天因感冒出现发热、气喘、咳嗽 5 日,微汗,呕逆,舌红苔薄黄,脉滑数。西医诊断为"支原体肺炎"。

辨证分析:此患者气喘同时兼发热、汗出、舌红苔薄黄,脉滑数,因此是风热喘。

治疗：宜宣泄肺热，方用麻杏石甘汤，并加桑白皮泻肺平喘，加贝母清化热痰，加竹茹化痰止呕。服药 3 剂，喘平热退。

例三、万某，男，35 岁，1970 年 7 月因受凉后出现发热、咳嗽，按感冒治疗后病情稍缓，但数日后突然喘促大作，咳嗽加重，痰多而黄稠，且身热，口渴，自汗，胸闷，日晡时阵发潮热，以上半身明显，而两足厥冷，大便正常。诊见患者上半身发热，而下肢却紧裹棉被，舌苔黄白而厚腻，脉滑数，右寸尤显。

辨证分析：此患者有一特殊症状，即上热而下寒，是否肠胃中有阻塞呢？但患者大便正常并无不通。吴鞠通说："喘促不宁，痰涎壅滞，右寸实大，肺气不降者，宣白承气汤主之。"患者有上热下寒之征，且痰多、舌苔厚腻、右寸脉滑数，故诊断为腑实喘。此处提示了判断腑实喘，大便秘结固然是重要症状，但也有大便不秘者。

治疗：通腑泻热，方用宣白承气汤。竟取捷效。

五、现场答疑

1. "脾为生痰之源"，请问如何从脾辨证治疗哮喘？

答：脾主运化水湿，脾失健运，不仅外湿可以伤脾，而且可以产生内湿，湿气凝聚则生痰，故曰"脾为生痰之源"。哮喘病在缓解期以补脏虚为主，应视其以何脏之虚为主而有所侧重。若患者除神疲乏力，气短，舌淡，脉细等特点外，兼有食少，腹胀，便溏，面色淡黄，则是脾虚。应以补脾为主，用六君子汤，这也是我将金水六君煎改为六君子汤加熟地、当归的原因。

2. 风寒喘为何不用麻黄汤而用华盖散或小青龙汤？

答：《伤寒论》曰："太阳病，头痛发热，身疼腰痛，骨节疼痛，恶风，无汗而喘者，麻黄汤主之。"麻黄汤中麻、杏均可治喘，但方中只有麻、杏、桂、甘四药，药味单调，主要治疗太阳伤寒之表寒证，重点在散寒而非化饮。小青龙汤不仅散寒而且化饮，气喘往往是外寒加内饮，故小青龙汤可弥补麻黄汤之不足。华盖散专治喘，且能散表寒，故治风寒喘用华盖散或小青龙汤都比麻黄汤要全面。

3. 请问五虎汤中茶叶的量是多少？用法如何？

答：五虎汤中茶叶的量为小儿 3g，成人 5~6g，与他药同煎。

4. 如果遇到哮证紧急发作，有什么急救方法？

答：西医急救方法是注射肾上腺素，中医急救也必须辨证。哮证不是急症，一般不会导致死亡，其发作厉害也只是痰多。《金匮要略》中记载有"皂荚丸""葶苈大枣泻肺汤"均可治之，但最重要的还是依据辨证而选方施治。

5. 有一个患哮喘病的 9 岁男孩，遇到寒冷或动物毛发等刺激物就会发作，夜间盗汗严重，家人为防止其发作，一点风都不让吹，也不让他吃冷的食物。请问如此有必要吗？该如何治疗？

答：哮喘可因多种因素发作，此男孩属西医所称"过敏性哮喘"，中医认为与正气不足有关。患者盗汗、怕冷，肯定是肺肾两虚，要审察他是肺虚为主还是肾虚为主，然后决定治疗方法。肺虚为主用玉屏风散或河间四君子汤，患者年龄 9 岁，畏风冷，且盗汗，用玉屏风散比较合适，也可加人参蛤蚧散。

6. 请谈谈小儿先天性哮喘的辨证中应注意的问题。

答：先辨虚实，先天性哮喘一般以虚为主。

7. 目前，越来越多的医生选择用中成药而非中药，请问您如何看待这一现象？

答：我不赞成舍中药而用中成药，理由有三：第一、中成药是固定方，不能适用所有病人，不利于辨证论治和因人制宜；第二、现在很多中成药中加入了西药的成分，不是纯中医中药的治疗；第三、部分中成药是劣质药，甚至有假药。而我开中药是有汤方的，汤方是根据辨证的结果来确定的，始终按照中医的理、法、方、药来进行，才能确保质量和疗效。

8. 请问您是如何记住和理解如此多的中医理论的？

答：首先，我学中医是有压力的，是在极端艰苦的生活环境中开始学医的，有学好中医改善自身生活条件的内在动力。其次，我年幼就开始学医，并且有幸遇到了几位名医、良师，指导我熟读、背诵了中医的一些经典著作，如《伤寒论》《金匮要略》《内经》《医宗金鉴》《温病条辨》等，使我打下了扎实的理论基础。更重要的是，在此后的 50 余年中，我一直坚持临床实践，并不断进行理论学习，使理论与实践互相促进，理论在实践中得以理解和升华，而临床水平也就不断提高。

附方：

1. 射干麻黄汤(《金匮要略》)：射干　麻黄　生姜　细辛紫菀　款冬花　五味子　大枣　半夏

2. 苏子降气汤(《太平惠民和剂局方》)：苏子　法半夏　当归　炙甘草　前胡　厚朴　肉桂　陈皮　生姜　大枣

3. 定喘汤(《摄生众妙方》)：白果　麻黄　苏子　甘草　款冬花　杏仁　桑白皮　黄芩　半夏

4. 河间四君子汤(《素问病机气宜保命集》)：人参　黄芪白术　甘草

5. 玉屏风散(《丹溪心法》)：黄芪　白术　防风

6. 六君子汤(《妇人大全良方》)：人参　茯苓　白术　陈皮　半夏　甘草

7. 金匮肾气丸(《金匮要略》)：干地黄　山药　山茱萸　泽泻　茯苓　牡丹皮　桂枝　炮附子

8. 七味都气丸(《医宗己任编》)：熟地黄　山药　山茱萸泽泻　茯苓　牡丹皮　五味子

9. 华盖散(《太平惠民和剂局方》)：麻黄　杏仁　茯苓　桑白皮　陈皮　苏子　甘草

10. 小青龙汤(《伤寒论》)：炙麻黄　细辛　法半夏　干姜　五味子　桂枝　白芍　甘草

11. 麻杏石甘汤(《伤寒论》)：麻黄　杏仁　生石膏　甘草

12. 三子养亲汤(《韩氏医通》)：紫苏子　白芥子　莱菔子

13. 葶苈大枣泻肺汤(《金匮要略》)：葶苈　大枣

14. 桑白皮汤(《证治准绳》)：桑白皮　贝母　杏仁　黄连　苏子　半夏　黄芩　栀子

15. 生脉散(《兰室秘藏》)：人参　麦冬　五味子

16. 补肺汤(《永类钤方》)：人参　黄芪　紫菀　桑白皮熟地黄　五味子

17. 人参蛤蚧散(《卫生宝鉴》)：人参　蛤蚧　杏仁　炙甘草　茯苓　贝母　桑白皮　知母

18. 百合固金汤(《医方集解》)：熟地　生地　当归　白芍　桔梗　玄参　贝母　麦冬　百合　甘草

19. 五虎汤（经验方）: 麻黄　杏仁　生石膏　甘草　茶叶

20. 凉膈散（《太平惠民和剂局方》）: 川大黄　朴硝　甘草　栀子　薄荷　黄芩　连翘　竹叶　蜂蜜

21. 宣白承气汤（《温病条辨》）: 生石膏　生大黄　杏仁瓜蒌皮

22. 参附汤（《世医得效方》）: 人参　炮附子

第八讲　呕吐证治

呕吐是临床一个常见的病证。呕吐,北方人讲吐,南方人讲呕,其实呕吐是一个病证。《内经》定这个病名或称为呕,或称为吐,或称为呕逆,或称为呕吐。例如:《素问·厥论》"太阴之厥……食则呕",讲的是足太阴脾经经气上逆,吃东西则呕;《素问·五常政大论》"岁木太过……胁痛而吐甚……"讲的是肝气太过,则吐;《灵枢·经脉》"肝所生病者,胸满呕逆……";《素问·六元正纪大论》"太阳司天之政……身热,头痛,呕吐"。从张仲景的《金匮要略》中的《呕吐哕下利病脉证治》篇开始,才明确规范这个病名为"呕吐"。

一、主症辨析

呕吐是指胃失和降,气逆而上,迫使胃中之物包括食物、痰涎、水液等从口中吐出的一种病证。"呕吐者,胃气上逆也。"严格地说,呕与吐是有区别的,一般以有物有声谓之呕,有物无声谓之吐,无物有声谓之干呕。因为呕与吐常同时发生,很难截然分开,故并称为呕吐。李东垣给呕吐下了一个定义:"呕者,声物兼出者也;吐者,物出而无声者也。"

呕吐是内科常见病证,除脾胃肠的病变之外,其他多种急慢性病证中,也常出现呕吐症状。我们学习呕吐论治,不但能用于治疗常见病,而且能用于救急抢险,治疗急症。

二、辨治要领

1. 辨呕吐首辨外因和内因

外因为外邪,六淫中寒、火、燥、风、湿皆可致呕吐;内因主要为脏腑失调所致。导致呕吐的原因很多,在古代医书经典著作中有很多关于呕吐病因的记载,如:《素问·举痛论》"寒邪客于肠胃……疼而呕",寒气抑制了肠胃不仅疼痛而且呕吐,讲的是寒邪致呕吐。《素问·六元正纪大论》"火郁之发,呕逆",火气郁闭可导致呕逆,讲的是火郁可出现呕吐,《内经》有句原文"诸逆冲上,皆属于火"即是讲的火逆出现呕吐。《素问·至真要大论》"燥淫所胜,民病喜呕",燥邪偏胜的时候可以使人发生呕吐,讲的是燥邪致呕吐。"风淫所胜,食则呕",风淫胜时,可以使人饮食后出现呕吐,讲的是风邪致呕吐。《素问·六元正纪大论》"土郁之发,呕吐",土者湿也,讲的是湿邪偏胜时可以出现呕吐。上面讲了寒邪致呕吐、火邪致呕吐、燥邪致呕吐、风邪致呕吐、湿邪致呕吐等等,外感六淫之邪都可致呕吐,内伤呕吐的病因病机比较复杂,脏腑失调都可致呕吐,肝气犯胃、胆火上逆、脾湿内生、肾病、水饮上泛、痰饮、情志等都可致呕吐。

2. 治呕吐关键是要分虚实

张景岳在《景岳全书》中指出:"呕吐一证,最当辨清虚实。实者有邪,去其邪则愈;虚者无邪,则全由胃气之虚也。"呕吐的主要病机为胃气上逆,治疗的关键要和胃气、降逆气。

实证呕吐,分为四种证型:

(1)外邪犯胃

症状:外邪犯胃必有表证,突然呕吐,伴有恶寒发热,甚至鼻塞,但此时主症是呕吐。外邪犯胃主要为风寒犯胃,恶寒发热,甚至脘腹痞闷疼痛,口不渴,呕吐清水或食物,舌苔薄白,脉浮滑或浮缓。

治疗:治宜解表和胃止呕,主方:成人用藿香正气汤,小孩用藿香正气散。藿香正气汤出自《太平惠民和剂局方》,藿香正气散出自《医宗金鉴·幼科心法要诀》,用药稍有不同。又吴鞠通的《温病条辨》里有五加减正气散,即把藿香正气散加减了五次,它不是治疗呕吐的方子,是治疗湿郁中焦的,不止有呕吐,而且脘腹痞闷,甚至还有下利。

(2)火逆呕吐

火逆呕吐是因为火气上逆,此火分为胃火和胆火。

症状:胃火上逆呕吐常口苦、口干、胃中有烧灼感,有的大便秘。胆火犯胃呕吐常口吐黄水、苦水。凡火逆呕吐,皆见舌苔黄,脉数或数而有力。

治疗:《金匮要略》有句原文:"食已即吐者,大黄甘草汤主之。"这是指的胃火上逆呕吐。治疗宜泻热通降止呕,主方为大黄甘草汤。若呕吐黄水、苦水,则为胆热犯胃,治疗宜清热降气化痰,和胃利胆。主方用芩连温胆汤。临床上有胆囊炎患者,呕吐、胁下疼痛兼胃脘部胀痛、腹胀、大便秘,甚至有胆结石者,这时要用大柴胡汤。芩连温胆汤证与大柴胡汤证的区别是:属胆热犯胃的呕吐证只有呕吐,没有腹痛、腹胀、大便不通等症时用芩连温胆汤;有呕吐且兼腹胀、腹痛、大便秘时,用大柴胡汤。

临证用方,一个方用三次你就知道用了,用十次你就熟悉了,用一百次就完全是你自己的了。越用得多就越熟练,熟练了才能生巧。这是亘古不变之理。

（3）食积呕吐

症状:胃为仓廪之海,主受纳、腐熟水谷。食受纳于胃,我们每天都要吃很多食物,如馒头、米饭、蔬菜、肉食、面条、饺子、苹果、面包、饼干、冰棒什么的,受纳太多了,受纳太杂了,食积于胃则可以导致呕吐。这个病尤以小孩为多见。食积呕吐为小孩常见病、多发病。食积呕吐的第一个特点是呕吐之物酸腐发臭。酸腐臭味,即农民用于喂猪的潲水缸所发出的气味。为什么会发出酸腐臭味? 因为饮食积滞于胃下不去,不消化,在发臭。第二个特点是胃中胀闷;第三个特点是不欲食。舌苔为腻苔,或白腻或黄腻或滑腻,可为厚腻苔、腐腻苔。腐苔为舌上面好像有渣滓一样的一种舌象,好像在舌上撒了灰尘粉末之状。脉象在成人必为脉滑,在小儿必纹紫滞。这就是食积呕吐的特点。

治疗:治疗应消食化积止呕。主方为保和丸。大便秘加大黄、枳实。

我们辨证论治的要点是要抓住主症。中医治病要做到心中有数,就必须善于抓主症。辨证论治有一个基本的框架,不能去乱辨,要做到有章可循,首先就要会抓主症,再在某个范围去辨,这样治病才有把握,才有必然性,否则就是乱辨,是偶然,缺乏必然性,是无源之水,无本之木,那是治不好病的。中医治病要做到心中有数,要把握必然性。

（4）痰饮呕吐

症状:痰饮呕吐的特点是什么呢?《金匮要略》有句原文:"卒呕吐,心下痞,膈间有水;眩悸者,小半夏加茯苓汤主之。"张仲景说了痰饮呕吐几大特点:心下痞,膈间有水,头眩,心悸。这里还有一个重要的特点,张仲景没讲,那就是呕吐痰涎清水。这也是最常见的一个特点。张仲景还讲了痰饮呕吐另一特点:口不渴。张仲景曰:"呕家本渴,渴者为欲解,今反不渴,心下有支饮故也,小半夏汤主之。"根据张仲景的讲法和我临床经验总结,痰饮呕吐有五大特点:第一呕吐痰涎或呕吐清水;第二呕吐之后口不渴;第三胃中痞闷;第四心悸、头晕;第五舌苔白滑或白腻,脉滑或弦。

治疗:治疗痰饮呕吐,应当蠲饮化痰止呕,主方是小半夏加茯苓汤。如果病人不仅具有上述痰饮呕吐的五大特点,同时还出现口苦,舌苔黄滑,脉滑数,这表明什么呢? 这表明这个病人痰饮夹热,为痰热呕吐证,治疗宜清热化痰止呕,方用芩连温胆汤或黄连温胆汤。

以上讲了实证呕吐的四种病证:风寒犯胃呕吐,火逆呕吐,食积呕吐,痰饮呕吐。治疗风寒犯胃呕吐,应解表散寒止呕。治疗火逆呕吐,应清火降逆止呕。治疗食积呕吐,应消食化积止呕。治疗痰涎呕吐,应蠲饮化痰止呕。

除以上内科所讲的呕吐外,临床常见的还有女子妊娠呕吐。妊娠呕吐为妇科的病证,但作为中医,不论内科病证,妇科病证,都应当会治。《医宗金鉴》称妊娠呕吐名恶阻,并指出:"胎气阻逆惟呕吐,无他兼症保生汤。""痰饮恶阻吐痰水,烦眩加味六君汤"。若妊娠呕吐苦水,则用芩连温胆汤。

虚证呕吐主要有两种类型:

(1)虚寒呕吐

症状:虚寒呕吐为脾胃阳虚所致呕吐,主要特点为平时畏寒畏冷,胃脘部畏冷;食少,疲乏;呕吐遇寒则甚,遇劳则甚,甚至胃部隐隐疼痛;严重时大便溏泄。舌淡舌苔薄白,脉细缓或迟。我们称之为脾胃虚弱呕吐或中焦虚寒呕吐。

治疗:应温中散寒止呕,常用方为:理中汤。加入法半夏、砂仁,可取得非常好的效果。有《中医内科学》上用理中汤加丁香、白豆蔻,亦可。

但是必须强调,我们刚当医生用药要慎重。丁香为大热药,第一要掌握好剂量,第二不是大寒证不要用,用得不好会产生很多变证,所以初学中医者不要造次乱用。我们学中医首先第一要入门,第二要全面。什么叫入门? 中医的理论知识要知道,中医的临床知识也要知道。并且学习理论要扎实,上临床要运用熟练。第二我们学中医必须要全面。我们首先要学好四大经典,以前所指四大经典为《内经》《难经》《伤寒杂病论》《神农本草经》。我们中医要掌握的四大经典应是《内经》《伤寒论》《金匮要略》《温病学》。《内经》是我们中医学的本源,毫无疑问我们应该学好。《伤寒论》表面上是六经辨证,是治外感病的,实际它贯穿了八纲辨证的内容。张仲景的伟大之处在于临床中真正运用了辨证论治。张仲景有句话:"观其脉证,知犯何逆,随证治之。"张仲景把辨证论治真正具体贯彻到临床实践中,且理、法、方、药俱备。从他以后人们才知道中医治病必须辨证论治,所以《伤寒论》称为第二部经典。第三部经典《金匮要略》是中医最早的内科学,是讲脏腑杂病的,脏腑经络先后病,它是以脏腑经络为辨证基础的。第四部经典《温病学》,主要包括叶天士的《外感温热篇》简称《温热论》和吴鞠通的《温病条辨》。对于急性热病,对于急性传染病它提出了辨证法则即卫气营血辨证和三焦辨证。我们读《伤寒论》和《金匮要略》懂得什么时候用麻黄,什么时候用桂枝,什么时候用附子,什么时候用细辛。比如麻黄汤、桂枝汤、真武汤、麻黄附子细辛汤、四逆汤、吴茱萸汤等等好像很多的热药,张仲景不是很重阳气吗? 不错,但张仲景同时重视养阴。大承气汤用于做什么的? 急下以存阴。黄连阿胶汤用于做什么的? 清热滋阴。白虎汤做什么的? 清胃火。人参白虎汤做什么的? 清热生津。《伤寒论》里有寒化证有热化证,我们再看温病学,温病学主要讲的温热病不仅要注意清热,而且要注意养阴生津。所以我们学中医要全面,才能做到心里有底,不要人云亦云,随声附和,那样只会一事无成,有时甚至出现大的偏差,误夺人命。

（2）胃阴不足呕吐

主要特点为干呕,有时呕出食物不多,不会呕出痰涎。口燥,咽干,易饥。与所有阴虚证一样,舌红苔少或舌红无苔或舌红而干。脉细或细数。

治疗:治疗胃阴不足呕吐应滋养胃阴,和胃止呕。主方为益胃汤去生地加枇杷叶、竹茹。益胃汤中有五味药:生地、麦冬、南沙参、玉竹、冰糖。主要用于治疗胃阴虚,不是用于止呕,止呕时去掉滋腻的生地,加上止呕的竹茹、枇杷叶才更有效。

三、个人经验

1. 诊断呕吐有三问

问发病时间;问呕吐之物;问发病缓急、程度。这三问是为了弄清虚实。

发病时间短、发病急、病势凶者为实证。呕吐物多者多为实,呕吐物少者多为虚。发病时间长,呕吐时作时止,病势缓者多为虚证。

2. 审查呕吐之物,以辨别呕吐的性质

呕吐痰涎为痰饮呕吐。呕吐苦水、黄水为胆热呕吐。呕吐酸腐为食积呕吐。呕吐酸水为肝气犯胃呕吐。干呕无物为胃阴虚呕吐。

3. 凡呕泻并作,上吐下泻之症必当先治其呕

呕吐甚者,饮食不能进,汤药不能入,凡呕吐不纳药食者,颇难治疗。临床上如急性脑膜炎、霍乱、急性胃肠炎重症等都可引起上吐下泻,古人称此为"上争下夺"。这种情况必当先治其呕。因为只有不呕了,药才可送进胃中吸收,不能止呕,何谈止泻? 止呕服药的方法当少量频服。一次一两勺,首先喂下去可能仍呕,过一会儿再喂,反复如此,当胃中感受到药气就不会呕了。

4. 治急性呕吐有秘方

治急性呕吐,本人多年经验总结出三个救急秘方:治疗急性脑膜炎呕吐用苏连饮,即苏叶、黄连再加一味竹茹。治疗热呕酸苦并用,用乌梅和黄连。治疗寒呕酸辛并用,用乌梅和干姜。用之屡取速效。

四、病案举例

例一、易某,女,16 岁。自 3 岁起呕吐,反复发作 13 年不愈,一年四季不分寒暑均发呕吐,其休止时间很少。平时以干呕为显,甚则呕出所食之物。患儿食少形瘦,口干便秘,头发稀而黄,身体发育不良,舌红少苔,脉细而无力。

辨证分析:患者呕吐反复发作 13 年不愈,可知为虚证呕吐,平时干呕为甚,食少形瘦,舌红少苔,脉细无力,可知此为胃阴虚呕吐。

治疗:初诊先用益胃汤减生地加枇杷叶、竹茹。再诊用麦门冬汤收功。治疗月余,终获痊愈。

例二、李某,男,70 岁。呕吐 20 余年,起初尚不碍饮食,久之食后即吐,呕吐稀白痰涎,并夹食物,询及腹中有响鸣声,呕后口不干,舌苔薄白而腻,脉细而缓。

辨证分析:患者呕吐 20 余年可知为虚证呕吐。呕吐稀白痰涎,其腹中有响鸣声,呕后口不干,舌苔薄白而腻,脉细而缓,可知此为痰饮呕吐。所以

此病为虚中夹实。

治疗：初诊用小半夏加茯苓汤祛痰止呕。考虑到病为虚中夹实，患者又年老体弱，痰涎因脾虚引起，再诊用六君子汤加干姜收功，药到病除，两个月痊愈。

例三、文某，女，15岁。突发呕吐，日达10余次，急送某医院住治。第二天呕吐愈剧，日达20余次，不能进食，头痛，食则呕。第三天西医诊断为病毒性脑炎，第五天邀我去会诊。诊见患儿呕吐痰涎，口中苦，甚则呕出黄水，大便秘，舌苔黄腻，脉滑数。

辨证分析：患者突发呕吐，可知此病为实证。呕吐痰涎，口中苦，大便秘，舌苔黄腻，脉滑数，中医辨证为痰热呕吐。

治疗：用大黄黄芩温胆汤，1剂呕减，2剂呕除。

五、现场答疑

1. 呕吐与反胃如何区别？

答：呕吐为不定时发作，反胃则有时间规律，常朝食暮吐，暮食朝吐，甚至食入即吐。呕吐有实证有虚证，反胃则多虚证，常因中焦阳气不足引起，与噎膈相联系，可并发噎膈。

2. 正常的妊娠呕吐有什么兼症，用什么方？

答：正常的妊娠呕吐没什么兼症，用保生汤即可，兼脾虚用加味六君子汤。

3.《伤寒论》中许多止呕吐的方都用了人参，临床有这个必要吗？

答：《伤寒论》中确实有很多方用了人参，半夏泻心汤、生姜泻心汤、理中汤等都用了人参，用人参是用来顾胃气的。张仲景很注意顾胃气，如人参白虎汤用人参，白虎汤用粳米，服桂枝汤啜热粥等。如果病人确实有虚的征象，人参是可用的，但如果病人是实火证、食积证、痰饮证，或是外邪引起呕吐则不可造次用之，虚实夹杂的体质，当然可用人参的。

4. 益胃汤止呕为什么要减生地？

答：生地的作用是滋阴，其性滋腻，对于止呕没有作用，所以去掉。

5. 一患者，53岁，嗳气两年，脘腹胀满，大便秘，失眠，口干，舌红，少苔，请问用益胃汤如何加减？能用麦门冬汤吗？

答：这个病人失眠、口干、便秘表明是阴虚，不应用益胃汤，应用酸枣仁汤加增液汤。脘腹胀满、嗳气是肝气犯胃的主症,只有气滞用柴胡疏肝散,有气滞又有便秘用厚朴三物汤。所以这个病是阴虚加肝气犯胃。我们应针对病人的主症,根据实际情况去辨证论治。

6. 一患者,清晨起床后呕吐,长期如此,吐物清稀,反复发作,刷牙后加重。请问是什么原因? 用什么方?

答:如果是年轻人为痰饮呕吐,用温胆汤或小半夏加茯苓汤,如果是老年人为脾虚加痰饮呕吐,用六君子汤,或香蔻六君子汤,即六君子汤加藿香、白蔻仁。

附方:

1. 藿香正气汤(《太平惠民和剂局方》):藿香　紫苏　白芷　大腹皮　陈皮　厚朴　茯苓　白术　法半夏　桔梗　大枣生姜　甘草

2. 大黄甘草汤(《伤寒论》):大黄　甘草

3. 芩连温胆汤(《三因极一病证方论》):黄芩　黄连　陈皮　茯苓　法半夏　甘草　枳实　竹茹

4. 大柴胡汤(《金匮要略》):柴胡　黄芩　大黄　枳实　法半夏　白芍　生姜　大枣

5. 保和丸(《丹溪心法》):山楂　神曲　炒莱菔子　茯苓法半夏　连翘　陈皮

6. 小半夏加茯苓汤(《金匮要略》):法半夏　生姜　茯苓

7. 保生汤(《医宗金鉴》):人参　白术　香附子　乌药　砂仁　陈皮　甘草　枳壳　生姜

8. 六君子汤(《医学正传》):人参　白术　茯苓　炙甘草陈皮　法半夏

9. 加味六君子汤(《医宗金鉴》):人参　白术　茯苓　陈皮法半夏　炙甘草　藿香叶　炙枇杷叶　缩砂仁　枳壳　旋覆花

10. 理中汤(《伤寒论》):干姜　人参　白术　炙甘草

11. 益胃汤(《温病条辨》):麦冬　生地　北沙参　玉竹冰糖

12. 麦门冬汤(《金匮要略》):麦冬　人参　甘草　法半夏　粳米　大枣

第九讲　泄泻证治

泄泻也是临床常见病。泄泻这个病名，《内经》里有不同的讲法。我这里举几个例子："春伤于风，邪气留连，乃为洞泄"，这是《素问·生气通天论》里的话，这个名称为"洞泄"。"湿胜则濡泻"是《素问·阴阳应象大论》里的话，这又是一个名称"濡泻"。"久风为飧泄"，是《素问·脉要精微论》的话，这又是一个名称"飧泄"。《素问·气交变大论》里说"岁土太过，雨湿流行……病腹满溏泄肠鸣"，这又是一个名称"溏泄"。这里列举了《内经》四个关于泄的名称："洞泄""濡泻""飧泄""溏泄"。它有一个基本名称，都是用的一个"泄"字。这是最早的关于泄泻的病名。张仲景的《伤寒论》和《金匮要略》两本书里也讲了大量的泄泻，但他不是讲的"泄泻"，他讲的是"下利"。《伤寒论》里讲了很多的"下利"，我这里举几条："少阴病，下利脉微者，与白通汤""太阳与阳明合病者，下利""太阳与阳明合病者，必自下利，葛根汤主之"，等等。所称"下利"即指泄泻，《金匮要略》里设了一个专篇《呕吐哕下利病脉证治》，书中所指"下利"范围扩大，不仅包括泄泻，而且包括痢疾，但主要指泄泻。《金匮要略》里泄泻和痢疾是没有严格分开的。

泄泻的病名从唐宋以后开始确定。泄和泻是两个不同的字，泄者，漏泄之意也；泻者，倾泻之意也。这两个字都是针对病势而言，"泻"比"泄"病势要急，程度要严重，后世统称"泄泻"。明·孙一奎在《医旨绪余·泄泻辨》中对泄泻作了解释："粪出少而势缓者为泄，若漏泄之谓也；粪大出而势直下不阻者为泻，倾泻之谓也。"这就是病名的解释和病名的来源。

一、主症辨析

什么是泄泻？泄泻西医称腹泻，是大便次数增多，粪质清稀，甚至所下大便如水样的病证。其中水谷夹杂者，称为飧泄。飧，左边是"夕"字，右边是"食"字。什么是"飧"？唐代以前的字典关于飧字的解释很简单："飧，汤浇饭也。"即汤泡饭。汤是什么呢？开水。就是开水泡饭。如果开水泡饭泡过三天三晚，你再去看是什么样子，水是水，饭是饭，既有水，又有饭，这不就是水谷夹杂吗？有病人患泄泻拉出来的有未消化的饭，或夹有菜叶子，吃什么拉出来就夹有什么，这就是水谷夹杂，又称为完谷不化的泄泻。这就是第一种"飧泄"。第二种大便稀溏而垢浊，称为溏泄。第三种大便中夹有水液，称为濡泄。第四种泄泻不止，久泻失禁，称为洞泄，或称为漏泄。第五种，在《内经》和《伤寒杂病论》里没有记载这个病名，即大便泄下澄彻清冷者，称为鹜泄。《内经》有原文曰："诸病水液，澄彻清冷，皆属于寒。"所以鹜泄是因寒而泄，乃是寒证。还有一种来势凶猛的泄泻，称为暴泻。这就是最常见的几种泄泻。

泄泻还有一个与它最相似的病证，我们必须加以鉴别，那就是痢疾。痢疾也是大便不正常的病证，也是大便拉稀，但泄泻与痢疾两者有严格的区别，在临床上遇到病人大便拉稀，一定要搞清楚是泄泻还是痢疾。泄泻的主症是大便次数增多，粪质清稀。但痢疾有三大主症。第一个特点是下利赤白或下利脓血。第二个特点是腹痛，一痛就要拉，拉完还是痛。第三个特点是里急后重，里面急，想拉出来，下面又拉不出。这样一描述，我们便不难掌握痢疾和泄泻之间的区别。这是必须搞清楚的，否则就不能正确地诊断。

二、辨治要领

1. 首先要辨清泄泻的病变部位

我下面举几个例子，大家看泄泻的病变部位在哪里。《素问·阴阳应象大论》云："清气在下，则生飧泄"，我们知道脾主升清，胃主降浊。这是中医的基本理论。清气不向上升，反而在下坠，这个时候就生飧泄，这个"清气"是指脾的清气，这里指的病变部位为脾。《素问·脉要精微论》里讲"胃脉实则胀，虚则泄"，很明显指的病变部位为胃。《素问·宣明五气》篇里讲"大肠、小肠为泄"。大肠、小肠是指哪儿呢?《伤寒论》阳明病的提纲:"阳明之为病,胃家实是也。"胃家包括胃、大肠、小肠。《内经》的《灵枢·本输》有原文曰:"大肠、小肠皆属于胃,是足阳明也。"张仲景在《伤寒论》里讲:"自利不渴者属太阴。"太阴在哪? 太阴,脾也。从上得知:泄泻病主要与脾胃有关。张景岳在《景岳全书》中作出结论为:"泄泻之本,无不由于脾胃。"可以肯定,泄泻病的主要病变部位在脾胃。

2. 其次要辨清泄泻的病证性质

外感六淫可伤脾胃导致泄泻,饮食积滞也可伤脾胃导致泄泻,但重点是湿邪。为什么是湿邪呢? 湿邪最易伤脾,脾虚还可生湿。所以湿邪是导致泄泻的主要病因。陈修园《医学三字经》讲过:"湿气胜,五泻成。"

3. 泄泻的临床辨治

泄泻可分为虚实两类。实证包括四种:①寒湿泄泻,②湿热泄泻,③食积泄泻,④肝气乘脾泄泻。虚证包括两种:①脾虚泄泻,②肾虚泄泻。其中寒湿泄泻、湿热泄泻、食积泄泻为实证,肝气乘脾泄泻为虚实夹杂证,脾虚泄泻、肾虚泄泻为虚证。

（1）寒湿泄泻

症状:寒湿泄泻的特点是泻下清稀,或泻下如水,伴矢气、肠鸣,兼以畏寒。舌苔薄白或白滑或白腻,脉缓或细缓。寒湿泄泻中还有一种情况是外受寒邪之证。外受寒邪,内有湿邪,也可说外感寒湿之邪,与上面所说寒湿泄泻有点区别,那就是有外感的症状:形寒畏冷或恶寒发热,甚至有头痛,有胸脘痞闷的症状。

治疗:治疗寒湿泄泻宜利湿,利小便。张仲景在《金匮要略》中讲了一条很重要的原文:"下利气者,当利其小便。"下利气指下利与矢气并见,这是因为湿郁气滞,必须要利其小便。后世对张仲景这条原文作了绝妙的解释"急开支河",指的是利小便所以实大便也。凡是大便夹水的病人小便特别短少,就是这个道理,利小便使水从小便出,大便就不泄了。而且后世还有一个认识:除湿必须利小便。湿者,水也,除湿不利小便非其治也。治疗主方为张仲景的五苓散。治疗外感寒湿的泄泻当散寒祛湿,主方为藿香正气散。

（2）湿热泄泻

症状:湿热泄泻多发生在暑天和秋天,我们习惯称为长夏季节。暑天本来就有暑热,又夹有湿邪,即暑热夹湿。秋天为什么也发泄泻呢? 因为暑热未断。当今地球变暖,比如现在已是 10 月份了,我们还穿短袖衣。暑热夹湿泄泻也叫湿热泄泻,特点是:以热为主,泻下急迫,势如水注,《内经》云:"暴注下迫,皆属于热。"注者,射也。夏天有时在公共厕所的墙上看到大便的痕迹,就是人家"暴注下迫"时留下的。还有特点为肛门灼热,泻下黄稠有臭味,口渴,舌苔黄,脉滑数。

治疗:宜清热祛湿。主方为张仲景的葛根芩连汤,此方出自《伤寒论》。《伤寒论》原文曰:"太阳病……医反下之,利遂不止,脉促者……葛根黄芩黄连汤主之。"

（3）食积泄泻

症状:食积泄泻小儿很多,大人也不少。特点是:泄泻腐臭,伴嗳腐吞酸,脘腹疼痛,泻出粪臭如败卵,嗳气,泻后痛减。舌上腐腻苔,或厚腻苔,脉滑有力。

治疗:宜消食化滞,主方为保和丸。重者表现为脘腹疼痛较甚,大便泻下不畅,这时用保和丸慢了,要用枳实导滞丸通下积滞。这种方法在《内经》中称为"通因通用"之法,运用时辨证一定要准,舌脉一定要看准,必须是食积的实证才能用,初学者不要造次乱用。

（4）肝郁泄泻

症状:肝郁泄泻也称肝气乘脾泄泻,肝属木,脾属土,肝脾不和往往是木气侮土、肝气侮脾。肝气侮脾可出现很多病证,如郁证、胃痛、泄泻等。肝郁泄泻特点是第一胸胁胀痛;第二痛则欲泻;第三也是最重要的,每遇情志刺激加重。同时有胸闷、心烦、情志不畅等表现。舌苔薄白,脉弦。

治疗:宜抑肝补脾,主方为痛泻要方。方中四味药简单而奇妙,一以条达肝气,一以升运脾气。若兼见口苦,舌红苔黄,脉弦而数者,为肝郁化火,可加用戊己丸。

（5）脾虚泄泻

症状:脾虚泄泻的特点是久泻不止,大便时泻时溏,疲乏无力,食少,面色淡黄,舌苔薄黄,脉细或脉虚、脉缓。

治疗:宜健脾益气。主方为参苓白术散。如果伴随明显畏冷,食冷则泻,口不渴,此为脾虚夹寒。治疗可用参苓白术散加干姜,或用理中汤。

（6）肾虚泄泻

症状:肾虚泄泻的一个明显特点,为五更时定时发作泄泻,伴肠鸣,腰膝酸软无力,畏冷。但并不是说所有的五更泻都为肾虚,也要辨别其他因素。

治疗：宜温阳补肾止泻，主方为四神丸。其中有一味药肉豆蔻一定要炮制，才能达到止泻的效果。如果四肢厥冷、畏寒较甚可以加附子。临床常有脾肾两虚并见，伴畏寒肢冷较显者，常用附子理中汤。

以上讲了泄泻的六种证型。我们在辨证时要抓住这六种病证的主症特点。掌握好了这六种病证，就可以直接治疗泄泻了，就是一个呱呱叫的医生了。我们有的医生不动脑筋，病人拉肚子就吃点黄连素，没治好怎么办？就吃氧氟沙星，还没治好呢？又搞点香连片吃吃。还没效那就没招了，这样当医生是不行的。即使呆在西医院，西医治不好的病人跑到你中医这里来了，你不辨证怎么行？人家开氧氟沙星两片，你就开四片，人家一次吃两片，你就一次吃四片，这不行的。所以我们必须要掌握好中医的辨证论治法则。

三、个人经验

1. 诊断泄泻要注意三审

一审虚实，二审泻下之物，三审腹痛。

第一审虚实，主要观察病情和病势。暴泻，来势汹涌，肯定是实证；久泻，来势缓，一定是虚证。如果问一个人拉肚子多久，拉得凶不凶？他说才拉了半天，不凶，这可能是虚实夹杂。如果说很凶，一定是实证。如果说拉了3年了，一天要么拉两三次，要么拉五六次，一定是虚证。

第二审泻下物。拉的是什么东西很重要。下利红白冻子为痢疾；下利热臭为湿热泄泻；下利清稀为寒湿泄泻；下利腐臭如败卵样为食积泄泻，就是臭鸡蛋的那种气味；下利溏而不爽为脾虚泄泻。审泻下物主要是为了辨别泄泻的性质，或者属于寒，或者属于热，或者属于湿，或者属于食积，或者属于肝郁，或者属于脾虚，或者属于肾虚。

第三审腹痛，腹痛与不痛，怎么样痛很重要。腹痛即泄，泻后略减，往往为肝气乘脾；腹胀痛而泄，泻后减轻为食积泄泻；腹中热痛，泻下如注射为湿热泄泻；腹中冷痛，泻下清稀为寒湿泄泻或虚寒泄泻；腹中不痛而泻为脾虚泄泻。

以上说了三审，是中医诊断方面的内容。一个有经验的中医为什么看病看得比较快？就是因为抓住了主症，诊断正确。我们一定要对我们所学的专业熟练，因为只有熟才能生巧，这和我们学外语是一样的。干什么事都是这个道理。对理法方药要熟，而且要形成链条式思维。

2. 治疗泄泻要注意两点

第一、久泻固多虚证，但须注意虚中夹实。临床上多见这种情况，每因邪气未去而致久泻不愈，愈泻愈虚，以致正已虚而邪犹存，治疗时又往往注意理虚而忽视其邪实。《素问·评热病论》云："邪之所凑，其气必虚。"后世医家释曰："此非邪凑则气虚之谓，言气所虚处，邪必凑之。"邪气，包括六淫病邪，以及食积、虫积、水饮、痰浊、瘀血等有害因素。治疗时若不注意祛邪而纯开补药，那就会使病证留连不愈。第二，治疗急性泄泻，尤其不能猝然固涩。必先去其邪才能止其泻，不去其邪即行固涩，是犯了闭门留寇的错误。

3. 小儿泄泻要慎用寒凉之剂

小儿病多为外感和饮食积滞，情志病很少，没有大人病那么复杂。小儿泄泻要么为外感风寒，要么为饮食积滞，所以在治疗时要慎用寒凉药，因为苦寒易伤脾胃，小儿很少有火热泄泻。这就是我在临床上总结出来的几条经验。

四、病案举例

例一、张某，男，24岁，农民。患者泄泻半年，当地医院诊断疑为肠癌，送省级医院检查未果。诊见患者体质虚弱，行立需人扶持，形体消瘦，声低气弱。询其泄泻状况，答曰：半年前的初春猝患泄泻，日下10次左右，泻下清稀，久之泻下多为水谷夹杂。治疗半年以来，泻下终未减轻，伴大腹疼痛，胀满，肠鸣不断，时作矢气，并见畏寒肢冷，头晕，心悸，气短。食少，口渴喜热饮，小便短少，面浮足肿等症。望其面色黧黑，舌质色淡而舌上罩有白滑苔，脉象沉细。

辨证分析：患者泄泻半年可知为虚证。形体消瘦，声低气弱，畏寒肢冷，头晕，心悸，气短，食少，可知患者为虚寒体质，主要为脾阳虚。"泄泻""面浮""足肿""白滑苔"都是因为湿邪所致，湿愈重则脾阳愈虚，脾阳虚则又生湿，发展为虚实夹杂证。

治疗：治当化湿散寒止泻。初诊用五苓散加吴茱萸、干姜、附子治疗，10剂泻止。再诊用理中汤收功，以治病之本，巩固治疗效果。

例二、周某，男，37岁，某银行职员。患者自诉泄泻10余年，不论春夏秋冬，从未间断。少则日泻3~4次，多则日泻7~8次，泻出稀溏便。若遇饮食不适,或稍事劳作,其泻必大作,甚则肠鸣腹痛,肛部及大腹部有坠胀感,所泻粪便中常夹有不消化食物残渣。由于长期泄泻,体质逐渐衰弱,不仅精神疲乏,面色无华,形体消瘦,食纳减少,而且近1年以来,头发逐渐脱落,不到1年时间,头发几乎已经脱光,眉毛全部脱完。时方壮年,却呈未老先衰之状。舌淡苔薄白,脉细而虚。

辨证分析:患者泄泻10余年可知为虚证。精神疲乏,面色无华,形体消瘦,食纳减少,可知此为脾虚泄泻。"清气在下,则生飧泄。"脾虚不能升清则泻,由于脾病日久及肾导致脱发。

治疗:当升阳健脾止泻。一诊用升阳益胃汤减黄连加干姜。15剂泻止,再15剂完全不泻。再诊用参苓白术散加鹿茸,做成丸药服3个月,眉发全长而痊愈。

例三、盛某,男,27岁,农民。1970年季夏某日,该青年农民冒烈日在稻田里抢收早稻,中午之时,口渴之极,在稻田旁的水沟里喝了两碗生水,当日下午突然上吐下泻,腹中疼痛,旋而昏倒在田间,入暮病重,吐泻频繁,上则吐水,下则泻水,并见畏冷自汗,四肢厥逆,口张气短,精神疲惫。诊见患者双眼球内陷,面部肌肉明显消瘦,脘腹部凹陷。舌淡苔白而干燥,脉微细欲绝。

辨证分析:患者突然上吐下泻,腹中疼痛,旋而昏倒在田间,吐泻频繁,上则吐水,下则泻水,此为急性吐泄之重症。畏冷自汗,四肢厥逆,舌淡苔白,脉细欲绝,可知为寒邪所致呕吐泄泻。患者双眼球内陷,面部肌肉明显消瘦,脘腹部凹陷。此种现象称为"三陷症",为生命垂危之象。

治疗:先治其寒呕,以酸辛并用方,用乌梅30g、干姜15g,浓煎频服,一个多小时止住其呕。再用参附汤,高丽参10g,黑附子片30g,仍频煎频服,回阳救逆,患者终于获救。

五、现场答疑

1. 请问补中益气汤能治疗发热吗?

答:李东垣的补中益气汤是甘温除热的方剂,是可以用来治疗发热的。治疗气虚所致身发低热,遇劳则甚。虚证发热,如气虚发热、阴虚发热、血虚发热等,一般都为低热。而补中益气汤只能治疗气虚的发热。唯有妇女产后血脱可表现为高热,口大渴,自汗,当急投当归补血汤加人参补血固脱。

2. 请问小便清长,大便溏泄应怎么治?

答:小便清长,大便溏泄多为虚寒所致,即脾肾阳虚所致。治疗当温阳止泻。可用附子理中汤。

3. 请问虚实夹杂的泄泻要怎么治?

答:虚实夹杂的泄泻可先去其实邪,再予补虚。若是湿邪与脾虚夹杂的泄泻,通常先用五苓散利湿止泻,再用参苓白术散健脾固本,固其生化之源。

附方:

1. 藿香正气散(《太平惠民和剂局方》):藿香 紫苏 白芷 半夏曲 陈皮 白术 茯苓 厚朴 大腹皮 桔梗 生姜大枣 甘草

2. 葛根黄芩黄连汤(《伤寒论》):葛根 黄芩 黄连 甘草

3. 保和丸(《丹溪心法》):山楂 神曲 茯苓 法半夏 陈皮 炒莱菔子 连翘

4. 枳实导滞丸(《内外伤辨惑论》):大黄 枳实 神曲 黄连 黄芩 泽泻 茯苓 白术

5. 五苓散(《伤寒论》):泽泻 茯苓 猪苓 白术 桂枝

6. 参苓白术散(《太平惠民和剂局方》):人参 白术 茯苓 山药 莲子肉 白扁豆 薏苡仁 砂仁 桔梗 甘草 大枣

7. 痛泻要方(《景岳全书》):白术 白芍 陈皮 防风

8. 四神丸(《内科摘要》):补骨脂 肉豆蔻 五味子 吴茱萸 生姜大枣

9. 补中益气汤(《脾胃论》):人参 黄芪 白术 陈皮 炙甘草 柴胡 升麻 当归

10. 升阳益胃汤(《内外伤辨惑论》):黄芪 人参 白术茯苓 炙甘草 半夏 橘皮 独活 羌活 防风 白芍药 柴胡 泽泻 黄连

11. 参附汤(《重订严氏济生方》):人参 熟附子

12. 理中汤(《伤寒论》):干姜 人参 白术 炙甘草

第十讲　痢疾证治

痢疾之名出自《严氏济生方》，《内经》称本病为"肠澼""赤沃""注下赤白"，如《素问·太阴阳明论》说："食饮不节，起居不时者……下为飧泄，久为肠澼。"《素问·至真要大论》说："厥阴之胜，耳鸣头眩……肠鸣飧泄，少腹痛，注下赤白……少阴之胜……腹满痛，溏泄，传为赤沃。"此处的"肠澼""赤沃""注下赤白"均指痢疾。《难经》云："大瘕泄者，里急后重，数至圊而不能便。"此处里急后重就是痢疾的主症，所以大瘕泄即是痢疾。张仲景的《伤寒杂病论》将本病与泄泻合称为"下利"，其中有两条原文是专讲痢疾的，"下利便脓血者，桃花汤主之"，"热利下重者，白头翁汤主之"。他开创了痢疾的辨证论治。晋代葛洪以"痢"独称一病，与一般泄泻相区别。宋代医家称之为"滞下"，严用和云："今之所谓痢疾者，古所谓滞下是也。"他所提出的"痢疾"之名，一直沿用至今。金元时期的朱丹溪指出："时疫作痢，一方一家之内，上下传染相似。"说明痢疾是天行毒病，属疫病的范畴，是多发于夏秋季节的肠道传染病。

一、主症辨析

痢疾有三大主症：①下痢赤白，即便下赤白脓血黏冻；②腹痛，以脐腹及下腹阵发性疼痛为主；③里急后重，即腹中急迫欲便而便时窘迫不畅，朱丹溪称之为"虚坐努责"，亦即时时欲便，但登厕努挣而不排便的表现。

本病应与泄泻鉴别，两者都多发于夏秋季节，均有腹痛，但泄泻无里急后重及下痢赤白脓血。

二、辨治要领

痢疾多发于夏秋季节,夏秋的气候特点是暑湿交迫,湿热弥漫。若感受湿热疫毒之邪,积滞肠中,气血与之搏结,使肠道传导失司,脉络受伤,腐败化为脓血则下痢赤白发为痢疾。肠胃与饮食有关,故痢疾亦与饮食不洁或饮食生冷有关。临床常见的痢疾主要可分四型。

1. 湿热痢

症状:除腹痛、痢下赤白脓血、里急后重的主症之外,兼有肛门灼热,小便短赤,舌苔黄腻,脉滑数。

治疗:宜清湿热,调气血,方用芍药汤。芍药汤中有芍药、当归、黄连、槟榔、木香、大黄、黄芩、官桂、甘草,其中官桂是佐药,不能多用,我一般不用官桂而改用厚朴。痢疾初起一般都加用大黄,其作用是导湿热积滞从大便而去。

2. 疫毒痢

症状:亦有腹痛、痢下赤白脓血(赤多白少)、里急后重,但发病急骤,病情凶险,伴有高热烦躁,甚则谵语昏瞀,舌红绛,苔黄腻或燥,脉滑数或细而疾。

治法:宜清热解毒,方用白头翁汤合芍药汤。若下鲜血,血黏,高热,舌绛,绛者乃热毒伤血,合用犀角地黄汤。若高热谵语或昏迷,则另服神犀丹或安宫牛黄丸以清心开窍。

3. 噤口痢

症状:即下痢而不能进食,或下痢呕恶不能食者。此证有虚实两型:虚者乃胃阴虚,因热毒伤阴或痢下过度所致,症见口干,舌红少苔或无苔,脉细数或虚数;实者乃实热,多由湿热疫毒之邪蓄积于里所致,症见口苦,舌苔黄腻,脉滑数有力。

治疗:虚者宜滋养胃阴,方用益胃汤。实者宜泄热和胃,苦辛通降,方用开噤散加减。若患者虚弱、年老或产后,可加人参;若呕逆,则加竹茹、枇杷叶止呕。属实证者我常加大黄。

4. 休息痢

症状:痢疾日久不愈,时发时止,痢下白多赤少,常因饮食不当、感受外邪或劳累而诱发,常有疲乏食少,舌淡,脉细等虚弱表现。

治法：宜健脾益气，兼温中治湿。方用四君子汤合连理汤。

若痢久体虚，滑脱不禁，则用桃花汤主之，亦可用真人养脏汤温中固摄。但用此二方的前提是：第一必须是虚证；第二无热象。

原《中医内科学》教材中还有寒湿痢和虚寒痢两型，我认为休息痢即为虚寒痢；至于寒湿痢的说法本身欠妥，临床上极其少见。

三、个人经验

1. 辨治痢疾关键有两点：一辨湿热，二分气血。

（1）辨湿热

陈修园《医学三字经》云："湿热伤、赤白痢、热胜湿、赤痢渍、湿胜热、白痢坠……"意思是说痢疾为感受湿热疫毒所致，凡痢下赤多白少者为热胜湿，痢下赤少白多者为湿胜热，当然还要参合舌脉予以确诊。

（2）分气血

唐容川在《痢证三字诀》中指出："痢为病，发秋天，金木沴，湿热煎，肝迫注，故下逼，肺收摄，故滞塞。"意思是说痢疾乃湿热煎迫，导致肝肺两脏气机失调所致里急后重，这是他对里急后重的解释，虽然此解释不十分确切，但古人对里急后重一症无更好解释了。由于肺主气，肝藏血，所以他进一步指出："白气腐，红血溃……治白痢，主肺气，白虎汤，银菊贵，治红痢，主肝血，白头汤，守圭皋。"他认为白属湿，红属热，白痢伤气，红痢伤血，故用芍药汤清湿热、调气血。

2. 治痢疾初起必须祛邪，最忌收涩

治疗痢疾初起必须祛邪，最忌收涩，收涩则会闭门留寇。故有表邪者必祛表邪，有积滞者必祛积滞，邪去则正安，邪不去则正不安。喻嘉言曾提出"逆流挽舟"之法，即在痢疾初起，表邪重者，予人参败毒散，使陷里之邪，还从表出而愈。《伤寒论》中多处原文亦指出，病在表者，必先解表，若不先解表，恐表邪内陷入里。

《名医类案》中记载了喻嘉言的一则医案："朱孔阳年二十五岁。下痢赤白，昼夜达百次，不能起床，以粗纸铺于褥上，频频易置。但饮水而不进食，其痛甚厉，肛门如火烙，扬手掷足，躁扰无奈，其脉弦紧劲急。"喻嘉言认为，此证一团毒火，蕴结在肠胃之内，其势如焚，救焚须在顷刻。于是以大黄四两，黄连、甘草各二两，急煎服之，次日病情即明显好转。此案中重用大黄猛下实热以祛邪,故疗效显著。

四、病案举例

例一、小儿,12岁。8月天患赤痢8日,下痢脓血,西医诊断为"中毒性痢疾",在医院用西药治疗无效,改求中医治疗。症见患者形体消瘦,精神疲乏,腹胀如鼓、腹痛,下痢脓血,日达数十次,持续发热,每日发热在39℃以上,呕逆不能食,舌质红绛,舌根部黄黑色厚腻苔,脉沉而数。

辨证分析:此患者以高热、下痢脓血为主症,故为疫毒痢。其舌质红绛主热毒深重,舌根部黄黑色厚腻苔乃腹中有积滞之候,然为何腹胀如鼓呢?《素问·至真要大论》云:"诸胀腹大,皆属于热……诸病有声,鼓之如鼓,皆属于热。"因此,参合舌脉后可断定此腹胀如鼓不是水,而是热。至于呕逆不能食,说明病情严重,即将发展成噤口痢。

治疗:宜清热解毒通滞,先用小承气汤合连朴饮,加广香、炒莱菔子、地榆炭,服三剂,发热退,腹胀平,痢下亦止。后以益胃汤滋养胃阴以收功。

例二、李某,女,60岁,深秋发病。下痢1周,在市级医院治疗无效又转至省级医院,又过了1周,出现下痢脓血,日达数十次,每日发热在39℃左右,患者坐卧不宁,烦躁不安,口干欲饮,口唇鲜红如点朱砂,舌质红赤无苔,状如血染,脉细而疾数。

辨证分析:此患者的特点在舌象,《舌鉴辨证》曰:"全舌红赤乃脏腑血分皆热",结合发热、下痢脓血及脉细疾数,可诊断为热毒炽盛,阴液被劫,病情凶险。

治疗:宜清热解毒,凉血滋阴。方用犀角地黄汤合增液汤加减。服药1周,诸症悉平。

例三、刘某,男,43岁。患痢疾20余日,已用中西药治疗。从第10日起出现呕逆不能食,下痢赤白相兼,里急后重,口干,身发低热,舌红少苔,脉细而数,但按之有力。

辨证分析:患者以下痢而呕逆不能食为主症,故属噤口痢。其口干、低热、舌红少苔、脉细而数乃阴虚之象,然其脉按之有力又说明非纯虚证,恐有实邪积滞。

治疗:滋阴养胃兼通下积滞。方用益胃汤合大黄甘草汤,旬日即愈。

五、现场答疑

1.《中医内科学》教材上有寒热错杂痢用乌梅丸治疗,临床上有这种类型吗?

答:乌梅丸所治疗的是休息痢寒热错杂者,而不是噤口痢或疫毒痢等。乌梅丸治疗胆道蛔虫效果很好,它可以治痢疾,但毕竟不是治痢疾的主方,且用于治痢疾时要去除其中的细辛、川椒类杀虫药。

2. "逆流挽舟"法出自哪部经典? 临床该如何运用?

答:"逆流挽舟"法是喻嘉言提出来的,不是出自《内经》《难经》《伤寒杂病论》等经典之中,是指在痢疾初起,有表邪者,必须解表。

3. 表证兼食积者如何治疗,是先解表还是先祛食积?

答:表证和里证夹杂者,可以表里同治,但一般原则是先解其表,后治其里。如果表里同重,可以表里同治。所谓"间者并行,甚者独行""标急者治标,本急者治本",临床应灵活运用。

4. 您刚才讲痢疾初起最忌收涩,我见过用罂粟壳治疗痢疾的经验方,岂不是与您讲的矛盾吗?

答:可以肯定痢疾初起不适合用罂粟壳。罂粟壳性温热且收涩力强,不适合湿热痢及疫毒痢,只能用于滑脱之久痢。痢疾初起用罂粟壳,即使暂时止痢了,也容易使患者转为休息痢。

5. 小建中汤与芍药汤调气血的道理是一样的吗?

答:小建中汤出自《金匮要略·血痹虚劳病脉证并治》,是温中补虚的,可治疗虚劳和中焦虚寒之胃痛。芍药汤行血调气,兼清热解毒,是针对湿热蕴肠、气血瘀滞的痢疾而言,两者作用完全不同。

附方:

1. 芍药汤(《素问病机气宜保命集》):芍药　当归　黄连槟榔　木香　大黄　黄芩　官桂　甘草

2. 白头翁汤(《伤寒论》):白头翁　黄柏　黄连　秦皮

3. 犀角地黄汤(《备急千金要方》):犀角(用水牛角代)　生地黄　芍药　牡丹皮

4. 神犀丹(《温热经纬》):犀角(用水牛角代)　石菖蒲　黄芩　生地　金银花　金汁　连翘　板蓝根　香豉　玄参花粉　紫草

5. 安宫牛黄丸《温病条辨》）：冰片　黄连　黄芩　牛黄麝香　犀角（用水牛角代）　雄黄　郁金　珍珠　栀子　朱砂

6. 益胃汤（《温病条辨》）：沙参　麦冬　生地　玉竹　冰糖

7. 开噤散（《医学心悟》）：人参　黄连　石菖蒲　丹参　石莲子　茯苓　陈皮　冬瓜仁　陈米　荷蒂

8. 四君子汤（《太平惠民和剂局方》）：人参　白术　茯苓甘草

9. 连理汤（《张氏医通》）：黄连　人参　白术　干姜　炙甘草

10. 真人养脏汤（《太平惠民和剂局方》）：人参　当归　白术　肉豆蔻　肉桂　炙甘草　白芍　木香　诃子　罂粟壳

11. 桃花汤（《金匮要略》）：赤石脂　干姜　粳米

第十一讲　黄疸证治

　　黄疸在《内经》里面有两个名称,或者叫黄疸,或者叫黄瘅。《素问·六元正纪大论》曰:"溽暑湿热相搏……民病黄瘅。"溽暑就是暑湿;搏者,搏结。湿热相互搏结就发黄瘅,这是"黄瘅"最早的名称。"溺黄赤,安卧者,黄疸……目黄者曰黄疸"(《素问·平人气象论》),"身痛而色微黄,齿垢黄,爪甲上黄,黄疸也"(《灵枢·论疾诊尺》),《内经》很早就确定了这个名称,一直沿用到今天。《金匮要略·黄疸病脉证论治》对黄疸病进行了专题讨论,把黄疸正式确认为一大病证名称。

　　黄疸是由湿热引起的,《内经》已经认识到这一点,并且《内经》还有另外一个认识,黄疸是传染病。《素问·本病论》载:"黄埃化疫……民病夭亡……黄疸……" 黄埃就是大地,大地有瘟疫,人民犯病容易死亡,这就是我们今天所讲的传染病,其中有一个就是黄疸,把黄疸归属于传染病之一,是《内经》最早的认识。后世医家最重视这个论述的是晋代的葛洪,在《肘后备急方》里讲"时行病发黄",时行病就是流行病,流行病里有发黄的就是黄疸,肯定了黄疸病属于传染病。大家注意这两千多年前的《内经》就已经认识到黄疸病属于传染病,今天的西医学也认识到肝炎发黄疸是传染病,这个概念就是《内经》里面所谓的疫病观,我们的祖先在两千多年前的时候就已经明确了这一点。

一、主症辨析

　　黄疸的主症就是三黄:身黄,尿黄,目黄。三黄里面关键在于目黄。一定要有目黄、眼睛珠子黄,才是我们讲的黄疸病。如果只有身黄,只有小便黄,而没有目黄,还不是我们今天所讲的黄疸病。

那就是说还有其他的黄病,其他的黄病有几种呢？我们常见的其他的黄病有三种。

第一种是萎黄证。是由于脾胃虚弱、气血不足出现的发黄。《金匮要略·黄疸病脉证治》曰:"男子黄,小便自利,当与虚劳同治,小建中汤主之。"就是说有一种发黄的病,小便自利,意味着它不是湿热阻滞,属于虚劳病,要用小建中汤治疗。小建中汤是用来治疗虚劳病的,绝不是治疗黄疸病的,可见这个黄是属于萎黄。临床上这种病比较多,尤其是在生活差、营养不好的时候,如我国的 20 世纪 50 年代、60 年代、70 年代,我国农村的农民中像这种发黄比较多见。

第二种是钩虫病发黄。很多同学都知道血防区,像湖南省的洞庭湖周围、常德地区、岳阳地区,包括常德地区的临澧县、石门县都有血吸虫病。血吸虫病主症,一是腹大如鼓;二是四肢瘦削;三是一身发黄,皮肤干枯,一看上去就像个萎黄证。血吸虫病轻的,除发黄以外,还有一身浮肿,人一点精神都没有,特别的疲乏,农村里取个名字叫"黄肿包"。这是土名字,又黄,又肿,肚子还有点胀,这是轻度的,发展到严重时就是臌胀病。

第三种是严重的贫血。患者面色黄而无华,没有色泽,如果舌淡那就绝对是血虚了。如西医所说的再生障碍性贫血以及大失血后,慢性肾病都可以出现面色发黄,严重的失血患者发黄,其实也是属于萎黄。

这些都不属于我们今天所讲的黄疸。与黄疸的典型区别在于黄疸是三黄,重点是目黄,而萎黄病不论是钩虫病也好,气血不足、脾胃虚弱也好,大失血患者也好,它只有身黄,或者小便黄,绝对没有目黄,这就是我们临床辨证的关键,必须把这三大主症搞清楚。此外还有一种小儿胎黄,也属于黄疸病,还有一种蚕豆黄,还有一种橘子黄。比如吃橘子太多皮肤发黄,但是小便不黄,眼目不黄。蚕豆病有很严重的也可以引起黄疸病,那是饮食因素,只是其中一个病因而已。

总而言之三黄俱备,特别是目黄明显,我们就可以确诊为黄疸。

二、辨治要领

黄疸属于湿热,刚才前面讲了"溽暑湿热相搏"病发黄疸,《金匮要略·黄疸病脉证治》曰:"黄家所得从湿得之。"湿郁就发黄。因为按五脏与五色相应的规律,脾属黄色,所以张仲景讲"脾色必黄"。脾病为什么发黄呢? 脾主湿。而黄疸的病因主要是湿热,这就是黄疸病的病机所在。历代医家对于黄疸的治疗,基本上有一个纲领,就是阳黄和阴黄。所以我们临床辨治黄疸的关键就是要抓住阳黄、阴黄两大类。据我个人临床所见,阳黄证估计要占 80%~90%,阴黄证充其量也就是 10%,最多也不会超过 20%。

阳黄证

阳黄的症状特点就是黄色鲜明,黄得比较厉害,跟橘子一样的黄色,说明湿热很重。阳黄分为三种:热重于湿、湿重于热、急黄证。

1. 热重于湿

症状:除黄疸颜色鲜明以外,还有几个特点:发热、口苦、小便黄赤、大便秘结、舌苔黄或黄腻、脉数。

治疗:清热化湿,主方茵陈蒿汤。茵陈蒿汤出自《伤寒杂病论》,"阳明病……但头汗出,身无汗……小便不利,渴欲饮水浆者,此为瘀热在里,身必发黄,茵陈蒿汤主之",热重于湿,热结在里,就用茵陈蒿汤。《金匮要略·黄疸病脉证治》:"一身尽发热,面黄肚热,热在里,当下之",像这种情况要用茵陈蒿汤。茵陈蒿汤只有三味药:茵陈、栀子、大黄。方中大黄用于泻热,茵陈蒿汤所治的黄疸肯定是热重于湿,但是侧重于里实热结,当伴有腹胀、便秘等症状。

如果没有腹胀、便秘等症怎么办?《伤寒论·辨阳明病脉证并治》:"伤寒身黄发热者,栀子柏皮汤主之。"栀子柏皮汤和茵陈蒿汤怎么鉴别使用呢? 同样是热甚于湿的黄疸,同样是黄疸黄色鲜明,同样是黄疸发热,一个有腹胀、大便秘结之症;一个没有腹胀、大便秘结等症。有腹胀、大便秘结者,这是里热结聚,要用茵陈蒿汤;没有腹胀、大便秘结者,此湿热虽重,而未成结滞,就要栀子柏皮汤。这两个方同样都是治热甚于湿的阳黄证,在临床上运用它是有区别的。

如果湿热并重,湿也明显,热也明显,既有黄疸、发热、口苦、小便黄赤,也有胸闷、脘痞、腹胀、烦恶、舌苔黄厚腻者,这是湿热并重。则用甘露消毒丹。

总之,热重于湿者一般有三个证,第一是里实证,用茵陈蒿汤;第二是无里实证,用栀子柏皮汤;第三是湿热并重证,用甘露消毒丹。

2. 湿重于热

症状:湿重于热的黄疸,除了发黄这个主症以外,还有小便短少不利,或小便黄,口苦,舌苔白腻。

治疗:除湿必须利小便,这是一条原则。所以湿重于热的黄疸,要用茵陈五苓散,但我很少用桂枝,就用茵陈四苓散。桂枝毕竟是温热药,在五苓散中温阳化气,湿重于热者只是小便不利,并没有小便闭塞,不用桂枝照样有效。

3. 急黄证

症状:急黄是急症,西医称之为重症黄疸,这种病证临床上还比较多见。其通身发黄,黄如金色,高热不休,心烦谵语,阵发性昏迷,吐衄,舌红苔黄,有的甚至舌色绛,脉数。

治疗:中医抢救急黄证效果是非常明显的。急黄证的特点是热毒深入血分,治疗的关键一要退高烧,二要清热毒,同时还要退黄疸。我一般用治急黄的方是茵陈蒿汤合千金犀角散。犀角现在没有了,用水牛角代替,水牛角效果差得多,但可以加大剂量,水牛角一般用30g,甚至还可用更大量。千金犀角散功能清热解毒凉血,茵陈蒿汤功能清热退黄。千金犀角散由犀角、黄连、栀子、茵陈、升麻组成。孙思邈用升麻原本是用于解毒,但升麻毕竟是升提药,我很少用,把它改成大黄,就变成了茵陈蒿汤,这是我在临床上摸索出来的经验。

关于急黄证的昏迷怎么处理?后面我要专门讲。

阴黄证

阴黄往往都是黄疸日久,迁延失治,转化为阴黄,黄疸病一开始并没有阴黄。

症状:黄色晦黯,严重的甚至是黑疸。《金匮要略》讲黄疸有五种:黄疸、女劳疸、酒疸、谷疸、黑疸。黑疸就是面青目黄、皮肤发黑、脸色青紫、眼目通黄,病人面色和煤烟一样。但必须明确黑疸不一定都是阴黄,阳黄证后期亦出现黑疸。阴黄黑疸仍有目中发黄,身体发黄,但是黄色晦黯,小便一般较清,伴畏寒肢冷,口不渴,舌苔白滑,或白腻,脉细或沉细,伴有阳虚的证候,没有口渴、口苦、心烦、小便黄赤,大便秘结,舌苔黄腻,脉数等热证,这才是典型的阴黄。

治疗:阴黄治疗要温阳化湿,用茵陈术附汤。使用此方应当注意两点:第一是黄疸迁延日久转变成阴黄,绝对不是黄疸初起;第二病人没有热象,这点非常重要。如果脱离这两个原则,一见黑疸就开个茵陈术附汤,那就往往会出差错。

三、个人经验

1. 治急黄经验

急黄证黄如金色、高热烦渴、心烦谵语、舌绛、脉数,甚至吐衄昏迷,急黄有这么多症状表现,是不是所有症状都出现? 不是。一定有所侧重,我们在临床上就要针对它的侧重点去治疗。

黄疸深重、高热不休,一般用茵陈蒿汤合栀子柏皮汤,清湿热解毒;若舌绛,热入营分,用《千金》犀角散;若吐衄、斑疹,热入血分,用犀角地黄汤。但有一个前提,必须都用茵陈蒿汤清湿热、退黄。

若既有黄色如金,又有高热烦渴,昏迷怎么办? 出现昏迷,中医称为热蒙心包,可用清宫汤送服安宫牛黄丸,吴鞠通讲热蒙心包“症见神昏,肢厥,舌謇,胸腹灼热,舌绛”就是这样一些特点。若急黄出现腹胀、昏迷,是因为湿热阻遏,影响清窍,可用湿热病中的一个特殊方,吴鞠通的宣清导浊汤治疗。

总之,肝昏迷的时候,如果病人以高热、心烦、舌绛、脉数为主,属热蒙心包,用清宫汤送服安宫牛黄丸;如果不是高热为主,而是腹胀,神志蒙昧,舌苔腻,就用宣清导浊汤。一个以热为主,一个以湿浊为主。

2. 治黑疸经验

黑疸既有属阳黄证,又有属阴黄证,不能看到黑色就是阴黄,黑疸临床辨治有两种:第一种是阳黄转黑疸,第二种是阴黄黑疸。

（1）阳黄转黑疸

阳黄转黑疸是因为黄疸日久失治,郁热在里,造成血瘀,出现黑疸。这种黑疸不仅面色黧黑,黑如烟煤,而且有黄疸。《金匮要略·黄疸病脉证治》:“酒疸下之,久久为黑疸,目青面黑,心中如啖蒜齑状……” 所谓心中如啖蒜齑状,是形容心中像吃了辣椒样的烧灼感,说明胃中有烧灼感,心中烦躁。提示热毒在里,所以这种病人表面上是黑疸,除心中烦躁、灼热外,一定还有口苦,小便黄赤,舌苔黄腻,脉数,甚至还有鼻衄、齿衄等症。

治疗此种黑疸仍然要治阳黄,清湿热。或者用栀子柏皮汤,或者用茵陈蒿汤,或者用甘露消毒丹。但是这三个方都不能治黑疸,只能清湿热退黄。黑疸是瘀热造成的,必须配合祛瘀,加用活血化瘀的药物,常用的有当归尾、赤芍、牡丹皮、桃仁、鳖甲,尤其赤芍、牡丹皮、鳖甲是必用药。因为这几味药都入肝经,中医讲肝藏血,肝受了湿热之后,血液调节就出了故障,于是就出现血络瘀阻,表现为黑疸。

（2）阴黄转黑疸

阴黄转黑疸,表现的症状是没有火热现象,仍然要在茵陈术附汤或者茵陈五苓散的基础上,再加一些消黑疸祛瘀的药物,比如当归尾、赤芍、桃仁、红花、鳖甲等。

3. 黄疸出现腹胀、水肿的治疗经验

黄疸出现腹胀、水肿,临床很常见。为什么黄疸病会出现腹胀、水肿呢？第一个原因是水湿停聚,第二个原因是湿热伤脾胃。针对这样的情况,我们治疗的时候也要有针对性。湿热伤脾胃出现的腹胀,应该出现舌苔黄腻,腹胀,口苦,小便不畅,要用中满分消丸。

如果既有黄疸,又有腹胀,又有水肿,黄疸与肿胀同时并见的,用二金汤治疗,《温病条辨》曰:"由黄疸而肿胀者,苦辛淡法,二金汤主之。"若大便秘结,可加茵陈蒿汤；若大便不秘结,用茵陈蒿汤去大黄合二金汤；若舌苔黄厚腻,胸闷脘痞,用甘露消毒丹合二金汤；若小便不利,用四苓散合二金汤。总而言之,二金汤是主方。

4. 降转氨酶经验

现在许多病人验血时发现谷丙转氨酶指标升高,但一问症状,黄疸还不明显,目黄、身黄、尿黄不明显,充其量尿黄,有些人并没有目黄、身黄,只是口里有点苦,有的人还不一定苦,最主要的是疲倦。西医认为谷丙转氨酶升高,是肝脏损坏。中医应当怎么治？须知这样的病人总是有湿热,尽管他的症状不明显,但一定要抓住湿热,比如舌苔黄腻,比如小便黄,比如口里苦,总有一个症状表现,而且很多人是喝酒以后转氨酶指数明显上升。长期以来我琢磨出了一个比较有把握的方,谷丙转氨酶升高如果湿热很明显,舌苔黄腻,口苦者,用甘露消毒丹；如果湿热不重,不很明显,看不出典型湿热,就用丹栀逍遥散。用这两个方,都必须加入一味特殊的药——熊胆粉。

四、病案举例

例一、刘某,男,30岁,湘雅一医院会诊病例。患者1个月前突发黄疸,发热,半个月来持续高热,每天在39℃以上,经常烧到40℃。黄疸逐步加深，黄疸指数 380。医院诊断为重症黄疸型肝炎。近半月来患者终日沉睡，时而谵语，呕吐，不能食，腹胀。医院通知病危。症见目黄，身黄，黄如金色，一身发热，频作呕逆，腹中微胀，大便较秘，小便黄赤，时而谵语，时而烦躁，时而沉睡，舌红赤，苔黄腻，脉数而急。

辨证分析：这是一个典型的急黄证，并出现了肝昏迷的先兆，患者还有一个附带症状就是呕吐，不能食，喝水都呕。我们在治病的时候，要特别注意病人的症状特点，不管病人是什么病，如果呕吐问题不解决，汤药怎么能吞下去？所以首先要治疗呕吐。患者是急黄证，舌红赤，苔黄腻，说明热毒、湿热都很重。

治疗：既要清热毒，又要止呕。用茵陈蒿汤合《千金》犀角散去升麻，并重加竹茹止呕。数剂之后，病人热退呕止，经治月余病愈。

例二、张某，男，65 岁，湖南某勘测设计院干部。患黄疸，腹胀，在医院住院 156 天，诊断为胆汁淤积型肝硬化、慢性胆囊炎并胆囊多发性结石、糖尿病。由于病情不断地发展变化，肝功能损害严重，丙氨酸氨基转移酶 253.8。B 超发现脾静脉增宽，脾静脉曲张。黄疸逐渐加深，并出现严重黑疸。症见面色黧黑，状如烟煤，目黄，身黄，尿黄，兼有齿衄、鼻衄，心烦，善饥，口苦，两胁及少腹胀痛，大便溏泄，足胫微肿，舌紫黯，苔黄滑腻，脉细数。

辨证分析：患者为阳黄转黑疸，并且湿热很重，还明显夹有瘀象。

治疗：本案患者的治疗始终是用三个方，初期茵陈蒿汤合栀子柏皮汤，后期甘露消毒丹。但是不论用哪个方都加了牡丹皮、赤芍、鳖甲、桃仁。这是一个典型的黑疸病例，半年治愈。须知黑疸有时候是阳黄，有时候是阴黄，关键在于主症、舌脉要看清楚，必须辨清是湿热，还是属于阳虚。

例三、曾某，女，54 岁。患者黄疸、发热，在当地医院治疗 10 余天，黄疸未减，发热未除，并见阵发性的神志不清，日发 10 余次，西医诊断为肝昏迷。症见一身面目悉黄，黄色甚鲜，周身发热，胸腹部热甚，时而烦躁不安，时而神昏谵语，舌色深绛，舌尖干而起芒刺。

辨证分析：这个病人舌色深绛，舌干起芒刺，说明热毒深入营血，也可以讲是热入心包。

治疗：用吴鞠通的清宫汤合茵陈蒿汤，加竹沥。1 周后高热、昏迷、谵语解除，月余而愈。

五、现场答疑

1. 请问茵陈五苓散与八正散治小便不利的区别？

答：茵陈五苓散是五苓散加茵陈，这个同学应该是问五苓散与八正散的区别，对不对？加了茵陈肯定就是治黄疸的。只有五苓散和八正散我们要区别，为什么呢？同样都是利小便，五苓散是白术、茯苓、猪苓、泽泻加桂枝，方中白术健脾除湿，桂枝温阳化气，猪苓、茯苓、泽泻利水，这是一个利水湿的方。张仲景发明五苓散本来就是治蓄水证，因寒邪入里，进入膀胱影响膀胱的气化功能出现小便不利，少腹微胀，就用五苓散，侧重于阳虚、湿证、寒证的小便不利。八正散不仅有利小便的药，还有清热的药，特别还用了一味大黄泻火，一味栀子清热。同样是治小便不利，八正散所治的小便不利应是小便淋沥涩痛，小便频数，尿黄而热，甚至于大便秘结，舌苔黄，脉数。所以一个是用于寒证、湿证；一个是用于热证，这就是两者的区别。

2. "通阳不在温，而在利小便"如何理解？

答：这句话出自叶天士《外感温热篇》："温病，救阴犹易，通阳最难。救阴不在血，而在津与汗；通阳不在温，而在利小便。"我们要救温病的阴伤，不是救血，不是养阴血，而是在津与汗，就是生津液，所以温病学家曾云"存得一分津液，便有一分生机"。

"通阳不在温，而在利小便。"一般而言，通阳就要温，为什么说"不在温"？因为温热病无非就是两种，一种是温热之邪，一种是湿热之邪。温热最容易伤津，因此救阴就在于津；而湿热是以湿为主，湿邪可以郁遏阳气，既然是湿邪郁遏阳气，那么我们通阳气应当用什么方法，不能用温阳法吧？应当利小便，利小便者，所以利湿也。不利小便怎么利湿啊？所谓除湿不利小便，非其治也。这种通阳不在温，是针对湿热而言的，一定要利小便除湿。

3. 一小孩，西医诊断为肝炎，黄疸不明显，消瘦，疲倦，请问如何治疗？

答：小孩消瘦，疲倦，黄疸不明显，这是脾虚。"见肝之病，知肝传脾，当先实脾。"这句话在这儿运用上了。消瘦疲倦，食纳较少，这不是典型的脾虚吗？就要补脾。

4.《金匮要略》中黄疸，脉浮，为什么有易汗、易吐之别呢？

答：这个问题要分别看待。易吐，说明病邪在上；易汗，是有表邪。《金匮要略》曾指出:"诸病黄家……假令脉浮,当以汗解之。"比如麻黄连翘赤小豆汤,就是治疗黄疸湿热在表的方剂。但是不能仅凭一个脉象就确定它的治法,一定要根据其症状表现,参照其脉象、舌象。中医治病必须综合分析。

5. 书上有用升降散治黄疸,请问如何解释本方的配伍作用?

答:升降散治黄疸这个说法不确切。升降散是治瘟疫病中的喉头肿大,喉痹证。方中僵蚕、蝉衣祛风,大黄泄热,片姜黄祛瘀,这四味药有哪个是治黄疸啊,所以说用这个方治黄疸不确切。

6. 还有一个问题,体检大三阳,不好转并且似有恶化,怎么治?

答:这个病人要面对面地看,光凭西医检验结果不能给予任何答复,中医治病要以症状,舌、脉为依据,不能以西医检验结果为依据。

附方:

1. 小建中汤(《伤寒论》):桂枝 芍药 生姜 大枣 甘草 饴糖

2. 茵陈蒿汤(《伤寒论》):茵陈 栀子 大黄

3. 栀子柏皮汤(《伤寒论》):栀子 黄柏 甘草

4. 甘露消毒丹(《续名医类案》):滑石 黄芩 茵陈 藿香 连翘 石菖蒲 白蔻仁 薄荷 木通 射干 川贝母

5. 茵陈五苓散(《金匮要略》):茵陈 茯苓 猪苓 泽泻白术 桂心

6. 犀角散(《备急千金要方》):犀角(用水牛角代) 黄连 栀子 茵陈 升麻

7. 犀角地黄汤(《备急千金要方》):芍药 地黄 牡丹皮 犀角(用水牛角代)

8. 清宫汤(《温病条辨》):元参心 莲子心 竹叶卷心 连翘心 犀角(用水牛角代) 麦冬

9. 宣清导浊汤(《温病条辨》):猪苓 茯苓 寒水石 晚蚕沙 皂荚子(去皮)

10. 茵陈术附汤(《医学心悟》):茵陈 白术 附子 干姜 甘草(炙) 肉桂(去皮)

11. 中满分消丸(《兰室秘藏》):茯苓 人参 白术 炙甘草 砂仁 姜黄 干姜 厚朴 枳实 知母 黄芩 黄连 半夏 猪苓 泽泻 陈皮

12. 二金汤(《温病条辨》):鸡内金 海金沙 厚朴 大腹皮 猪苓 通草

13. 丹栀逍遥散(《内科摘要》)：当归　芍药　茯苓　白术（炒）　柴胡　牡丹皮　栀子（炒）　甘草（炙）

14. 八正散(《太平惠民和剂局方》)：车前子　瞿麦　萹蓄　滑石　栀子仁　甘草　木通　大黄　灯心

15. 升降散(《伤寒温疫条辨》)：僵蚕　蝉蜕　片姜黄　生大黄

第十二讲　水肿证治

　　水肿是由于人体内水液蓄积,泛溢肌肤,引起全身各个部位肌肤浮肿的病。顾名思义,水肿形成的主要因素是水,主要症状是肿。水肿病是临床的一个常见病,尤其是在 20 世纪 60 年代,我们国家三年暂时困难时期,全国都缺粮,那时候水肿病的发病率特别高,农村几乎每天都能看到水肿病人,所以它是一个很普通的常见病,我们都要学会水肿病的诊治。

　　水肿病在《内经》里面称之为水。《内经》的《素问·平人气象论》讲:"颈脉动喘疾咳曰水,目裹微肿如卧蚕起之状曰水。"意思是,颈部的血脉跳动,气喘,频频咳嗽,这是水肿病的一个兼症,目裹微肿,就是眼睑微肿,如卧蚕起时肿而发亮之状,这是水肿病的证候。到了《金匮要略》,加了一个字,叫"水气",它既讲水,又讲水气。《金匮要略·水气病脉证并治》,专讲水气的。而具体的内容,一开始就讲了一个五水证。风水、皮水、正水、石水、黄汗。所以单独讲水,又讲水肿。

　　水肿是怎么引起的呢? 我们首先要谈谈人体的水液输布、排泄与哪些脏腑有关。《内经》说:"饮入于胃,游溢精气,上输于脾,脾气散精,上归于肺,通调水道,下输膀胱,水精四布,五经并行。" 在这句原文中,讲了两脏两腑,两脏是指肺和脾,两腑是胃和膀胱。是不是讲完全了呢? 没有。比如,《素问·逆调论》说:"肾者水藏,主津液。"人体的水液输布,依靠肾气推动。又如,《素问·灵兰秘典论》说:"三焦者,决渎之官,水道出焉。"三焦司气化,主水液的排泄。综合这三条原文,我们就得出一个结论——人体水液的输布与排泄,离不开三脏三腑。哪三脏呢? 脾、肺、肾。哪三腑呢? 胃、膀胱、三焦。中医讲藏象是以五脏为中心的,因此我们平时讲水液的输布,主要是肺、脾、肾三脏。由于这三脏主持着水液的输布,如果三脏的功能失职,那么,水液就会停积、滞留,进而发生水肿。所以,我们在找水肿病因的时候,一定离不开这三脏。我们看看《内经》是怎么说的啊。《素问·阴阳别论》说:"三阴结,谓之水。"这个三阴是指什么呢?三阴是专指太阴而言的。厥阴称为一阴,少阴称为二阴,太阴称为三阴。三阴结,即三阴邪气结聚,就出现水肿病。太阴有手太阴肺,足太阴脾。我们前面讲,水液的输布离不开肺、脾、肾,这儿把肺和脾提出来了。《素问·至真要大论》说:"诸湿肿满,皆属于脾。"这就进一步论证了三阴,脾如果功能失职,就会引起水肿。还有一条,《素问·水热穴论》说:"肾者,胃之关也,关门不利,故聚水而从其类也。"为什么讲肾是胃之关呢?我们胃是纳饮食的,而肾是司二便的,与饮食糟粕的排泄有关,所以说它是胃之关。因为肾司二便,如果肾的功能失职,二便就失常,于是乎,聚水而从其类也,就出现水气凝聚的病证,或是水肿,或是水胀,都会出现。综合这三条原文,我们可以看出,水肿病的形成主要与三脏相关——肺、脾、肾。明代名医张景岳,对此做了一个非常精练的归纳:"盖水为至阴,故其本在肾;水化于气,故其标在肺;水惟畏土,故其制在脾。"这清楚地说明,我们治疗水肿病,离不开肺脾肾三脏。

一、主症辨析

《灵枢·水胀》曰:"水始起也,目窠上微肿,如新卧起之状。"即眼睑微肿如蚕刚刚卧起之状,这就是水肿病初期的症状。而"其颈脉动,时咳,阴股间寒,足胫肿,腹乃大,其水已成矣。"意思是等到颈脉搏动,时时咳嗽,阴部及大腿内侧寒冷,足胫肿,甚至于肚子胀大,这时水肿已经形成啦,这是《内经》给我们详细描述的水肿形成的征象。我们临床上所见到的水肿病,有的是面部浮肿,连及四肢;有的是下肢浮肿,发展到上部。有的是单独的下肢肿,有的是单独的面部肿,有的是一身浮肿。这个情况不一,不是绝对的,这就是水肿病的主症。

二、辨治要领

古人关于水肿病的论述很多。比如,《金匮要略》讲了五脏水和五水,五水包括风水、皮水、正水、石水、黄汗,是五种水肿病。其中,风水是兼外感的,皮水是水气泛溢肌肤没有外感的,正水、石水是属于阳虚阴寒的,黄汗是属于湿热的。而五脏水,是认为水肿形成了以后影响到五脏,张仲景就给它取个名字叫五脏水。其实,我们后世对于水肿病的诊治,已经提高、发展了一步,从《济生方》开始,水肿病一定要辨清阴证和阳证,也就是阳水和阴水。所以我们现在治疗水肿病,不是按照《金匮要略》分五水,而是按照阴阳两大纲领来进行辨证的。其中,阳水有三种:风水泛滥、水湿停滞和湿热壅盛;阴水有两种:脾阳虚和肾阳虚。

1. 阳水

（1）风水泛滥

症状:水肿以上部明显,如面部及上肢,肿势迅速,有恶风,有发热等表证,还可兼有咽痛,咳嗽等症。舌苔薄白,脉浮,或浮数,或浮缓。

所谓风水一定有风,风者,百病之首也,那一定有外来的邪气。因风性轻扬,故水肿以上部明显,风善行数变,所以它的肿势来得极快,它又是外感邪气,所以有表证。

治疗:实证宜祛风行水。方用越婢汤。《金匮要略》曰:"风水恶风,一身悉肿,越婢汤主之。"若肿势较甚,用越婢加术汤。虚证宜益气祛风行水,主方是防己黄芪汤。《金匮要略》曰:"风水,脉浮身重,汗出恶风者,防己黄芪汤主之。"越婢汤与防己黄芪汤都是治风水的,但防己黄芪汤一定有身重,尤其有汗出,这是表虚。

（2）水湿停滞

症状:一身浮肿,按之凹陷不起,身体沉重,小便短少,大便溏。舌苔白腻,脉象缓或者是沉缓。

水气与湿气浸泡在人身,就叫水湿停滞。我们比较一下,风水和水湿都是水肿病,那么我们怎么区别呢? 风水有表证,有风邪的特点。水湿无表证,恰恰是水和湿的特点。

治疗:宜健脾化湿,通阳利水,方用五苓散合五皮饮。

（3）湿热壅盛

症状:一身浮肿,皮肤甚至于绷急发亮,胸闷,脘痞,一身酸痛,口苦,小便黄。舌苔黄腻,脉象沉数。

湿热和水湿的区别在于,水湿的是以水为主,它的特点总是表现一个"湿"字。湿热水肿虽然有水湿,但是它绝对表现了其中有热的特点,比如口苦,小便黄,舌苔黄腻,脉沉而数。

治疗:宜清湿热利水,主方是疏凿饮子。疏凿饮子中商陆是有毒的,一般不用,水肿较甚时,可用丑牛代替它。

2. 阴水

阴水都是阳虚。一个脾阳虚,一个肾阳虚。为什么都是阳虚呢? 我们知道,水为阴邪啊,得阳则化。如果脾阳虚,不能运化水液,造成水湿停聚或者是水饮停聚。如果是肾阳衰,气化功能失职,照样使水气停聚。这两者有一点区别,脾阳虚所致,我们称之为水湿停聚;肾阳虚所致,我们称之为水气停聚。所以阴水无非是两证,一个是脾阳虚衰,一个肾阳虚衰。

(1)脾阳虚衰

症状:腰以下肿甚,四肢肿而沉重,一身皮黄,腹胀,便溏。食少,畏冷。舌淡,苔薄白,脉沉缓。

治疗:宜温运脾阳,以利水湿。方用实脾饮。

(2)肾阳虚衰

症状:下肢浮肿为甚,兼有面部浮肿,四肢厥冷,下肢尤甚,腰膝酸软,夜尿较频。舌淡,苔白,脉沉细。

《素问·评热病论》曰:"肾风,面浮庞然。"故面部浮肿,是肾阳虚衰肿时的特点。除此以外,肾阳虚衰的水肿还有一个突出的特点,即阴下冷湿,也就是我们前面提到过的阴股间寒,这个特点,无论男女都有。

治疗:宜温肾化气利水。主方是真武汤或济生肾气丸。

三、个人经验

1. 治水肿要察部位

我们看水肿病,一定要审察病人肿胀的部位,以哪个部位为主。《金匮要略》说:"腰以下肿,当利小便;腰以上肿,当发汗乃愈。"为什么呢? 因为《素问·平人气象论》讲:"面肿曰风,足胫肿曰水。"这个话非常重要,所以凡是上半身肿的,尽管是水肿,一定要兼以祛风。凡是下半身肿的,主要是水湿,所以一定要利水。清代医家陈修园写了一本书叫《医学三字经》,其中有关于水肿病的辨证治疗:"水肿病,有阴阳;便清利,阴水殃;便短缩,阳水伤;五皮饮,元化方;阳水盛,加通防;阴水盛,加桂姜;知实肿,萝枳商;知虚肿,参术良;兼喘促,真武汤……"讲得再简单不过了,小便清长的是阴水,小便短少的是阳水。当然这只是其中的一个特点,不是很全面,用什么方呢？五皮饮。五皮饮就是华佗的五皮饮，如果是阳水盛，就用五皮饮加木通、防己、赤小豆、猪苓；如果是阴水盛，就用五皮饮加桂枝、干姜、附片；如果是食积腹胀的，就用五皮饮加萝卜籽、枳实；如果是人体很虚弱的，就用五皮饮加人参、白术；如果水饮已经造成喘促了，这是肾阳虚衰影响肺气了，用真武汤。他讲得多么简单明了，如果懂得了这个加减方法，你就用五皮饮治水肿，我看就是个蛮不错的医生了。所以我建议同学们，把《医学三字经》好好读一读，没事的时候背一背也是有好处的，多背一点方，多看一些有实用价值的书，将来当医生的时候你就会运用无穷。

2. 治水肿要辨虚实

人体质有虚实，辨证有虚实，水肿病同样有虚实，有的是实，有的是虚，治疗的时候一定要分清标本缓急。急则治标，什么叫急啊？水肿肿势猖獗，人都快肿死了，腿都肿破皮了，肚脐眼都翻过来了，你不治水治什么呢？但如果是虚证，病人元气快脱了，肿得也不厉害，而你偏要先把水消完了再说，这水一消完，人也没有了。所以治病一定要分清虚实，辨别标本。治实证的，要以除水为主，治虚证的要以理虚为主，两者要兼顾。《素问·汤液醪醴论》里面讲了一个治疗原则："平治于权衡，去宛陈莝……开鬼门，洁净府……"，平治就是平调阴阳治疗水肿，权衡就是分清标本缓急，权衡虚实缓急，"去宛陈莝"，即除水，祛瘀，开鬼门就是发汗，洁净府就是利小便。张仲景不是讲了吗？腰以下肿利小便，腰以上肿发汗。《金匮要略》中还有一条："病水腹大，小便不利，其脉沉绝者，有水，可下之。"意思是，患水肿，肚腹胀大而小便不利，其脉沉绝，表面上像是有虚证了，沉绝主要是由水肿造成的血液不通，看不到脉了，因为肿得很厉害，这个时候不要把它当做虚证，张仲景就是用十枣汤急下其水。这就告诉我们，在水势重的时候，一定要先利水，在水势缓和以后，才可补虚。这就是平治于权衡，要分清标本缓急，要辨别虚实。

3. 水肿病有几种危候

《医宗金鉴》讲了一段水肿病的危候："唇黑脐突阴囊腐，缺盆脊背足心平，脉大时绝或虚涩，肿胀逢之却可惊。"这是水肿病的五种危候，为什么说它是危候呢？嘴唇发黑是伤肝；肚脐眼突出来，肯定是一肚子水，把这肚脐眼都肿翻过来了，是伤脾；阴囊肿大，破了，流水了，伤了肾；脊背都平了，背者，胸中之府啊，是心肺所居的位置啊，这不是影响心肺了吗？缺盆也平了，这不也是影响心肺吗？足心平，我们知道足心为涌泉穴所居的位置，那不是肾已经受到影响了吗？这是伤五脏啊！所以五脏都受损了，那还不是危候吗？伤五脏者，半死半生也，所以水肿病到了这个程度就非常危险了。这是告诉大家一个诊断学的经验，诊断水肿，一定要善察危候。中医的诊断不能马虎啊，我曾经在病房里看一个病人，是个老太太，七十几岁，有心脏病，还有肾病，我一看脉，是雀啄脉，我就把她家属喊过来，让他马上准备后事，我说我没处方开了，病房里的医生听我一讲，啊？有这么严重啊，马上抢救，结果3个小时以后病人就死了。所以中医诊断学很重要，我们一定要学好，不掌握是不行的。

四、病案举例

例一、罗某，男，36岁，患水肿，腹胀，腹痛，大便溏泄。在一家省级医院治疗1个月，水肿腹胀越来越厉害，医院诊断为克罗恩病，并给病人发了病危通知。家属用担架抬来我门诊，患者一身浮肿，头面下肢肿势尤甚，双下肢肿大如水桶一般粗，皮肤肿胀发亮，按之凹陷不起，腹部胀满，肚脐突出，阴囊肿大如球，兼畏寒，肢冷，气喘，口不渴，舌苔薄白，脉沉细而迟。

辨证分析：患者一身浮肿，下肢肿甚，腹大如鼓，水湿已经非常猖獗了。又兼畏寒，肢冷，口不渴，舌苔薄白，脉沉细而迟，是典型的阳虚，阳虚是肾阳虚还是脾阳虚呢？哪一个为主呢？患者大便溏，腹胀，还有腹痛，这是脾阳虚，肚脐眼突出来也是脾阳虚，阴囊肿大如球，是肾阳虚，这不是一个典型的脾肾阳虚的水肿吗？

治疗：用真武汤合五苓散。

例二、郑某，男，66岁，反复咳嗽气喘十余年。近半年来，浮肿愈甚，曾服大量的利尿消肿药，肿势未见减轻，小便短少，仍见咳嗽气喘，咳痰稀白，舌苔薄白，脉细。西医诊断是肺气肿、肺源性心脏病。

辨证分析：咳嗽气喘是他的痼疾，他现在的主症是水肿，但仍有咳嗽气喘，痰多，咳痰稀白，是水肿加痰饮。

治疗：先用五子五皮饮，消肿平喘咳，后期用真武汤。五子五皮饮出自王孟英的《温热经纬》。

例三、黄某，女，78岁。一身浮肿，经中西医治疗3个月不愈，伴一身酸痛，头晕，口苦，尿少而黄，足肿较甚。舌苔黄腻，脉象沉而数。

　　辨证分析：患者一身浮肿而兼口苦，尿少而黄，舌苔黄腻，脉象沉而数，是典型的湿热水肿。然又有明显的一身酸痛，因此是湿热水肿兼湿热痹证。

　　治疗：疏凿饮子去商陆，另外还加了一个方，为什么呢？因为这个病人一身酸痛，痛得很厉害，所以加了一个四妙散，朱丹溪的四妙散。

　　这三个病例都有代表性。第一个是典型的脾肾阳衰的危重病人，第二个是水肿兼咳嗽气喘这样一个顽固的兼症，西医诊断是肺源性心脏病，第三个是一个典型的湿热水肿，不仅水肿，而且兼有湿热的痹证，这三个病都是比较复杂的。

五、现场答疑

　　1. 真武汤与济生肾气丸治疗有什么区别？

　　答：真武汤温肾阳，并且温脾阳，白术、附子、茯苓、芍药、生姜，这五味药，白术不是温脾阳的吗？《伤寒论》的原文是："太阳病，发汗，汗出不解，其人仍发热，心下悸，头眩，身动，振振欲擗地者，真武汤主之。"它原先不是治水肿的，是治疗一身发抖，心悸头眩的，我们后世根据这个症状分析，叫做阳虚水泛，哪个阳虚呢？脾肾阳虚，水饮泛滥，就用真武汤。而济生肾气丸，是由专门补肾、温肾的金匮肾气丸加牛膝、车前子，所以它是温肾利小便。这就是两者的区别。

　　2. 水肿首辨阴阳，阴阳两者有明显差别，但若阴阳两证同见一人，当如何治疗呢？

　　答：应分清标本缓急，辨别虚实。邪实者，首先去其实，正虚者，扶其正。但是有一个基本原则：肿势壅盛的时候，以消肿为主；肿势缓解的时候，以理虚为主。临证的时候一定要善于抓住病人的症状特点。比如刚才我讲的第一个病例，水势滔天，肿势那么厉害，但是他脾肾阳虚，脉象沉细，人奄奄一息，这不是典型的虚实夹杂危候吗？所以我用真武汤，不敢用十枣汤。如果用十枣汤说不定水势可以缓解，但就是不行，必须用一个虚实兼顾的方，为什么要加五苓散呢？就是急则治其标，要利水，在真武汤温阳化饮的前提下，再加五苓散，这不是虚实兼顾吗？

　　3. 请问对于心力衰竭引起的水肿，西医用强心的药，中医有什么好的方法呢？

　　答：中医要辨证。

4. 肾衰竭的患者有没有取代透析的方法？

答：没有。

5. 有一个病人，52 岁，几年前先后患肾炎、胃溃疡。水肿数年，头面及下肢为甚，劳累后加重，按之没指，阴雨天加重，常感疲乏，如何辨证用药，先治哪一个证？

答：中医治病要善于抓重点，要抓住病人的主症，然后把兼症抓住，再分析主症与兼症有什么联系？比如一个病人，他讲三个病，第一，头痛，第二腿抽筋，第三，一吃辣椒就拉肚子，一喝酒就拉肚子。那医生就要问："你头痛了多久了？"病人回答："我头痛了好长时间了，现在痛得受不住，而且天天痛。"这就抓住了主症，先要治头痛，是不是？那么拉肚子，你不乱吃东西不就好了，腿抽筋也不是主要的，我就先把头痛拿下来，对不对？这就是善于抓主症，这就是奥妙所在。至于我们刚才讲的肾炎、肾病、肾衰竭，这些都是西医病名，我们只能作为参考，不能作为中医治疗的依据，肾病有属于湿热的，有属于阳虚的，有属于水饮的，一定要辨证。按照中医的辨证法则去辨证，分清它的寒热虚实，分清它是属于哪个脏腑的病变，我上次不是跟大家讲过了吗？一要分清病变部位，二要分清病变性质，这才是关键所在。

附方：

1. 越婢汤（《金匮要略》）：麻黄　石膏　生姜　甘草　大枣

2. 越婢加术汤（《金匮要略》）：麻黄　石膏　白术　生姜　甘草大枣

3. 防己黄芪汤（《金匮要略》）：防己　黄芪　甘草　白术

4. 五苓散（《伤寒论》）：猪苓　茯苓　泽泻　肉桂　白术

5. 五皮饮（《华氏中藏经》）：陈皮　茯苓皮　生姜皮　桑白皮　大腹皮

6. 疏凿饮子（《济生方》）：羌活　槟榔　大腹皮　茯苓皮　椒目　木通泽泻　商陆　赤小豆

7. 实脾饮（《济生方》）：白术　厚朴　木瓜　木香　草果　大腹皮　茯苓　干姜　制附子　炙甘草

8. 真武汤（《伤寒论》）：附子　茯苓　白术　白芍　生姜

9. 济生肾气丸（《济生方》）：熟地　茯苓　山药　山茱萸　牡丹皮　泽泻　附子　肉桂　车前子　牛膝

10. 四妙散（经验方）：苍术　黄柏　牛膝　薏苡仁

11. 金匮肾气丸（《金匮要略》）：熟地　茯苓　山药　山茱萸　牡丹皮
泽泻　附子　肉桂

12. 十枣汤（《伤寒论》）：大戟　甘遂　芫花　大枣

第十三讲　血证证治

血证是个大病，是个笼统的名称，它包括 6 个主要的病证：衄血（主要有鼻衄、齿衄）、咳血、吐血、大便血、小便血、紫斑（斑疹，也就是西医所说的紫癜）。

血证在《内经》里面所指的范围挺广，包括三种病证：第一种病证是出血证，就是各种部位出血；第二种病证是脱血证，脱血又叫失血，西医称为贫血，这也属于血证；第三种是瘀血，瘀血阻滞也属于血证。但我们内科学讲血证，主要是指出血病证，刚才前面讲的 6 种都是指出血病证而言。

血在人体里有固定的位置，除了五脏藏血以外，人体的血液循环是随着脉管运行的。《内经》早就指出："脉者，血之府也"（《素问·脉要精微论》）。脉管就是血液运行的地方，人体血液在正常情况下，是随着脉管运行的，这是正常的。在什么情况下血不随着脉管运行那就必然产生出血的病证，这就是异常情况，《内经》对这种异常情况也有论述："阳络伤则血外溢，血外溢则衄血；阴络伤则血内溢，血内溢则后血"（《灵枢·百病始生》）。这里所讲的"阳络"是指在表、在上的络脉；"阴络"是指在里、在下的络脉。换句话讲，在上部或在表的络脉损伤就会出现衄血，在内部或在下部的络脉损伤就会出现大便、小便下血，又叫后血。《灵枢·百病始生》讲的是一个简单的道理：出血是由于络脉损伤导致的。

络脉怎么又会损伤呢？血液为什么不在正常情况下运行会造成出血呢？为什么会出现这种病理呢？张景岳在《景岳全书》里面讲了一个道理："血本阴精，不宜动也，动则为病；血主营气，不宜损也，损则为病。盖动多由于火，火盛则逼血妄行；损多由于气，气损则血无以存。"这就给我们指出了两个很明确的理论：血液为什么会溢于脉外，为什么会造成出血呢？无非是两个原因,一是由于火热太甚,逼血妄行;二是由于气虚亏损,不能摄血,造成气不摄血的血液妄行,如是就造成了各种各样的出血病证,这就是它的病理所在。所以我们讲各种出血病证的病因病机,无非就是这两个方面。

一、各种血证的主症及辨治要领

（一）衄血

衄血有很多种,鼻衄(鼻子中出血)、齿衄(牙缝中出血)、耳衄(耳朵中出血)、目衄(眼睛中出血)、舌衄(舌上出血)、乳衄(乳房上出血)、肌衄(皮肤上出血水)。最常见的、最主要的只有两种:鼻衄、齿衄。

鼻衄

1. 鼻衄的主症

从鼻中流血出来。有的是在鼻涕时出来,有的是自然流出来,有的在一个鼻孔流血,有的两个鼻孔同时流血,都是鼻衄。

鼻衄的病位在肺。"鼻者,肺之官也"(《灵枢·五阅五使》)。鼻由肺所主。还与胃、肝有关。"胃足阳明之脉,起于鼻之交中","肝足厥阴之脉……上入颃颡(喉咙上方)"(《灵枢·经脉》),这就是说足阳明胃经、足厥阴肝经的经脉都走鼻部,因此鼻子有病,不仅与肺直接相关,而且还与胃、肝有关。所以我们辨证鼻衄就一定要考虑这三个脏腑的关系。

2. 鼻衄的辨治要领

（1）风热犯肺

风热者,外感风热之邪也。如风热感冒往往可出现鼻衄。这种情况在临床并不多见,但必伴有感冒的症状,发热、畏风、鼻塞、鼻干,舌红,苔薄黄,脉浮数。

治疗:疏风清热。主方用桑菊饮。

（2）肺热阴虚

肺热阴虚实际上就是肺阴虚,也可以讲阴虚肺热。以肺阴虚为主,夹有热象。是鼻衄中最常见的一种证候。这种鼻衄往往易受气候影响(如天气燥热、直接晒太阳、吃辣椒过多、吃牛羊肉、喝酒),经常反复发作。症状表现一定有阴虚的症状,最大特点是口、鼻、咽喉干燥,口干,舌红少苔或者舌上有一点点薄黄苔,脉细数。

治疗：主方用甘露饮。甘露饮有好几个，还有苓桂甘露饮、甘露消毒丹，我这里讲的是甘露饮。

（3）胃火炽盛

胃的经脉起于鼻之交，与鼻相关，因此胃火盛可以影响到鼻，产生鼻衄。这种鼻衄出血来势猛，而且有典型火热证候，口渴喜冷饮，口臭，便秘，有的以鼻衄为主，甚至还夹有齿衄。舌红，苔黄，脉数有力。

治疗：主方用加减玉女煎。《内科学》讲用玉女煎是不对的，加减玉女煎与玉女煎这两个方有所区别。加减玉女煎出自吴鞠通《温病条辨》，在玉女煎的基础上进行了加减，石膏、知母、生地黄、麦冬、牛膝共5味药。一清阳明胃热，石膏、知母；二用生地黄、麦冬养阴；三用牛膝引火下行，兼养阴。因此是治胃火燔炽的主方。若大便秘结则加大黄。

（4）肝火犯肺

前面讲过"肝足厥阴之脉……上入颃颡"与鼻相关，因此肝火旺盛可以犯肺，引起鼻衄。凡是肝火必然有三个症状：①心烦；②口苦；③目赤。并见舌红，苔黄，脉弦数。

治疗：主方用龙胆泻肝汤。

齿衄

1. 齿衄的主症

牙缝出血、牙龈出血。但是要与"牙疳"区别。牙疳也有牙出血，其主要是牙龈腐烂、发臭、牙龈发紫（黯色）。

齿衄病位在哪呢？《灵枢·经脉》："胃足阳明之脉，入上齿中。"上齿为胃阳明经脉所主。《景岳全书》："肾主骨，齿者骨之所终也。"叶天士《外感温热篇》："齿为肾之余，龈为胃之络。"牙齿由肾所主，牙龈由胃所主。基于这个理论，可见齿衄的病位主要有两个：胃和肾。胃火燔炽导致齿衄；肾阴虚，虚火上炎也可以引起齿衄。因此齿衄就两个证，一个实证，胃火燔炽；一个虚证，肾阴虚，相火旺。

历代医家给齿衄取了一些名称，又称为牙衄、牙宣。

2. 齿衄的辨治要领

（1）实火

阳明胃经实热，也可以讲是胃火燔炽，但与前面讲鼻衄的胃火燔炽有区别。区别在于除齿衄外，还伴有：①牙龈肿痛；②口干，口苦，口臭；③大便秘结，舌红，苔黄，脉数有力等典型的胃火燔炽证候。

治疗：主方用清胃汤。应与清胃散相区别，清胃汤出自《医宗金鉴》，用治胃火齿衄；清胃散，出自《兰室秘藏》，用于治胃火牙痛。

我在这里提个问题：刚才讲鼻衄胃火燔炽，现在讲齿衄胃火燔炽，同样都是胃火燔炽，前面鼻衄用加减玉女煎，后面齿衄用清胃汤，这是为什么呢？

这就是中医辨证论治的奥妙所在。同样是衄血，同样是胃火燔炽，可是出血部位不一样，一个在鼻子，一个在牙齿，用的方子就不一样，胃火燔炽的鼻衄要用加减玉女煎，石膏、知母、生地黄、麦冬、牛膝；胃火燔炽的齿衄用清胃汤，生地、牡丹皮、黄连、黄芩、升麻、生石膏。所以学中医学必须融会贯通。

肺的特点是什么？胃的特点又是什么？鼻衄是肺的部位出血，"鼻者，肺之官也。"齿衄是齿的部位出血，齿是胃所主。胃主燥，肺恶燥，这就是两者的生理特点。治鼻衄的时候尽管是胃火引起的，但其病位在肺，治疗时要慎用苦寒药，为什么呢？肺恶燥，不能用苦寒药，只能用辛寒的药。胃主燥，就可以直接用苦寒药，直泄胃火，用黄连、黄芩。这就是清胃汤与加减玉女煎的区别所在，根据肺、胃生理特点的不同，我们用方就大相径庭。

（2）阴虚火旺

主要是肾阴虚，齿牙浮动，口干夜甚，手足心热，腰膝酸软，舌红，苔薄黄，脉细数。

治疗：滋水清肝饮合二至丸。二至丸滋阴养血，凡是属于肾阴虚，相火旺而齿衄者，二至丸都可以用。

（二）咳血

1. 咳血的主症

血随咳嗽而出。有几种情况：①痰中带血；②咳而出鲜血；③咳出血带泡沫。总之咳血一定有咳嗽的症状。

咳嗽发自肺，因此咳血必定与肺相关。《灵枢·邪气藏府病形》篇："肺脉微急，为肺寒热，咳唾血。"我们把咳血又称为咯血、唾血，都是根据《内经》来的。后世许多医家一致认为："咳血者，出于肺也，咳嗽痰中带血也。"

2. 咳血的辨治要领

（1）燥热伤肺

也可以讲是风燥伤肺。我们讲咳嗽病的时候有一个燥咳，讲感冒病的时候有一个夹燥感冒,都有咳嗽,都有畏风、发热,但是燥咳的病人都有一个共同的特点:咳嗽少痰,咽干,甚至兼有鼻出血、痰中带血。应当明确,燥咳是以咳嗽为主,咳血是以咳血为主。感受风燥之邪以后,或者是感冒症状开始衰减出现的咳血,都属于咳血。主症:咳嗽,痰中带血,口咽干燥,甚至鼻衄,微发热,舌红少津,脉浮细数。

治疗:主方用桑杏汤。

（2）肝火犯肺

咳嗽病有肝火犯肺的咳嗽,但是没有咳血。若肝火犯肺,咳嗽咯血,必然有肝火犯肺的特点,①咳呛气促;②咳而胁痛;③口苦,心烦,目赤;④舌红,苔黄,脉弦(滑)数。西医所讲的"支气管扩张"属于这一范畴。病人往往反复发作,易于因天气变化、情志及饮食辛辣而发作。

治疗:主方用咳血方。我们讲肝火犯肺咳嗽的时候用黛蛤散合泻白散,这两个方也是可以用的,但是更为准确的是用朱丹溪的咳血方。咳血方治"支气管扩张",临床屡用确有效验。

（3）阴虚肺热

也可以讲肺热阴虚。往往见于病人有结核病史。咳嗽反复发作,咳嗽严重,咳血随之严重;若咳嗽减轻,咳血亦随之减轻,且必然有阴虚证候,五心烦热,潮热,盗汗,口咽干燥,咽红,舌红,少苔,脉细数。

治疗:主方用百合固金汤或清燥救肺汤。我们治疗肺结核要根据病人的症状,他是以咳血为主,或是以烦热为主,或是以胸痛为主,或是以咳嗽为主,或是以脾虚症状为主。如果是以咳血为主的,上面两个方都适合。但是真的是肺空洞、肺穿孔,咳血严重的,还有一个更好的方——獭肝丸,因为水獭每个月长一叶肝,所以又叫月华丸。但是现在水獭是国家级保护动物,没有药,怎么办?另有一味专门治肺空洞、肺穿孔的药——白及,为止血要药。

（三）吐血

1. 吐血的主症

血从口中吐出,不是咳出来的血,与咳嗽无关,严重的吐血并出现呕血。唐·王冰:"呕吐者,胃气上逆也。"因此《丹溪心法》又讲:"吐血……呕吐者,血出于胃也。"我们有必要跟刚才讲的咳血区别开来,咳血是血从咳嗽而出,血来自肺;吐血,血从口中吐出,血来自胃。临床中病人讲他嘴巴里来血,我们必须弄清楚他的血从哪里来的?是牙齿出血?是咳出来的吗?是吐出来的吗？这就是辨证的要领。《症因脉治》："胃中呕出名吐血；肺中嗽出名咳血。吐血，阳明胃家证；咳血，太阴肺家证。""家"就是"经"。这就告诉我们吐血与咳血要作出明确的区分，诊断不可混淆，治疗亦不可混淆。吐血分虚实，实者是胃火，虚者呢？我们知道吐血来自胃，胃者，中焦也。因此虚证一定是中气虚，气不摄血。

2. 吐血的辨治要领

（1）胃热壅盛

吐血来势猛、量很多，伴呕吐，口渴，胃中嘈杂，大便秘，舌苔黄，脉数有力。这就是胃火。

治疗：治宜清降胃火。主方用泻心汤。《金匮要略》："心气不足，吐血衄血，泻心汤主之。""心气不足"的"不足"，《医宗金鉴》认为是心火有余，火有余，阴不足。《备急千金要方》认为是心气不定，不定就是心中烦，不安宁，都可以解释，但绝对不能认为是心气虚不足。这个不足是阴不足，阳有余，也就是火旺的意思。张仲景讲"心下"就是指的胃中，不就是胃火燔炽吗？所以吐血、衄血用泻心汤，泻心汤就只有3味药，大黄、黄连、黄芩，专泻胃火的。

严重的吐血、呕血，属于胃火的，不仅要用泻心汤，还可以配用犀角地黄汤，叶天士讲"出血就恐耗血动血，直须凉血散血"，犀角地黄汤既凉血，又可散血防瘀，因此犀角地黄汤中的芍药，有时要用赤芍，当要止血的时候就必须用白芍。

（2）肝火犯胃

我们知道"肝者，肝木也"，"脾胃者，土也"。肝气横逆可以侮脾，可以犯胃，肝气侮脾可以出现泄泻，肝气犯胃可以出现疼痛。我们刚才讲肝火犯肺，称为木火刑金，那是反侮。木是克土的，肝火犯胃以后也可以出现吐血、呕血。这个病证在《内经》里面早就有论述。《素问·举痛论》："怒则气逆，甚则呕血。"大怒则肝气上逆，不是讲"怒发冲冠"吗？肝藏血，气往上逆的同时血也随之上逆，因此严重的时候就会出现吐血。《素问·生气通天论》："大怒则形气绝，而血菀于上，使人薄厥。"大怒形气经脉阻绝不通，血液就郁于上，可以出现脑出血。高血压的患者发怒刺激可能会出现昏迷、脑出血，就是这个道理。《三国演义》里的周瑜就是活生生的例子，三气周瑜，周瑜每次都是生气大怒之后，大喊一声、仆倒在地、呕出鲜血，然后昏倒。三次都是这样，周瑜这个病就是肝气犯胃的呕血。小说情节不一定真实，帮助大家理解。临床所见,呕血往往是暴出,甚至喷射性的。其症状表现是心烦多怒,口苦,目赤,头胀痛,舌红,苔黄,脉弦数。这是肝火的典型特点。

治疗:主方用犀角地黄汤合栀子大黄汤。栀子大黄汤出自《金匮要略》,《内科学》上没有讲这个方,而是实践证明,此方确实有效。《金匮要略》栀子大黄汤是干嘛的? 是用来治酒疸的,也就是喝酒引起的黄疸。我们现在讲酒精中毒的肝病、肝炎,这是第一方。酒疸主症:心中懊恼,黄疸,用栀子大黄汤。四味药:栀子、大黄、枳实、淡豆豉。这是张仲景的原方,我这里讲的栀子大黄汤,只用前面两味药,专门用来泻肝火。

（3）中焦虚寒

此型吐血特点:①吐血量少,色淡黯;②吐血多年不愈,反复发作;③有胃病史、胃溃疡病史,经常有胃痛,胃中不适;④伴虚寒证,食少、便溏、疲乏、畏冷、口淡不渴。第一是虚证,第二是寒证。西医所讲的慢性胃溃疡等慢性消化道疾病往往出现这些症状。舌淡,苔薄白,脉细（缓）。

治疗:主方用柏叶汤。《金匮要略》:"吐血不止者,柏叶汤主之。"还有一个方可以配合使用,那就是小建中汤。侧柏叶汤又叫柏叶汤,四味药:侧柏叶、干姜炭、艾叶、马通汁。马通汁在汉朝的时候用过,清代医生早把马通汁去掉了,改成童子尿。童子尿是3岁以下小孩的尿,有清心火、止血的作用。

（四）便血

1. 便血的主症

便血,顾名思义即大便下血。但外科中讲的痔疮也常有便血,痔疮一是肛痔疼痛,一是出血。痔疮下血,用赤小豆当归散;痔疮疼痛,用止痛如神汤。这是一般的。我们今天讲的便血不包括痔疮。还有一种是大便秘结造成的肛裂,大便难解,大便干燥,也不在今天所讲的范围。

大便血,血从大便中排出,与大便相夹杂。关于便血,古人取了好多名字:结阴、下血、肠风、脏毒。结阴,出自《素问·阴阳别论》:"结阴者,便血一升,再结二升,三结三升。"这个"结阴"就是指的便血。

张仲景《伤寒论》讲了两条下血:"下血,先血后便,此近血也,赤小豆当归散主之。""下血,先便后血,此远血也,黄土汤主之。"这个"近"字和这个"远"字指什么呢? 张仲景的意图是指出血的部位离肛门的远近而言的。先下血,后拉大便,这个血来的距离比较近,肠中的血;先下大便,后下血,张仲景认为这个血虽然出自肛门,但是与肛门的距离比较远,根据张仲景所论述的这个证候,我们对远血、近血就可以做出辨证要领的判断。无非就是一个肠中下血、一个胃中出血。所以便血的病变部位就在肠胃。

至于肠风、脏毒那是后人根据下血的颜色来判断的。肠风下血是什么原因:是肠中湿热;胃中出血又是什么原因:是中焦虚寒。肠中湿热损伤肠中脉络造成出血;胃中虚寒,气虚不能摄血造成出血。所以这两个证一个是实证,一个是虚证。肠中湿热是实证,胃中虚寒是虚证。张仲景给我们讲近血和远血,却没有讲诊断分析,当然出了两个方,近血用的是赤小豆当归散,远血用的是黄土汤。根据这两个方,我们后世就认识到便血有虚实两证。

2. 便血的辨证要领

（1）肠中湿热

口苦,尿黄,大便溏而热,肛门灼热感,或者大便结,舌红,苔黄(腻),脉数。

治疗:主方用槐花散。临床使用较张仲景赤小豆当归散更有效,还可以合地榆散。

（2）中焦虚寒

下血色黯黑,还有中焦虚寒的特点:疲乏,食少,便溏,畏冷,口淡不渴,还有更严重的就是失血症状很明显,面色淡黄无华,舌淡,脉细。

治疗:如果只是出血,还没有到大失血的程度,主方用黄土汤。黄土汤中的主药就是灶心黄土,也叫"伏龙肝",用于温暖中焦。这个药特殊,现在可能只有山区、农村农民家中才有这味药,如果没有可以用两味药代替:赤石脂、干姜炭。这不是我随便想的,是有依据的。赤石脂、干姜出自张仲景《金匮要略》的桃花汤。"下利便脓血者,桃花汤主之。"这是一个中焦虚寒证,用桃花汤。那赤石脂、干姜为什么可能代替灶心黄土呢?中焦虚寒引起的便血、泄泻都可以治。与张仲景的方证相吻合,完全可以用。

如果病人已出现严重贫血,面色淡黄无华,少气无力,舌淡。西医检查严重贫血,病人还在出血,我们就要用归脾汤合桃花汤。

（五）尿血

1. 尿血的主症

尿血就是小便出血,血从小便排出。《内经》里面有两种说法,一种叫溺(尿)血,一种叫溲血。《素问·气厥论》:"胞遗热于膀胱……溺(尿)

血。""尿"在《内经》写的是"溺"字,是一个通假字。《素问·痿论》:"悲哀太甚则胞络绝,胞络绝,则阳气内动,发则心下崩,数溲血。""心下崩"就是心血下崩,也就是心热下移;"数溲血"就是频频尿血。这是最早的名称。

小便中夹血,或小便中出纯粹的鲜血,或者是小便呈咖啡色、酱油色。现在西医检验,在我们肉眼看不到尿血的情况下,尿往往浑浊而黄,西医在显微镜下可以看到尿中有隐血,也属于中医所讲的尿血范围。

但是尿血与中医内科学所讲的"淋证"极为相似,什么叫淋证? 就是小便淋沥涩痛,用西医的话讲就是尿频、尿急、尿痛,中医辨证有五种:膏淋、石淋、劳淋、气淋、血淋。其中血淋就是尿频、尿急、尿痛,再加上尿血,俗称"四尿证"。这个尿血与我们今天所讲的尿血有区别。朱丹溪早在《丹溪心法》就给我们区别了,他说:"尿血,痛者为淋;不痛者为尿血。"所以我们讲尿血,主要是看小便时尿中夹血,或小便时全是鲜血,或者小便时有酱油色,但是没有小便疼痛,这才是我们要讲的尿血,如果有疼痛症状那就属于淋证里面的血淋,这个概念应该弄清楚。

2. 尿血的辨治要领

尿血与哪个部位相关呢? 尿出自膀胱,膀胱由肾所主,所以尿血的病位主要是在肾与膀胱。它的辨治离不开肾与膀胱。辨治要领有三条。

（1）下焦热甚

也可以讲心火下移。尿血,平时小便黄赤,口苦,甚至口疮,心烦,舌红,苔黄,脉数。

治疗:治宜清热凉血止血。主方用小蓟饮子。

（2）阴虚热扰

主要是肾阴虚,相火旺盛。病位在肾,肾阴虚,相火旺盛。出现手足心热,特别是脚心热,口干夜甚,腰膝酸软,舌红少（无）苔,脉细数。

治疗:主方用六味地黄汤合大补阴丸再合二至丸。六味地黄汤现在已经改成六味地黄丸,出自小儿病专家钱乙（仲阳）,从张仲景的金匮肾气丸化裁而来,金匮肾气丸是肉桂、附子加六味地黄汤,钱乙去掉肉桂、附子,就改成了六味地黄丸。六味地黄丸总的作用是滋养肾阴,但是这个方的配伍有一个奥妙,后世作了一个词叫"三补三泻",奥妙就是在滋阴前提下,不仅补肾,而且有补脾的药,并且还有利水的药。所以它补而不滞,有这么一个好处。但是它毕竟是一个滋补肾阴的药,所以它作用缓慢,第二它只限于滋补肾阴,既不能温阳,更不能泻火。

但是在这里仅仅用一个六味地黄汤是不够的,它还有火旺,所以再合大补阴丸、二至丸,这样才可以达到滋阴凉血的效果。现在有很多肾病,慢性肾病,往往就是尿血、隐血长期不退,西医治这个病只有一种药——激素,激素是越吃越加量,如果尿血止不下来还要继续加量。在这个时候中医会帮西医的忙。这就是阴虚热扰,也就是肾阴虚,相火旺,就可以用我刚才讲的这个方,是治疗长期隐血不退,属于阴虚的一个验方。

（3）肾气不固

典型的肾虚,甚至累及脾,因为它主要是气虚,这种病人尿血色淡量少,反复发作,缠绵不愈,许多患者都是数以年计的隐血不退。伴有典型的肾气虚,疲乏气短,腰腿酸软无力,甚至畏冷,小便清长,没有火热征象,侧重于气虚、阳虚。舌淡,脉细。

治疗:治宜补肾气。主方用无比山药丸。

（六）紫斑

1. 紫斑的主症

古代医家称为"斑疹""紫斑",西医学称为"紫癜"。它与皮肤血汗不一样,皮肤血汗称为肌衄,流的汗中夹血,红色的汗,染在衣服上就跟血一样,这就叫肌衄,它和斑疹是有区别的,临床上斑疹多见,肌衄少见。

紫斑就是皮肤发紫红色斑块,甚者成片成块,轻者成粟状、点状,也可散发,也可成片。全身都可以发,但是重点部位一般在下肢。由于它有时候呈紫色,有时候呈黑色,所以在外科书上,如《外科正宗》《医宗金鉴》又叫"葡萄疫"。这个病小儿发病率比较高,在许多的儿科书上,如《幼幼集成》专门列了一个证叫小儿发斑。也就是说这个病我们在外科书上可以看到,在儿科书上可以看到,《医宗金鉴》在伤寒外感病中也有记载,它本来就属于内科病证。温热病的外感热病中经常出现斑疹,这个斑疹属于外感病,也就是说属于温热病,这种斑疹往往是高热之后出现的,首先有外感症状,继而高热,继而斑疹。这就是叶天士讲的热入血分,"入血就恐耗血动血",这就是动血的病证。在内科杂病证中出现斑疹,一般没有外感症状,也很少有高热,当然也有发热的,往往是低热,也就是西医讲的原发性血小板减少性紫癜、过敏性紫癜,这是基本相同的。换句话讲,西医的原发性血小板减少性紫癜、过敏性紫癜都属于中医内科杂病的斑疹范围,不属于外感温热病。我们今天讲的斑疹就属于内科杂病的范畴。

斑疹应与风疹、麻疹、痒疹（疮疹）相鉴别。我经常讲我们学中医要全面掌握，内科医生必须懂儿科、妇科，外科医生一定要懂内科，皮肤科医生也要懂内科，儿科医生、妇科医生照样要懂内科，不然你就不能辨证论治。麻疹就属于儿科病证，如果你不认识麻疹，就会把麻疹当成斑疹来治，你不认识斑疹，就会把斑疹当成麻疹来治，这就麻烦了。无论是风疹、麻疹、痒疹（疮疹），都是身上发红色疹点。还有一个就是风疹块，跟斑疹相似，成片成块一大块的。但是这种病不论是我刚才讲的哪一种，包括风疹块它们有一个共同的特点：突出皮肤。唯独紫斑是不突出皮肤的。我们临床诊断的时候这一点务必搞清楚，紫斑是不突出皮肤的，一块一块的，都在皮肤下面，只是染色而已，这是第一个特点。第二个特点用手触摸、按压其色不褪者为紫斑。这就是主症，我们应该与各种突出于皮肤的疹病相鉴别。

2. 紫斑的辨证要领

（1）血热发斑

热伤血络，火热妄行，血渗出脉外到皮肤，出现发斑。一定有血热的症状特点，口干、口苦，或者发低热，伴出血症状，齿衄、鼻衄，舌红，苔黄，脉（细）数。

治疗：治宜清热凉血止血。主方用犀角地黄汤合十灰散。十灰散、犀角地黄汤都是清热凉血的主方，现在没有犀角用了，用水牛角代替。热毒伤血出现的斑疹，不论是斑也好，疹也好，当然这种证型一般很厉害，往往是成片成块，就用犀角地黄汤合十灰散。

（2）气虚发斑

斑疹多年反复不愈，遇劳则发，属于典型的气虚，因此有气虚症状表现，疲乏无力，食少、体倦，少气懒言，无热象，舌淡，脉细。

治疗：治宜补气摄血。收摄血液，使血循正道运行。主方用归脾汤。但单单用归脾汤是难取奇效的，虽然气补上了，可以收摄斑疹，但是比较慢，你要等到完全把气补上来以后，它才慢慢去收摄，西医的话叫吸收，慢慢吸收。所以在归脾汤的基础上要加两味药，加二草（茜草、紫草），这是治疗斑疹的特效药。

紫斑，其实在张仲景的时候就发现了，但张仲景讲的紫斑跟我们现在讲的紫斑有一点区别，没有我们后世认识得这么全面。《金匮要略》："阳毒之为病，面赤斑斑如锦纹；阴毒之为病，面目青。"张仲景都把它局限于面部发斑，他没有讲到全身，更没有讲到下肢，而且这个阳毒、阴毒都有一个典型的症状—咽喉痛。后世考证这属于温毒病,也有可能。这是最早的斑疹记载,我们中医认识斑疹其实是从张仲景开始的。

血证主要的六大证讲完了,还有一些比如目衄、舌衄、耳衄、乳衄、肌衄、全身大出血都没有讲,这六大证是血证里面的主症,是我们临床的常见病证,都必须掌握。

二、个人经验

1. 对于各种出血病证,辨证关键是两方面:一要辨虚实。前面曾引用张景岳《景岳全书》的话,为什么出血?无非两个方面,一个火盛则迫血妄行,一个气损则血无以存。不就是一实一虚吗?一个是血热火旺,实证;一个是气虚不摄,虚证。这就是我们辨证的关键。二要辨病位。因为各种出血,部位不同。尽管血证复杂,但是我们根据出血的部位,进而辨清脏腑的病变部位。比如:

鼻衄,主要部位在肺,由于足阳明胃经、足厥阴肝经到鼻这个部位,因此还与肝火、胃火相关。

齿衄,由于齿为肾之余,龈为胃之络,因此齿衄无非与胃、肾相关,在胃的是实火,在肾的是虚火。

咳血,血出于肺,病变部位当然在肺,肝火最易犯肺,还有风热犯肺、燥热伤肺、肺阴虚这都是肺本身的病变。

吐血,血从口中吐出,或者是呕出。呕吐者,胃气上逆也。这不就在胃吗?由于肝气横逆最易犯胃,故又与肝相关。

便血,血来自大便,胃中糟粕下到大肠,故便血和肠、胃有关。在肠,张仲景讲就是近血;在胃,张仲景讲就是远血。他还告诉后世怎么辨证,肠中的是肠中湿热,胃中的是中焦虚寒。

尿血,来自小便,小便者,膀胱所主,肾所主。这个病就是肾与膀胱的病变。或为下焦湿热,其实就是膀胱的湿热;或为下焦阴虚,其实就是肾阴虚。

紫斑,我们讲五脏主病的时候,有脾主肌肉,脾包括脾的一个系统,脾与胃相表里,胃当然也主肌肉。《诸病源候论》:"斑毒之为病,热气入胃……毒气熏发于肌肉。"所以紫斑的主要病位在胃。因此后世有很多治斑的方,化斑汤是白虎汤加玄参、犀角(水牛角代),主方是白虎汤,白虎汤是清阳明经实热;消斑青黛饮,方名青黛饮,当然青黛是主药,但基础方是人参白虎汤加大黄，人参白虎汤加大黄是针对阳明实热的，这是小儿发斑的主方。我们从古人治消斑的方来看，就非常清楚了，斑块、斑疹、紫斑的发病主要病位在胃。

2. 治疗出血病人，凡出血严重者，应当急速止血。而止血里面最要紧的一步就是降火。因为我们讲的鼻衄、齿衄、咳血、吐血、便血、尿血、紫斑绝大多数都是火热证，临床的确如此，70%~80% 的病人都是火热证，所以止血莫过于降火。《素问·至真要大论》所谓"诸逆冲上，皆属于火"。

清·唐容川《血证论》指出："止血、消瘀、宁血、补血。"这是唐容川治血证的四大法，在止血里面他讲了一个很重要的理论，"阳明之气，下行为顺"，这个理论是符合《内经》的思想，符合中医藏象学思想的。六腑以通为用，因此血证尤其是上逆的出血病证，有一味非常奥妙的药——大黄。这个话不是我讲的，是我悟出来的，张仲景在《金匮要略》讲：吐血、衄血，泻心汤主之。泻心汤里一味最重要的药是大黄。所以我们治疗吐血、呕血以及衄血，甚至于咳血，根据病人的情况，是明显的火旺，你不妨用大黄。大便秘的多用一点，大便不秘的少用一点。其目的不在于通大便，而在于泻火，使火下行。火不上逆，血也就不会上逆了。

内科学经常引用缪希雍《先醒斋医学广笔记》中的治血三要："宜行血不宜止血；宜降气不宜降火；宜补肝不宜伐肝。"我们各版内科学教材都引用这句话，把它奉为至理名言，我们应该怎么看待这个问题？他之所以说这句话，他的出发点是补偏救弊，避免出现副作用，他是从这个角度来讲的。而这三句话的用词，他为了押韵，用"宜""不宜"，就是这个"不宜"，我们不能把它绝对化。这个病人在大出血，你不宜止血？你还跟他行血？那行不行得通？所以说这是与临床实践不完全相符合的。说错了没有呢？没有。他是从补偏救弊这个角度出发的。老止血当然不行，血已经控制了，你还在止血，将会出现什么结果呢？将会出现血液凝固，就是这个道理。老降火就会伤人体阳气，所以讲"宜降气不宜降火"；老是伐肝，肝藏血，这不是伤了肝吗？这就告诉我们用药不要产生副作用。其实《内经》早就说过："谷肉果菜，食养尽之，无使过之，伤其正也。"我们中医用药治病有大毒、小毒、无毒、常毒之分，换句话讲治病不是百分百地铲草除根，把病邪去掉 70%~80% 就要停药了。"无使过之"，不要过度，以免损伤正气。中医治病必须要考虑到一方面要治病祛邪，一方面要治人，扶正气。

所以出血病人出血最严重的时候，要直接治标，首先要止血，这是至关紧要的。而暴出血又往往是火热偏重的多,因此在治疗的时候,一定要善于降火。

3. 凡是用于止血的药物是一定要制作的。止血首需炒炭,可以加大止血作用。荆芥炭、侧柏炭、茜草炭、蒲黄炭、棕榈炭、艾叶炭、地榆炭、仙鹤草炭,都是需要炒炭用,中医与中药是不能脱节的。要想当一个好的中医,没有一个好的药店跟你配套,还是不行的。我经常讲中医中药治病,中医占50%,中药占50%。

4. 常用的几味特效止血药,凡是上部出血(衄血、咳血、吐血):白茅根、茜草炭、藕节,任何方中都可以加这几味药,只要是上部出血。还有用一点大黄是最好的。下部出血:地榆炭、侧柏叶炭、蒲黄炭。

总而言之,必须辨证,必须选准方,这才是真正的辨证论治。中医治什么病都是如此。

三、病案举例

例一、麻疹目衄

1977 年麻疹流行,某 8 岁小儿患麻疹,遍身疹透后 2 日,身仍发热,微咳,口燥渴,鼻中时流清涕,目中多泪。至第 3 日,忽大小目眦中流出血水,滴漏不断,目中并遍布赤缕。舌红,苔薄黄,脉浮数。

辨证分析:这是个麻疹危候。中医治疗麻疹要根据温病学的卫气营血法则辨证,麻疹分为三期:麻疹一开始发烧,疹子将透未透的时候,这叫发热期,这时应该清凉透表;透疹以后,疹子已经在全身都出来了,热势也应该下降了,这叫透疹期,这时应该清热解毒;如果疹子已经透出来了,病人仍然发热,这是一种逆候;麻疹后期,疹透完了,叫收尾期,后期要养阴。应分为这三期来治疗。

这个病人是透疹期,透疹期第 2 天仍然发热,第 3 天目衄,这是危证,逆候。眼睛出血,怎么治? 这显然是热入血分。但是小孩疹子才刚刚透出来,脉还浮数,也还要宣肺。麻疹最忌的是伏遏,一定要宣透,因此这个时候一要凉血,二要宣透。

主方:桑菊饮合犀角地黄汤。二方合用,很快取效。

例二、咳血案

张某,女, 55 岁。某医院医师。

1999 年开始患咳血,6 年不愈。经 X 线摄片,诊断为支气管扩张。又经 CT 检查,发现肺部有明显阴影,并怀疑肺部有占位性病变。诉咳血间作,甚则连续数日频频咳血不止,伴胸部不适,咳而气短,手足心热,偶尔盗汗,心烦少寐。舌红少苔,脉细数。

辨证分析:病人咳血,手足心热,盗汗,心烦,少寐,舌红少苔,脉细数,表现为一派的阴虚。开始第一个星期给她用的是咳血方,一个星期就把血止住了。后面两三个月专治肺阴虚,都是用百合固金汤。一直吃到肺部没有阴影为止。这是典型的一个阴虚肺热的病例。

例三、呕血案

杨某,女,56 岁。

患者某晚与朋友们相聚打牌,忽觉胸闷心烦,未及起身,突然"哇"地一声喷出满口鲜血于牌桌之上,转眼之间,又连呕数口鲜血,均喷射而出。其牌友惊慌失措,忙将患者扶于卧榻之上,患者因呕血甚多而侧于床头。数分钟后,余赶往视之,患者面色惨白,精神疲惫,不能动弹,亦不愿说话,动则欲呕。舌红,舌上尚有鲜血,脉数而芤。

辨证分析:这是一个非常危急而特殊的病人。我问她原来有肝病不?她老头讲没有。我问她喝酒不? 他说喝一点点。发病之前也没有受什么情绪影响。这种病西医称为门静脉扩张,是非常危险的病。我对她家属交代得很清楚,只要明天天亮,病人还没有死,马上送医院。

主方:犀角地黄汤、大黄黄连泻心汤。大黄用 10g,那时候还有犀角,开 1 剂。1 周后,病人家属因其他病前来求治,诉该病人服上方 3 剂遂获痊愈。不出半月,我又治了一个相同的病,是我们学院的一个老师,又是同样的证,用的是同样的方,同样的 3 剂药解决问题。

例四、经前泄泻便血案

吴某,女,47 岁。

患月经前大便下血,并大便溏泄,病 10 余年不愈。西医院多次检查,诊断均为乙状结肠炎。但每逢月经前 1 周即开始便血,大便溏泄,且每次均为大便之后即下黯红色血液。俟月经已行,便血便溏即止。询其月经基本正常,但觉精神疲乏,尤其在行经前后更显疲乏,食纳亦有所减。舌淡苔薄白,脉细。

辨证分析:患者平时无病,但每次来月经前 7 天或 5 天拉肚子,月月如此,接着又便血,这就是一个典型的经前便血。月经一来,就不拉肚子了,也不便血了,特殊病吧,非常有规律,非常有时间性,是个慢性病,10多年不好。症状表现:大便溏,精神疲乏,局限在月经前后,食纳较差,舌淡,苔薄白,脉细,一派典型的气虚表现。怎么治?《医宗金鉴·妇科心法要诀》:"经前泄泻是脾虚。"因此,这个病人的经前泄泻显然是脾虚。

还有一个问题是便血,便血又是什么问题呢?她便血是在大便之后便血,并且表现一派气虚兼阳虚的症状,《金匮要略》:"先便后血,此远血也,黄土汤主之。"所以这个病人就是一个中阳衰微、中气不足的脾胃虚寒便血证。

主方:黄土汤。我上门诊的药房中居然就有灶心黄土这味药,这个病很快就治好了。

例五、高热并发斑疹案

屈某,女,19岁。

2005年11月,从省级某医院转来求诊。诉身发高热40余日,并全身散发斑疹,在医院住治,高热斑疹不见减轻,诊断尚无明确结论,怀疑为白血病、败血症,但又未定论。诊见患者身热如火,询其每日高热均达40℃左右,一身遍布红紫色斑疹,下肢尤甚,大者成块,小者如粟米状而成片。伴有齿衄、鼻衄,口渴欲饮冷,口苦。舌红苔黄,脉数有力。

辨证分析:因为她一起病就高烧、大渴,脉数有力,全身发斑疹,并且还有齿衄、鼻衄,典型的火热征象,属于温热病里面的斑疹。大热、大渴,舌红,苔黄,脉数有力,这是热在气分;全身斑疹,齿衄、鼻衄,这是热入血分;在温热病里,有一个名称叫"气血两燔"。

主方:清瘟败毒饮。这个方用来治疗流行性脑膜炎的高热、头痛,并斑疹、抽搐、昏谵等症是特效方,我当年在农村治流脑,曾经用此方治好了上千人。

四、现场答疑

1. 方剂书上讲上部出血忌升提,胃火燔炽的吐血用清胃汤,方中有升麻,你怎么理解?

答:用清胃汤治疗吐血应该去掉升麻,加白茅根、大黄,"诸逆冲上,皆属于火。"治疗上部出血要降气、降火。为什么我告诉大家一定要用大黄呢?"阳明之气,下降为顺。"当然要忌升提,这是必然的。也好比张仲景讲的

"衄家不能发汗",肯定不能辛散、不能发汗、不能升提。

2. 当归芍药散和桂枝茯苓丸在治疗妇科病方面的区别与辨别要点?

答:这两个方都出自《金匮要略》,当归芍药散是当归、芍药、川芎、茯苓、泽泻、白术。是调理肝脾的方,也可以说是渗水利湿兼养血活血的方,治疗肝脾不和的腹中绞痛,气血不和的妇人少腹痛。茯苓、泽泻、白术是健脾利湿的,当归、芍药、川芎是养血活血的,一个补肝,一个健脾,非常清楚。凡是妇人少腹痛,月经失调都可以用。

桂枝茯苓丸:桂枝、茯苓、牡丹皮、赤芍、桃仁。这五味药分为三个组,一个组桂枝是通阳散寒的,二个组茯苓是化饮利水的,三个组牡丹皮、赤芍、桃仁是活血祛瘀的。张仲景用这个方治疗女子癥积。《灵枢·百病始生》:"肠外有寒,汁沫与血相抟,则并合凝聚不得散,而积成矣。"对积块的形成,《内经》着重是讲了三个方面,寒、汁沫(就是我们现在讲的痰饮)、血(就是瘀血)。寒气、痰饮、瘀血三者抟聚在一起,不得消散,就形成了积块。根据《内经》这一理论,也就是说积块的形成是寒气、痰饮、瘀血三个因素导致的。张仲景的桂枝茯苓丸就是针对这三个方面来进行治疗,这是张仲景运用《内经》理论指导临床的典型范例。

3. 现在天热皮肤易出疹,请问与血证有什么关系? 应该如何注意?

答:现在的天热出疹不是血证,是火证,或者是风证。《素问·生气通天论》:"汗出见湿,乃生痤疿。"人在汗出的时候,受到湿气的郁遏,就是郁遏了湿热在皮肤腠理之间,可以出现小疹子、疿子,属于火热郁肤,与血证无关。

附方:

1. 桑菊饮(《温病条辨》):桑叶　菊花　杏仁　连翘　薄荷　桔梗　苇根　甘草

2. 甘露饮(《小儿药证直诀》):枇杷叶　熟地黄　天冬　枳壳　茵陈生地黄　麦冬石斛　黄芩　炙甘草

3. 加减玉女煎(《景岳全书》):石膏　知母　生地黄　麦冬　牛膝

4. 龙胆泻肝汤(《兰室秘藏》):龙胆　黄芩　栀子　泽泻　木通　车前子　当归　生地黄　柴胡　甘草

5. 清胃汤(《医宗金鉴》):生地　牡丹皮　黄连　黄芩　升麻　生石膏

6. 滋水清肝饮(《医宗己任编》):熟地　当归身　白芍　枣仁　山萸肉茯苓　山药　柴胡　栀子　牡丹皮　泽泻

7. 二至丸(《医方集解》): 女贞子 墨旱莲

8. 桑杏汤(《温病条辨》): 桑叶 杏仁 沙参 象贝母 栀子皮 淡豆豉 梨皮

9. 黛蛤散(《上药标准》): 青黛 海蛤粉

10. 泻白散(《小儿药证直诀》): 地骨皮 桑白皮 甘草

11. 咳血方(《丹溪心法》): 青黛 诃子 炒瓜蒌 海浮石 栀子炭

12. 百合固金汤(《医方集解》): 熟地 生地 当归 白芍 桔梗 玄参 贝母 麦冬 百合 甘草

13. 清燥救肺汤(《医门法律》): 人参 桑叶 生石膏 胡麻仁 阿胶 麦冬 杏仁 枇杷叶 甘草

14. 月华丸(《医学心悟》): 天冬 麦冬 熟地黄 生地黄 山药 百部 沙参 贝母 阿胶 茯苓 獭肝 三七

15. 泻心汤(《金匮要略》): 大黄 黄连 黄芩

16. 犀角地黄汤(《备急千金要方》): 犀角(用水牛角代) 生地黄 芍药 牡丹皮

17. 栀子大黄汤(《金匮要略》): 栀子 大黄 枳实 淡豆豉

18. 柏叶汤(《金匮要略》): 侧柏叶 干姜 艾叶 马通汁

19. 小建中汤(《伤寒论》): 桂枝 芍药 生姜 大枣 饴糖 炙甘草

20. 槐花散(《普济本事方》): 槐花(炒) 柏叶 荆芥穗 枳壳

21. 地榆散(经验方): 地榆 黄芪 枳壳 槟榔 当归黄芩 赤芍

22. 黄土汤(《金匮要略》): 干地黄 白术 附子 阿胶黄芩 灶心黄土 甘草

23. 归脾汤(《济生方》): 人参 白术 当归 白茯苓 黄芪 龙眼肉 远志 酸枣仁 木香 炙甘草

24. 桃花汤(《伤寒论》): 赤石脂 干姜 粳米

25. 小蓟饮子(《济生方》): 生地黄 小蓟 滑石 木通 蒲黄 藕节 淡竹叶 当归 栀子 炙甘草

26. 六味地黄丸(《小儿药证直诀》): 熟地黄 山萸肉 山药 泽泻 牡丹皮 白茯苓

27. 无比山药丸(《备急千金要方》): 山茱萸 泽泻 熟地 茯苓 巴戟天 牛膝 赤石脂 山药 杜仲 菟丝子 肉苁蓉 五味子

28. 十灰散(《十药神书》): 大蓟 小蓟 荷叶 侧柏叶 白茅根 茜

草根　栀子　大黄　牡丹皮　棕榈皮

29. 化斑汤(《温病条辨》)：石膏　知母　生甘草　玄参　犀角（用水牛角代）　白粳米

30. 消斑青黛饮(《伤寒六书》)：黄连　青黛　犀角（用水牛角代）　石膏　知母　玄参　生地　栀子　人参　柴胡　甘草

31. 清瘟败毒饮(《疫疹一得》)：生石膏　生地　犀角（用水牛角代）生栀子　桔梗　黄芩　知母　赤芍　玄参　连翘　竹叶　甘草　牡丹皮　黄连

第十四讲　眩晕证治

　　眩晕病证，最早见于《内经》，称之为"眩"或"眩冒"。《素问·至真要大论》云："诸风掉眩，皆属于肝"，指出眩晕与肝关系密切。《灵枢·卫气》提出："上虚则眩"，《灵枢·口问》曰："上气不足，脑为之不满，耳为之苦鸣，头为之苦倾，目为之眩"，《灵枢·海论》则曰："髓海不足，则脑转耳鸣，胫酸眩冒，目无所视"。《内经》认为眩晕以虚为主。汉代张仲景则认为痰饮是眩晕发病的原因之一，并用泽泻汤及小半夏加茯苓汤治疗痰饮眩晕，为后世"无痰不作眩"的论述提供了理论基础。宋代严用和于《重订严氏济生方·眩晕门》中指出："所谓眩晕者，眼花屋转，起则眩倒是也，由此观之，六淫外感，七情内伤，皆能导致。"首次提出了六淫、七情所伤致眩的观点。元代朱丹溪倡导痰火致眩学说，提出"无痰不作眩"的理论，《丹溪心法·头眩》曰："头眩，痰挟气虚并火，治痰为主，挟补气药及降火药，无痰不作眩，痰因火动，又有湿痰者，有火痰者"。明代张景岳在《内经》"上虚则眩"的理论基础上，对下虚致眩作了详尽论述，并认为眩晕的病因病机"虚者居其八九，而兼火兼痰者，不过十中一二耳"。秦景明在《症因脉治·眩晕总论》中认为阳气虚是本病发病的主要原因。徐春甫《古今医统·眩晕宜审三虚》认为："肥人眩运，气虚有痰；瘦人眩运，血虚有火；伤寒吐下后，必是阳虚。"龚廷贤《寿世保元·眩晕》集前贤之大成，对眩晕的病因、脉象都有详细论述，并分证论治眩晕，如半夏白术汤证（痰涎致眩）、补中益气汤证（劳役致眩）、清离滋饮汤证（虚火致眩）、十全大补汤证（气血两虚致眩）等。虞抟《医学正传·眩晕》指出："眩晕者，中风之渐也"，认识到本病与中风之间有一定内在联系。

一、主症辨析

　　眩晕是以头晕眼花为主症的一类病证。眩即眼花,晕是头晕,两者常同时并见,故统称为"眩晕"。本症轻者仅眼花,头重脚轻,或摇晃浮沉感,闭目可止,重者如坐车船,旋转不定,不能站立,甚至仆倒。或兼目涩耳鸣,少寐健忘,腰膝酸软;或兼恶心呕吐,面色苍白,汗出肢冷等。多慢性起病,反复发作,逐渐加重。发作间歇期长短不一,可为数月发作一次,亦有一月数次。临床也可见急性起病者。

二、辨治要领

　　本病病因多由情志、饮食所伤,以及失血、外伤、劳倦过度所致。其病位在清窍,由脑髓空虚、清窍失养及痰火、瘀血上犯清窍所致,与肝、脾、肾三脏功能失调有关。历代医家对眩晕病的辨证分类颇为复杂,就临床常见,眩晕为病,主要在于因风、因痰、因虚三个方面。

　　1. 因风之眩晕。风邪致眩,又分为外风、内风两种。外风,即外感风邪所致之眩晕,此证每于感冒之后发作,具有眩晕、头痛、恶风等症。《症因脉治·外感眩晕》说:"头痛额痛,骨节烦痛,身热多汗,上气喘逆,躁扰时眩,此风邪眩晕之证也。"治宜解表祛风,可选菊花茶调散加减。内风,即肝风上亢所致之眩晕,即《内经》所云:"诸风掉眩,皆属于肝"。《重订严氏济生方》又云:"肝风上攻,必致眩晕。"此证每于情志刺激则发作益甚,具有眩晕、耳鸣、头胀且痛以及心烦、少寐、面色潮红、四肢麻木等症。治宜平肝息风,可选天麻钩藤饮加减。

　　2. 因痰之眩晕。因痰之眩晕,亦有痰湿、痰火两种。《丹溪心法》云:"无痰不作眩,痰因火动,又有痰湿者,有火痰者"。痰湿眩晕,症见眩晕、胸闷、呕吐、口淡,舌苔白滑腻。治宜祛痰化湿,可选半夏白术天麻汤。痰火眩晕,症见眩晕、胸闷、呕吐、口苦、舌苔黄滑腻。治宜祛痰泻火,可选黄连温胆汤加天麻、钩耳之类。

　　3. 因虚之眩晕。此证起病缓慢,持续发作,每多见于老人、虚人,或大病久病之后并发眩晕。对于虚证眩晕,古人认为有气虚、血虚、阳虚、阴虚、心虚、脾虚、肾虚、肝虚诸类。然临床所见者,主要为脾虚和肾虚两种。脾虚眩晕主要在于生化乏源，气血不足。《证治汇补·眩晕》说："脾为中州，升腾心肺之阳，堤防肝肾之阴。若劳役过度，汗多亡阳，元气下陷，清阳不升者，此眩晕出于中气不足也。"症见眩晕、欲呕、食少、神倦、面色淡白，舌淡苔白，脉细或虚。治宜补脾益气养血，可选归芍六君子汤。肾虚眩晕主要在于肾精亏损，以肾主藏精生髓，肾虚精亏者"髓海不足，则脑转耳鸣，胫酸眩冒，目无所视"。故症见眩晕、耳鸣、精神萎靡、腰膝酸软，甚则遗精、盗汗。治宜补肾填精，可选左归丸、杞菊地黄丸或龟鹿二仙胶之类。

　　上述因风、因痰、因虚三个方面，概而论之，不外虚实两端。虚者，脾虚、肾虚为病之本；实者，风邪、痰浊为病之标。而临床所见则纯虚纯实证者少，而虚实夹杂、本虚标实证者多。辨治大法，当审其症状特点，视其标本缓急，补虚泻实，标本兼施之。

三、个人经验

　　1. 辨治眩晕，当先审证候虚实。

　　眩晕之证，病机比较复杂，临证当先审证候虚实。一般而言，新病多实，久病多虚；体壮者多实，体弱者多虚；兼呕恶、面赤、头胀痛者多实，兼体倦乏力、遇劳则甚者多虚；发作期多实，缓解期多虚，病久常虚中夹实，虚实夹杂。

　　2. 虚证眩晕，需详辨脏腑病位。

　　虚证眩晕，总因虚损而致清窍失养所致，然临证却需详审脏腑病位。肝阴不足，肝郁化火，可致肝阳上亢，其眩晕兼见头胀痛，面潮红等症状。脾虚气血生化乏源，眩晕兼有纳呆，乏力，面色淡白等；脾失健运，痰湿中阻，眩晕兼见纳呆，呕恶，头重，耳鸣等。肾精不足之眩晕，多兼腰酸腿软，步摇发脱，耳鸣。

　　3. 眩晕肢麻，要警惕中风发生。

　　眩晕若兼头胀而痛，心烦易怒，肢麻震颤者，应警惕发生中风。清代李用粹《证治汇补·卷一·中风》说："平人手指麻木，不时眩晕，乃中风先兆，须预防之。"

　　4. 眩晕颈项背胀，当属颈椎病。

　　此证特点是眩晕而见明显的后头部及颈项、背部胀痛，并兼耳鸣，多是颈椎病变。治宜通经活络，用葛根姜黄散主治。

四、病案举例

例一、李某,男,26岁,工人。2004年11月12日初诊。诉眩晕,头闷头重半年许,先在某脑科医院住院治疗,效不显,现仍需服镇静药以维持。就诊时症见:头目眩晕,头重如蒙,伴四肢麻木,耳鸣如蝉,两侧头痛,少食多寐,胸闷泛恶,喜吐涎,二便尚调。舌淡红,苔薄黄腻,脉弦滑。

辨证分析:朱丹溪云:"无痰不作眩",本案患者眩晕,头重如蒙,并见肢麻,多寐,胸闷吐涎,查其舌苔薄黄腻,脉弦滑,知为风痰内蕴之证。

治疗:治以化痰息风,选用黄芩温胆汤加味。处方:黄芩10g,野天麻30g,僵蚕15g,全蝎6g,陈皮10g,法半夏15g,茯苓15g,枳实10g,竹茹10g,甘草6g。15剂,水煎服。2005年1月5日二诊,诉其眩晕已大减,多寐、胸闷、喜吐涎诸症多有改善,但见两侧头痛。舌淡红,苔薄黄腻,脉弦滑。原方既效,略作调整,续进10剂。处方:野天麻30g,钩藤20g,僵蚕15g,川芎10g,白芷15g,黄芩6g,陈皮10g,法半夏10g,茯苓15g,枳实10g,竹茹10g,甘草8g。10剂,水煎服。

后患者因患瘰疬,复来就诊时,诉其头晕头蒙已痊愈,至今尚未复发。

例二、梁某,男,42岁,长沙市人。2005年7月10日初诊:诉头晕而重,目蒙,疲乏,颈胀背痛,易感冒。诊见舌苔黄,脉细。

辨证分析:此证头晕重,目蒙,疲乏,脉细,是为气虚之候,张景岳谓"无虚不能作眩"。此为气血亏虚、清阳不升之眩晕。

治疗:治以益气补血,升举清阳。方选益气聪明汤加味。处方:西参片6g,黄芪30g,白芍10g,葛根40g,黄柏5g,蔓荆子10g,升麻6g,羌活10g,天麻15g,炙草10g。10剂,水煎服。2005年7月20日二诊,诉头晕略减。仍头重,颈胀,疲乏。舌苔薄黄,脉细。前方再进10剂。2005年7月30日三诊:诉头晕疲乏大减,但腰腿酸痛,舌苔薄黄,脉细。拟益气聪明汤加杜仲、续断。后随访得知病获痊愈。

例三、李某,女,60岁,退休工人。2006年10月18日初诊。患者间发眩晕5年,严重时觉天旋地转,甚至恶心呕吐。现症见:头晕,头部如有物裹,后脑部有明显晕胀感,头颈部时发潮热,耳鸣耳聋,头目不清,心中烦闷不舒,以前稍服凉药则胃脘不适,食纳、二便如常。舌红,苔薄黄,脉弦细。诉既往高血压病史5年,并长期服用西药降压药。

辨证分析:《内经》云:"诸风掉眩,皆属于肝"。患者年老肝肾亏虚,水不涵木,而见肝阳上亢,上盛下虚之头晕,后脑及颈胀,耳鸣耳聋,头目不清诸症。舌红,苔薄黄,脉弦细,是为明证。辨证为风阳上扰之眩晕。

治疗:治以潜阳息风,选用镇肝熄风汤加减。处方:野天麻 30g,钩藤 30g,石决明 20g,代赭石 20g,炒龟板 20g,生龙骨 20g,生牡蛎 20g,白芍 15g,玄参 10g,天门冬 15g,怀牛膝 15g,甘草 6g。10 剂,水煎服。2006 年 11 月 1 日二诊:诉服上药后,患者头晕减,心烦除,但寐欠安,耳鸣,口干。舌黯红,苔薄黄,脉弦。再拟镇肝熄风汤加入养心安神之品治之。处方:炒枣仁 30g,柏子仁 10g,炙远志 10g,麦冬 15g,白芍 15g,玄参 10g,天门冬 10g,代赭石 10g,生龙骨 15g,生牡蛎 15g,炒龟板 20g,野天麻 30g,钩藤 20g,甘草 6g。10 剂,水煎服。并嘱其舒畅情志,避免情志过激。痊愈。

例四、刘某,男,72 岁,2001 年 8 月 3 日初诊。诉患眩晕耳鸣、腰膝酸软 3 年余。现症见:眩晕,耳鸣,腰膝酸软,神疲乏力,少寐健忘,心烦口干,舌红苔薄,脉细。

辨证分析:此例患者因年事已高,体质减弱,且病程较久,除眩晕主症之外,还兼腰膝酸软,少寐健忘,属典型肾虚之眩晕。

治疗:治宜滋养肝肾,益阴填精。方选左归丸加减。处方:熟地 15g,怀山药 15g,山茱萸 15g,枸杞 15g,当归 10g,杜仲 20g,怀牛膝 15g,炒龟板 20g,天麻 10g,菊花 10g。15 剂,水煎服。该患者复诊 4 次,连服 2 个月,诸症告愈,随诊未见其复发。

附方:

1. 菊花茶调散(《银海精微》):川芎 荆芥 白芷 羌活 甘草 细辛 防风 菊花 僵蚕 蝉蜕 薄荷

2. 天麻钩藤饮(《中医内科杂病证治新义》):天麻 钩藤 石决明 栀子 黄芩 川牛膝 杜仲 益母草 桑寄生 夜交藤 茯神

3. 黄连温胆汤(《六因条辨》):半夏 竹茹 枳实 陈皮 甘草 茯苓 黄连

4. 归芍六君子汤(《笔花医镜》):人参 白术 茯苓 当归身 白芍 陈皮 半夏 炙甘草

5. 左归丸(《景岳全书》):熟地黄 山药 枸杞 山茱萸 川牛膝 鹿角胶 龟板胶 菟丝子

6. 杞菊地黄丸(《麻疹全书》):熟地黄 山萸肉 干山药 泽泻 牡丹

皮　白茯苓　枸杞子　菊花

7. 葛根姜黄散（熊继柏经验方）：葛根　片姜黄　威灵仙

8. 益气聪明汤（《东垣试效方》）：黄芪　甘草　人参　升麻　葛根　蔓荆子　芍药　黄柏

9. 镇肝熄风汤（《医学衷中参西录》）：怀牛膝　生赭石　生龙骨　生牡蛎　生龟板　生杭芍　玄参　天冬　川楝子　生麦芽　茵陈　甘草

第十五讲　头痛证治

《内经》称头痛病为"脑风""首风"，《素问·风论》认为其病因乃外在风邪寒气犯于头脑而致。《东垣十书》指出外感与内伤均可引起头痛，据病因和症状不同而有伤寒头痛、湿热头痛、偏头痛、真头痛、气虚头痛、血虚头痛、气血俱虚头痛、厥逆头痛等，还补充了太阴头痛和少阴头痛。《丹溪心法》认为头痛多因痰与火。明《古今医统大全·头痛大法分内外之因》对头痛病进行总结说："头痛自内而致者，气血痰饮、五脏气郁之病，东垣论气虚、血虚、痰厥头痛之类是也；自外而致者，风寒暑湿之病，仲景伤寒、东垣六经之类是也。"关于头痛的治疗，历代医家很重视分经辨治，如《伤寒论·辨厥阴病脉证并治》云"干呕，吐涎沫，头痛者，吴茱萸汤主之"。《冷庐医话·头痛》曰："头痛属太阳者，自脑后上至巅顶，其痛连项；属阳明者，上连目珠，痛在额前；属少阳者，上至两角，痛在头角。以太阳经行身之后，阳明经行身之前，少阳经行身之侧。厥阴之脉，会于巅顶，故头痛在巅顶；太阴少阴二经，虽不上头，然痰与气逆壅于膈，头上气不得畅而亦痛。"

一、主症辨析

头痛病是指患者自觉头部包括前额、额颞、顶枕部甚至全头部疼痛为主要症状的疾病。头痛既是一种常见病证，也是一个常见症状，可以发生于多种急慢性疾病过程中。按头痛的性质有掣痛、跳痛、灼痛、胀痛、重痛、头痛如裂或空痛、隐痛、昏痛等。按头痛发病方式，有突然发作，有缓慢起病。疼痛时间有持续疼痛，痛无休止；有痛势绵绵，时作时止。按部位有全头痛、偏头痛、额前痛、脑后痛和巅顶头痛的不同。

二、辨治要领

1. 辨外感内伤

外感头痛，一般发病较急，病势较剧，多表现掣痛、跳痛、胀痛、重痛、痛无休止，每因气候变化而发。内伤头痛，一般起病缓慢，痛势较缓，多表现隐痛、空痛、昏痛、痛势悠悠，多因劳倦而发，遇劳则剧，时作时止。

2. 辨头痛性质

头部掣痛、跳痛、胀痛，头部有灼热感，伴口苦、目赤者，多为阳亢、火热所致；头部重痛伴呕逆、胸闷者多为痰湿；头部及全身畏冷而痛甚，为寒厥；刺痛而痛处固定，常为瘀血；隐痛绵绵，伴疲乏头晕者，多为虚痛。外伤之后而遗留头痛，应属瘀血。

3. 辨头痛部位

一般而言，额前头痛属阳明经，头后部痛属太阳经，两侧头痛属少阳经，巅顶头痛属厥阴经。

临床上常见的外感头痛分为三种证型：

1. 风寒头痛

症状：头痛起病较急，痛连项背，恶风畏寒，口不渴，苔薄白，脉多浮紧。治法：疏风散寒，通络止痛。方药用川芎茶调散。甚者用菊花茶调散；若伴鼻塞、流清涕，可合用苍耳子散。

2. 风热头痛

症状：起病急，头呈胀痛，甚则头痛如裂，发热恶风，口渴欲饮，面红目赤，便秘溲黄，舌红苔黄，脉浮数。治法：疏风清热，止痛。方药用芎芷石膏汤，或用清上蠲痛汤。

3. 风湿头痛

症状：头痛如裹，肢体困重，胸闷纳呆，苔白腻，脉细缓或浮缓。治法：祛风胜湿。方用羌活胜湿汤。

内伤头痛分为五种证型：

1. 气虚头痛

症状：头痛绵绵，遇劳则甚，伴有精神疲倦、气短，面色少华，自汗，舌淡红，苔薄白，脉细而弱。治疗：益气升清。方用顺气和中汤主之。若见气虚而有目胀、颈胀、耳鸣等症，则改用益气聪明汤。

2. 肾虚头痛

症状：头痛为空痛，以后头部为主，伴腰膝酸软、夜尿偏多，少寐健忘，舌淡红，苔薄白或苔少，脉沉细无力。治法：益肾填精，方用杞菊地黄丸；若伴有手足心热、口干等阴虚内热甚者可合用大补阴丸。

3. 风痰头痛

症状：头痛以额前眉棱骨处明显，伴胸闷、泛恶，甚或恶心呕吐，舌苔白腻，脉滑。治法：化痰祛风，通络止痛，方用选奇汤合温胆汤加减。

4. 肝阳头痛

症状：头胀痛且眩，以两侧及巅顶为主，伴心烦易怒，口干口苦，胁痛、面色潮红，夜眠不宁，舌红苔薄黄，脉弦。治法：平肝潜阳。主方：天麻钩藤饮加减。如头晕较显而颤动不已者，可用镇肝熄风汤加减。

5. 瘀血头痛

症状：头痛经久不愈，其痛如锥刺，固定不移，昼轻夜甚，面色多见晦滞，舌紫或有瘀斑、瘀点，苔薄白，脉沉细或细涩。治法：活血祛瘀，通络止痛，方用通窍活血汤加减。头痛甚者，可加天麻止痉散搜风通络止痛。

三、个人经验

1. 治头痛必须察部位

辨治头痛固然要辨清寒热虚实，但更不可忽视审察其疼痛部位，以"头为诸阳之会"，太阳、阳明、少阳三阳经均上于头，足厥阴亦与督脉会于巅顶，故三阳经及足厥阴之病均可见头痛之症。前额痛属阳明，方用《兰室秘藏》选奇汤；后头痛属太阳，方用《审视瑶函》的防风羌活汤。两侧头痛属少阳，方用小柴胡汤合散偏汤加减。巅顶头痛需分清寒热，若巅顶冷痛而伴四肢厥冷、甚或呕吐涎沫者，是为厥阴寒逆，方用吴茱萸汤加半夏、藁本、川芎之类；亦有巅顶痛而兼见烦躁易怒、口苦、便秘等症者，为肝火所致，泻青丸治之。

2. 治头痛要善用引经药

《丹溪心法·头痛》云："头痛须用川芎，如不愈各加引经药。太阳川芎，阳明白芷，少阳柴胡，太阴苍术，少阴细辛，厥阴吴茱萸。如肥人头痛，是湿痰，宜半夏、苍术。如瘦人，是热，宜酒制黄芩、防风"。治疗头痛，要注意头痛的部位和经络加以引经药。如两颞少阳经头痛用川芎、柴胡；前额眉棱骨阳明经头痛用葛根、白芷；巅顶厥阴经头痛用吴茱萸、藁本；痛连项背属太阳经头痛用葛根、羌活、防风等。

3. 久痛入络,须配用虫类药

对于头痛久发不愈或痛势较剧者,"久痛入络"须配伍虫类药物,取其钻锥搜剔之义,搜风通络而止痛,当在所选主方的基础上,配以天麻止痉散。

4. 治头痛当用风药

李中梓《医宗必读》云:"高巅之上,惟风可到",因此,无论治疗外感头痛或内伤头痛,当需配伍祛风药,如防风、细辛、藁本等。

四、病案举例

例一、王某,男,65岁,退休工人。头痛反复发作2年余。于2005年10月20日初诊。患者有高血压病史,血压波动于150~170/80~100mmHg之间,常年服用降压药物,如"得高宁""依那普利"等,近2年来头痛反复发作,遇情绪变化、劳累时尤其明显,性格急躁。刻下症见:头痛,巅顶尤甚,伴头晕、面色潮红,大便干结,口干口苦,失眠,舌质红苔薄黄,脉弦。

辨证分析:患者头痛反复发作2年不愈,可知为内伤头痛。头痛,伴头晕、面色潮红,大便干结,口干口苦,舌质红苔薄黄,脉弦。可知此为肝阳上亢之头痛。

治疗:平肝潜阳,方用天麻钩藤饮加减,处方:天麻20g,双钩15g,石决明30g,栀子10g,杜仲10g,桑寄生10g,怀牛膝15g,茯苓15g,夜交藤15g,黄芩10g,僵蚕15g,酒大黄3g,全蝎3g。连服7剂,头痛明显缓解,血压有所下降,守上方续服3剂,头痛消失。

例二、贺某,女,40岁,干部。左侧偏头痛反复发作5年。于2005年4月8日初诊。患者有"偏头痛"病史,劳累及工作紧张则发作。刻下症见:左侧偏头痛,连及左肩疼,情志忧郁、紧张,疼痛甚则不能寐,舌质淡红苔薄白,脉弦。

辨证分析:患者偏头痛反复发作5年,病属内伤头痛,偏头痛,风阻脉络之头痛。

治疗:疏肝祛风,通络止痛,方用散偏汤合天麻止痉散加减,处方:柴胡10g,白芷20g,白芍10g,川芎10g,白芥子15g,法夏10g,香附10g,甘草6g,天麻15g,全蝎5g,蜈蚣1条,僵蚕15g。服药7剂,头痛减轻,守上方续服两月,头痛基本解除。随诊3年,未复发。

例三、徐某，男，59 岁，2005 年 10 月 30 日初诊。诉后头痛反复发作 10 余年，近半月加重，伴颈胀、头晕、耳鸣，病情反复发作，感冒、劳累、生气均可诱发，西医诊断为"脑动脉硬化"。舌苔薄黄，脉弦细略数。

辨证分析：患者后头痛反复发作 10 年，不仅头痛年代久远，且痛处固定在后头部，并伴颈胀耳鸣，隶属风寒久客太阳经，以致局部络脉瘀阻所致，治以防风羌活汤合葛麻止痉散加减：羌活 10g，防风 10g，川芎 10g，黄芩 10g，细辛 3g，法夏 10g，葛根 30g，片姜黄 15g，蔓荆子 10g，野天麻 10g，全蝎 6g，僵蚕 20g，甘草 6g。10 剂，水煎服。2005 年 11 月 13 日二诊：诉服上方 5 剂后头痛即止，尚须巩固治疗，继予上方连续服用 60 剂，半年后随诊诉头痛显减，再以原方每月服 10 剂，头痛获愈。

附方：

1. 川芎茶调散（《太平惠民和剂局方》）：川芎　荆芥　白芷　羌活　甘草　细辛　防风　薄荷

2. 菊花茶调散（《银海精微》）：川芎　荆芥　白芷　羌活　甘草　细辛　防风　薄荷　菊花　僵蚕　蝉蜕

3. 苍耳子散（《重订严氏济生方》）：辛夷　苍耳子　白芷　薄荷叶

4. 芎芷石膏汤（《医宗金鉴》）：川芎　白芷　菊花　石膏　羌活　藁本

5. 清上蠲痛汤（《寿世保元》）：当归　川芎　白芷　细辛　羌活　独活　防风　菊花　蔓荆子　苍术　麦冬　黄芩　生姜　甘草

6. 羌活胜湿汤（《内外伤辨惑论》）：羌活　独活　藁本　防风　炙甘草　川芎　蔓荆子

7. 顺气和中汤（《卫生宝鉴》）：黄芪　人参　炙甘草　白术　陈皮　当归　白芍　升麻　柴胡　细辛　蔓荆子　川芎

8. 益气聪明汤（《东垣试效方》）：黄芪　甘草　芍药　黄柏　人参　升麻　葛根　蔓荆子

9. 杞菊地黄丸（《麻疹全书》）：熟地黄　山萸肉　干山药　泽泻　牡丹皮　白茯苓　枸杞子　菊花

10. 大补阴丸（《丹溪心法》）：黄柏　知母　熟地　龟板

11. 选奇汤（《兰室秘藏》）：羌活　防风　酒黄芩　甘草

12. 温胆汤（《三因极一病证方论》）：半夏　竹茹　枳实　陈皮　炙甘草　茯苓

13. 天麻钩藤饮(《中医内科杂病证治新义》)：天麻 钩藤 石决明 栀子 黄芩 川牛膝 杜仲 益母草 桑寄生 夜交藤 茯神

14. 镇肝熄风汤(《医学衷中参西录》)：牛膝 生赭石 生龙骨 生牡蛎 龟板 白芍 玄参 天冬 川楝子 麦芽 茵陈 甘草

15. 通窍活血汤(《医林改错》)：赤芍 川芎 桃仁 红花 老葱 鲜姜 红枣 麝香 黄酒

16. 天麻止痉散(熊继柏经验方)：天麻 全蝎 蜈蚣

17. 防风羌活汤(《审视瑶函》)：防风 羌活 姜半夏 黄芩 白术 炙甘草 川芎 姜南星 细辛

18. 泻青丸(《小儿药证直诀》)：龙胆草 酒大黄 防风 羌活 栀子 川芎 当归 青黛

19. 吴茱萸汤(《伤寒论》)：吴茱萸 人参 大枣 生姜

20. 散偏汤(《辨证录》)：川芎 白芍 白芷 白芥子 柴胡 制香附 郁李仁 生甘草

第十六讲　胃痛证治

胃痛的论述始见于《内经》,《素问·六元正纪大论》谓:"木郁之发……民病胃脘当心而痛,上支两胁,膈咽不通,食饮不下。"《备急千金要方》提出九种心痛,而大部分系指胃痛。朱丹溪《丹溪心法·心脾痛》谓心痛即胃脘痛。明代虞抟在《医学正传》中肯定了朱丹溪所论,云:"古方九种心痛……详其所由,皆在胃脘,而实不在心也"。这一时期,澄清了心痛与胃痛相互混淆之论,使胃痛成为独立的病证。《素问·至真要大论》云:"厥阴司天,风淫所胜,民病胃脘当心而痛。"说明胃痛与肝气偏胜,肝胃失和有关。又云"少阳之胜,热客于胃,烦心心痛,目赤,欲呕,呕酸善饥。"说明胆热犯胃可致胃痛;《素问·举痛论》又云:"寒气客于肠胃,厥逆上出,故痛而呕也",阐发了寒邪入侵,壅滞不通而为胃痛。

一、主症辨析

胃痛又称胃脘痛,它是以上腹胃脘部近心窝处发生疼痛为主症的一种病证,尤以胀痛、隐痛、刺痛常见,往往兼见胃脘部痞闷、胀满、嗳气、吞酸嘈杂、纳呆、胁胀、腹胀、恶心呕吐等症。常反复发作,因寒暖失宜,饮食失节,情志不舒,劳累等诱因而发作或加重。

二、辨治要领

胃痛一证,临证最当辨清虚实、寒热。寒证胃痛多见胃脘冷痛,因饮冷受寒而发作或加重,得热则痛减,遇寒则痛增,舌淡,苔白;热证胃痛多见胃脘有灼热感而疼痛,进食辛辣燥热食物易于诱发或加重,喜冷恶热,伴有口干口渴,大便干结,舌红,苔黄,脉数。虚证胃痛多见于久病体虚者,多为脾胃虚寒或胃阴不足,其胃痛隐隐,痛势徐缓而无定处,痛时喜按,时作时止,痛而不胀或胀而时减,饥饿或过劳时易诱发疼痛或致疼痛加重,伴有食少乏力,脉虚等症;实证胃痛其主要病机责之于肝胃气机失调,气滞或食积,或因寒气伤胃,其胃痛兼胀,表现胀痛、刺痛,痛势急剧而拒按,嗳气,矢气时作,痛有定处,食后痛甚等症。

实证胃痛常见以下几种类型:

（1）气滞胃痛（肝胃气滞型）

本型临床最为常见,多因情志不畅而致肝木失其条达,肝气犯胃,以致肝胃气滞而出现胃痛。症状:胃脘胀痛,甚则胀痛连胁,食后胀甚,嗳气频作,遇烦恼郁怒则痛作或痛甚,舌红苔薄白,脉弦。治法:疏肝理气,和胃止痛。主方选柴胡疏肝散合金铃子散。

（2）火郁胃痛（气郁化火型）

多因肝郁气滞,郁而化火所致。症状:胃中胀痛,甚者连及两胁,胃脘有烧灼感,得凉则舒,口苦,反酸,或胃部嘈杂,口干便结,舌红苔黄,脉弦数。治法:理气清热,和胃止痛。主方选化肝煎合左金丸再合金铃子散;反酸明显者,加乌贼骨、瓦楞子以和胃制酸。

（3）寒气胃痛（寒气犯胃型）

多因外感寒邪,或过食生冷,寒积胃脘,则胃寒而痛。症状:胃中胀痛,局部明显畏寒,进冷饮或遇冷则痛甚,喜热饮,得温则减,口不渴,舌淡苔薄白,脉弦紧。治法:温胃散寒,主方用良附丸加乌药、吴茱萸。

（4）食滞胃痛（食积郁滞型）

多因饮食不节、暴饮暴食而致胃气壅滞所致。症状:胃脘痞满疼痛,稍进食即觉饱胀不适,或嗳腐吞酸,大便不爽,不欲食,甚则呕逆,舌苔厚腻,脉滑。治法:消食化积,和胃止痛。主方选保和丸合神术散;若胃脘胀痛而兼大便不通者用枳实导滞汤。

（5）血瘀胃痛（气滞血瘀型）

多因胃痛反复发作而致久痛入络,胃络瘀阻所致。症状:胃脘隐痛或刺痛,痛处固定,夜间为甚,可伴脘胀嗳气,食欲减退,舌黯或舌边有瘀斑之点,脉弦。治法:活血行瘀,理气止痛。主方选四逆散合金铃子散加失笑散;若胃络受损,见呕血,黑便,伴面黄食少,神疲懒言者,用柴芍六君子汤加白及、田三七、地榆炭。

虚证胃痛主要有两种类型：

（1）虚寒胃痛（中焦虚寒证）

多见于久病胃痛或年老体虚者。特点为平素畏寒，胃痛隐隐，绵绵不休，胃脘部畏冷，喜温喜按，食少便溏，神疲倦怠，面色少华，手足不温。舌淡苔薄白，脉细缓或迟。中医称之为中焦虚寒胃痛。治法：温中散寒，和胃止痛。常用方为小建中汤合理中汤。亦可选用香砂六君子汤加干姜以健脾温中止痛。

（2）阴虚胃痛（胃阴亏虚证）

主要特点胃脘隐隐灼痛，似饥而不欲食，口燥，咽干，消瘦乏力，大便干结，舌红苔少或舌红无苔，脉细或细数。治法：滋养胃阴，益胃止痛。主方为益胃汤，或一贯煎。

三、个人经验

1. 辨治胃痛，必审证候虚实。

胃痛有虚实、寒热、气血之分，而六者之中，当以虚实为纲。

发病时间短，发病急，胀痛、刺痛，痛势急剧而拒按者多为实证。发病时间长，胃痛隐隐，痛势徐缓而无定处，痛处喜按者多为虚证。《顾氏医镜·胃脘痛》云："须知拒按者为实，可按者为虚；痛而胀闭者多实，不胀不闭者多虚；喜寒者多实，喜热者多虚；饱则甚者多实，饥则甚者多虚；脉实气粗者多实，脉虚气少者多虚；新病年壮者多实，久病年老者多虚；补而不效者多实，攻而愈剧者多虚。必以望、闻、问、切四者详辨，则虚实自明。"

2. 辨治胃痛，详察疼痛性质。

胃脘冷痛，因饮冷受寒而发作或加重，得热痛减，遇寒痛增者属寒气；胃痛绵绵，恶寒者属虚寒；胃脘灼热疼痛，进食辛辣燥热食物诱发或加重，伴口苦、尿黄、便秘者属热。胃痛且胀，以胀满为主，痛无定处，时痛时止，嗳气、矢气频作，常由情志不舒引起，多属气滞；胃痛如刺，痛有定处，痛而拒按，多属血瘀。

3. 调气止痛为治胃脘痛之常法。

胃气主和降，以通为顺，《景岳全书·心腹痛》云"胃脘痛证，多有因食，因寒，因气不顺者，然因食因寒，亦无不皆关于气。盖食停则气滞，寒留则气凝。所以治痛之要,但察其果属实邪,皆当以理气为主"。肝气宜调畅,胃气喜和降,四逆散合金铃子散为疏肝和胃止痛之常用方,一以调理气机,一以化郁止痛。

四、病案举例

例一、宁某,女,60 岁,农民。2012 年 10 月 12 日初诊,主诉:胃痛反复发作半年余,加重 10 天,患者曾在某医院做胃镜检查,诊断为"十二指肠溃疡。",予以抗酸剂治疗,疗效不显。此次因情志刺激诱发并加重,症见胃中胀痛,烧灼感,口中反酸,大便秘结,舌红,苔薄黄,脉弦。

辨证分析:患者以胃胀痛为主,知为胃痛实证。胃脘灼痛,胃中烧灼感,大便秘结,舌红,苔薄黄,脉弦,此为肝气犯胃,气郁化热,胃气郁滞所致。

治疗:以疏肝泻热,行气和胃,理气止痛为法;方用化肝煎合厚朴三物汤合金铃子散加味治之。处方:青皮 10g,陈皮 10g,丹皮 10g,栀子 15g,浙贝 10g,泽泻 10g,白芍 10g,川楝子 10g,延胡索 10g,厚朴 30g,枳实 15g,大黄 3g,广木香 6g,瓦楞子 10g,甘草 6g。20 剂,水煎服。二诊胃中胀痛稍微减轻,灼热感有所缓解,仍然大便秘结,舌红,苔薄黄,脉弦。在原方基础上加重至大黄 5g,加火麻仁 30g 以润肠通便。再进 20 剂。患者胃脘部疼痛完全缓解。

例二、陈某,女,41 岁,干部。2012 年 10 月 19 日初诊,主诉:胃脘胀满,痞闷 4 月。患者近来因为家事不顺,情志抑郁,渐渐出现胃脘胀满,痞闷不适,在外院诊断为"慢性胃炎",予以西药抗酸剂口服治疗,症状无好转,就诊时以胃脘胀满,痞闷症状最明显,兼见便秘,口苦。舌红,苔腻黄,脉弦。

辨证分析:患者以胃脘胀满、痞闷为主,可知为胃痛实证,兼有便秘,口苦,且苔黄,脉弦。此为气郁胃胀,兼热结肠腑证。

治疗:以疏肝理气,泄热通腑为法;方用柴胡疏肝汤合厚朴三物汤加减治之。处方:柴胡 10g,白芍 10g,香附 10g,陈皮 10g,枳实 10g,厚朴 30g,广木香 6g,生大黄 2g,甘草 6g,栀子 10g。15 剂,水煎服,每日 1 剂,分两次服。二诊症状已好转,胃胀减轻,仍口苦,便干,舌红苔薄黄,脉弦略数。再予前方加味。处方:柴胡 10g,白芍 10g,枳实 15g,香附 10g,陈皮 10g,厚朴 20g,生大黄 4g,甘草 6g。15 剂,其胃脘胀满、痞闷症状基本消失,情志有所好转,纳食增,大便已正常。病告愈。

例三、张某,女,42 岁。1991 年 2 月 4 日初诊。主诉:胃脘部隐痛 4 年余。饥不欲食,咽干口燥,形体逐渐消瘦,舌质红而无苔,脉细。服用多种中、西药物,疗效不佳,先后两次胃镜检查示:慢性萎缩性胃炎。

辨证分析:患者胃脘部隐痛为主,病已 4 年不愈,属胃痛虚证,脾胃弱,胃阴不足则食欲少,口干不能多饮,胃痛则生化失源,于是形体逐渐消瘦,舌红无苔是其典型特点,此为胃阴亏虚型胃痛。

治疗:以滋养胃阴,和中止痛为法;方用益胃汤合芍药甘草汤加味。处方:沙参 30g,麦冬 30g,玉竹 15g,生地 15g,白芍 20g,石斛 12g,甘草 10g。15 剂,水煎服,每日 1 剂,早晚分 2 次饭后温服。疼痛逐渐缓解,舌上已见少许薄苔,守方再进 2 月,舌苔渐增,舌质转为淡红,饮食明显增进,胃痛、善饥诸症悉除,体质随之增强。

附方:

1. 柴胡疏肝散(《医学统旨》):陈皮　柴胡　川芎　香附　枳壳　芍药炙甘草

2. 金铃子散(《太平圣惠方》):金铃子　延胡索

3. 化肝煎(《景岳全书》):青皮　陈皮　山栀子　丹皮　泽泻　芍药土贝母

4. 左金丸(《丹溪心法》):黄连　吴茱萸

5. 良附丸(《良方集腋》):高良姜　香附子

6. 保和丸(《丹溪心法》):山楂　神曲　半夏　茯苓　陈皮　连翘　莱菔子

7. 神术散(《医学心悟》):苍术　陈皮　厚朴　炙甘草　藿香　砂仁

8. 枳实导滞汤(《内外伤辨惑论》):大黄　枳实　神曲　茯苓　黄芩黄连　白术　泽泻

9. 四逆散(《伤寒论》):柴胡　芍药　枳实　炙甘草

10. 失笑散(《太平惠民和剂局方》):五灵脂　蒲黄

11. 柴芍六君子汤(《医宗金鉴》):人参　白术　茯苓　陈皮　姜半夏炙甘草　柴胡　白芍　钩藤

12. 小建中汤(《伤寒论》):桂枝　甘草　大枣　芍药　生姜　饴糖

13. 理中汤(《伤寒论》):人参　干姜　白术　甘草

14. 香砂六君子汤(《古今名医方论》):人参　白术　茯苓　甘草　陈皮　半夏　砂仁　木香　生姜

15. 益胃汤(《温病条辨》):沙参　麦冬　生地　玉竹　冰糖

16. 一贯煎(《续名医类案》):北沙参　麦冬　当归　生地　枸杞　川楝子

17. 厚朴三物汤(《金匮要略》):厚朴　大黄　枳实

第十七讲　胁痛证治

《内经》指出胁痛的发生主要是肝胆的病变。如《灵枢·五邪》曰："邪在肝,则两胁中痛。"《素问·藏气法时论》云："肝病者,两胁下痛引少腹,令人善怒。"《素问·缪刺论》曰："邪客于足少阳之络,令人胁痛。"《灵枢·邪气藏府病形》曰："有所堕坠,恶血留内,若有所大怒,气上而不下,积于胁下,则伤肝。"历代医家对胁痛病因的认识,在《内经》的基础上,逐步有了发展。如《丹溪心法·胁痛》云："胁痛,肝火盛,木气实,有死血,有痰流注。"

一、主症辨析

《医宗金鉴》指出："其两侧自腋而下,至肋骨之尽处,统名曰胁。"胁痛是以一侧或两侧胁肋部疼痛为主要表现的一种病症。其疼痛性质可表现为胀痛、窜痛、刺痛、隐痛,多为拒按,间有喜按者,常反复发作,一般初起疼痛较重,久之则胁肋部隐痛时发。胁痛是肝胆疾病常见的症状之一,西医学中如急慢性肝炎、肝硬化、肝寄生虫病、肝癌、急性胆囊炎、慢性胆囊炎、胆石症、急慢性胰腺炎、胁肋外伤以及肋间神经痛等疾病均表现以胁痛为主症。

二、辨治要领

胁痛一证,临证最当辨清属虚、属实、在气、在血。

实证由肝郁气滞,瘀血阻络,湿热蕴结所致,起病急,病程短,疼痛剧烈而拒按,脉实有力;虚证由肝阴不足,络脉失养所引起,常因劳累而诱发,起病缓,病程长,疼痛隐隐,悠悠不休而喜按,脉虚无力。

气滞胁痛以胀痛为主,且游走不定,时轻时重,症状的轻重每与情绪变化有关;血瘀胁痛以刺痛为主,且痛处固定不移,疼痛持续不已,局部拒按,入夜尤甚,或胁下有积块,或有局部外伤史。

关于胁痛的治疗,必须着眼于肝胆,分虚实而治,实证宜理气、活血通络、清热利湿;虚证宜滋阴养血柔肝,但二者均不能离开疏肝理气,疏通气机。

实证胁痛常见以下几种类型:

(1)气滞胁痛(肝气郁滞型)

多因情志抑郁,或暴怒气逆,导致肝气郁结,发为胁痛。如《金匮翼·胁痛统论》说:"肝郁胁痛者,悲哀恼怒,郁伤肝气"。症状:胁肋胀痛,甚则连及胸肩背,且情志不舒则痛增,善太息,得嗳气则舒,脘腹胀满,舌苔薄白,脉弦。治法:疏肝理气止痛。主方用柴胡疏肝散,疼痛明显者合金铃子散;轻者可用四逆散合金铃子散。若兼见心烦急躁,口干口苦,尿黄,大便干,舌红苔黄,脉弦数,乃气郁化火之象,可合用左金丸。

(2)血瘀胁痛(瘀血停着证)

多因胁痛反复发作而致久痛入络,或跌仆闪挫,致瘀血阻滞胁络而成。如《类证治裁·胁痛》谓:"血瘀者,跌仆闪挫,恶血停留,按之痛甚。"症状:胁肋刺痛,痛处固定而拒按,疼痛持续不已,入夜尤甚,或胁下有积块,或面色晦黯,舌质紫黯,脉沉弦。治法:祛瘀通络;主方轻者用旋覆花汤,《金匮要略》云:"肝着,其人常欲蹈其胸上,先未苦时,但欲饮热,旋覆花汤主之"。重者用血府逐瘀汤。若瘀血严重,且有明显外伤史者,应以逐瘀为主,方选复元活血汤加三七粉。

(3)湿热胁痛(湿热蕴结型)

多因湿热之邪,蕴结肝胆,导致肝胆疏泄不利,而成胁痛。症状:胁肋胀痛,触痛明显而拒按,伴有脘闷纳呆,恶心呕吐,厌食油腻,口干口苦,腹胀,舌红,苔黄腻,脉弦滑。治法:清热利湿,理气通络。主方用大柴胡汤合甘露消毒丹;伴有胆结石者,可加用四金散;胁下有积块者可加三棱、莪术化瘀消积。

虚证胁痛主要有两种类型:

(1)肝阴不足型

多见于久病或素体阴虚患者。症状:胁肋隐隐作痛,绵绵不已,遇劳加重,口干咽燥,两目干涩,心中烦热,可伴头晕目眩,舌红少苔,脉弦细数。治法:养阴柔肝,佐以理气通络。主方用一贯煎。

（2）肝郁脾虚型

常由气滞胁痛患者发展而来,久病不愈,日久损伤脾胃所致。症状:胁痛隐隐,肝区不适感,伴纳呆,大便稀,面色淡黄,精神疲倦,舌淡红苔薄白,脉弦细。治法:疏肝健脾,止痛。主方为逍遥散或柴芍六君子汤。

三、个人经验

1. 辨治胁痛,首察证候虚实。

胁痛有虚实、气血之分,当以虚实为纲。胁痛发病时间短,发病急、胀痛、刺痛、痛势急剧而拒按者为实证。发病时间长,胁痛隐隐,痛势徐缓而无定处,痛处喜按者多为虚证。

2. 细观疼痛特点,辨识胁痛性质。

胁痛可表现为胀痛、窜痛、刺痛、隐痛等不同特点,细观疼痛特点,以判明其邪在气,在血。胁痛以胀满、窜痛为主,痛无定处,时痛时止,嗳气、矢气频作,疼痛每因情志而增减,多属气滞;胁痛其痛如刺,痛有定处,痛而拒按,入夜更甚,肝脾肿大,触之明显,多属血瘀。胁肋胀痛,伴有脘闷纳呆,恶心呕吐,口苦,舌苔黄腻,脉滑或滑数者,为湿热阻滞。胁痛隐隐,绵绵不已,时痛时止,遇劳加重,舌红少苔者,为肝阴虚。

3. 治胁痛要注重疏肝利胆。

胁痛病位在肝胆,病性主要责之气血。故在治疗胁痛中必须注重调理气机,或疏肝理气,或清热利湿,或祛瘀通络。其常用方主要有四逆散、柴胡疏肝汤、金铃子散、大柴胡汤。

4. 结合西医学知识,辨病用药。

胆结石患者,以右侧胁脘及右背部疼痛为显,常配加四金散;急性胰腺炎患者,以左侧胁腹部疼痛为主,伴腹胀,大便干结,恶心呕吐,舌红苔黄,脉弦滑者,辨证属少阳阳明合病,常用大柴胡汤合金铃子散;慢性乙肝患者,转氨酶升高,胁下隐痛,用丹栀逍遥散加味;肝硬化腹水患者,轻者以右胁痛为主,伴腹胀,尿少,用二金汤加减,严重者参照臌胀病治疗;肝癌患者,胁脘胀痛刺痛,合用三甲散软坚散结。

四、病案举例

例一、向某,男,23岁,学生。2012年11月8日初诊,主诉:7天前突发右胁肋疼痛,曾在西医院做B超检查,诊断为"胆囊息肉样病变,胆囊炎",刻下症见右侧胁肋胀痛,伴胃脘胀满,口干,口苦,舌红,苔薄黄,脉弦。

辨证分析:患者突发右胁胀痛为主,当属胁痛实证。右侧胁肋胀痛,口干,口苦,舌红,苔薄黄,脉弦。此乃肝气郁滞,郁而化热之象。

治疗:以疏肝清热,理气止痛为法,方用四逆散、金铃子散合左金丸加味治之,处方:柴胡10g,白芍10g,枳实15g,甘草6g,川楝子10g,延胡索10g,黄连5g,吴茱萸2g,木香6g,鸡内金15g。10剂,水煎服。2013年11月20日复诊:胁痛明显缓解,胃胀消除,舌淡红,苔薄黄,脉弦。再用柴胡疏肝散加广香6g以巩固疗效。

例二、严某,男,53岁。2009年3月15日初诊,患者素患"慢性乙型肝炎",平素有右胁下疼痛不适感,现症见:右胁疼痛,胃脘痞闷,口干口苦,纳差,舌红苔黄腻,脉弦数。检查:总胆红素20.9μmol/L,谷丙转氨酶146.6U/L。

辨证分析:《素问·刺热论》说:"肝热病者……胁满痛"。肝炎患者常因湿热疫毒,蕴结肝胆,肝胆疏泄不利,而致胁痛,甚至黄疸。此患者胁痛,脘痞,口干口苦,舌红苔黄腻,脉弦数。当为湿热蕴结所致。

治疗:以清热利湿,理气止痛为法。方用甘露消毒丹合金铃子散加减。处方:茵陈20g,藿香10g,浙贝20g,白蔻仁6g,滑石15g,石菖蒲15g,黄芩10g,连翘15g,丹皮10g,栀子10g,炒山楂20g,川楝子10g,延胡索10g。20剂,水煎服。2009年4月3日二诊:胁脘痞痛稍减,舌红苔薄黄,脉弦。继原方加减。处方:茵陈20g,藿香10g,浙贝20g,白蔻仁5g,滑石15g,石菖蒲10g,黄芩10g,连翘15g,丹皮10g,栀子10g,山楂20g,炒麦芽10g。20剂,水煎服。2009年5月24日三诊:右胁胀痛、脘痞显减,舌苔薄黄,脉细。续用原方巩固疗效。2009年7月3日四诊:诸症悉除。复查:胆红素、谷丙转氨酶均转为正常。

例三、李某,女,60岁。2007年3月11日初诊,反复左侧胁肋疼痛2月,加重1周。诉左侧胁肋部胀痛,口苦,时有呕逆,大便干结,舌质红苔薄黄,脉弦数。有慢性胰腺炎病史。

　　辨证分析:患者胁肋部胀痛,为胁痛实证,胁痛,呕逆,便秘,胆火气滞之胁痛。

　　治疗:以泻热清胆,理气止痛为法。方用大柴胡汤合金铃子散加味。处方:柴胡10g,黄芩10g,法夏10g,白芍10g,生大黄5g,枳实15g,川楝子10g,延胡索10g,广木香6g。药进7剂,胁痛即止。1周后又再发左胁胀痛,兼胃中灼热胀痛,心烦欲呕,诊见舌质红苔薄黄,脉弦数。其证仍属胆热犯胃,继用上方加栀子厚朴汤以清热消胀除烦。服药10剂,大便通,胁痛止。

　　附方:

　　1. 柴胡疏肝散(《医学统旨》):陈皮　柴胡　川芎　香附　枳壳　芍药炙甘草

　　2. 金铃子散(《太平圣惠方》):金铃子　延胡索

　　3. 四逆散(《伤寒论》):柴胡　芍药　枳实　炙甘草

　　4. 左金丸(《丹溪心法》):黄连　吴茱萸

　　5. 旋覆花汤(《金匮要略》):旋覆花　葱茎　茜草

　　6. 血府逐瘀汤(《医林改错》):桃仁　当归　红花　赤芍　牛膝　川芎桔梗　柴胡　枳壳　生地黄　甘草

　　7. 复元活血汤(《医学发明》):酒大黄　柴胡　桃仁　当归　瓜蒌根红花　甘草　炮山甲

　　8. 大柴胡汤(《伤寒论》):柴胡　黄芩　芍药　半夏　枳实　大黄　大枣　生姜

　　9. 甘露消毒丹(《医效秘传》):滑石　茵陈　黄芩　石菖蒲　川贝母木通　藿香　射干　连翘　薄荷　白豆蔻

　　10. 四金散:金钱草　海金沙　鸡内金　郁金

　　11. 一贯煎(《续名医类案》):北沙参　麦冬　当归　生地　枸杞　川楝子

　　12. 逍遥散(《太平惠民和剂局方》):柴胡　茯苓　白术　当归　芍药甘草

　　13. 柴芍六君子汤(《医宗金鉴》):人参　白术　茯苓　陈皮　姜半夏炙甘草　柴胡　白芍　钩藤

　　14. 丹栀逍遥丸(《太平惠民和剂局方》):丹皮　栀子　柴胡　当归白术　白芍　茯苓　煨姜　薄荷　甘草

15. 二金汤(《温病条辨》)：鸡内金　海金沙　厚朴　大腹皮　猪苓　白通草

16. 三甲散(《温疫论》)：鳖甲　龟甲　穿山甲　地鳖虫　生牡蛎　僵蚕　白芍　当归　甘草

第十八讲　痹证证治

痹证，最早的记载见于《内经》，如《素问·痹论》曰："风寒湿三气杂至，合而为痹也。其风气胜者为行痹，寒气胜者为痛痹，湿气胜者为著痹也""以冬遇此者为骨痹，以春遇此者为筋痹，以夏遇此者为脉痹，以至阴遇此者为肌痹，以秋遇此者为皮痹"，以及病久内传脏腑产生的"肾痹""肝痹""心痹"等五脏六腑痹。汉代张仲景在《金匮要略》中作了进一步完善，提及湿痹、风湿、历节病、肾着等病名，其中关节疼痛是为主症，如"太阳病，关节疼痛而烦，脉沉而细者，此名湿痹""病者一身尽痛，发热，日晡所剧者，名风湿""历节痛不可屈伸"等。其后历代医家多有补充丰富，因发病时痛如虎啮，《外台秘要》又称之为"白虎病（白虎历节）"；朱丹溪则首次提出了"痛风"一说，谓"痛风者，四肢百节走痛是也，他方谓之白虎历节证"（《丹溪心法·痛风》）；吴鞠通在《温病条辨》中补充了"湿痹"的证治。

一、主症辨析

痹证主要以肌肉、筋骨、关节发生酸痛、重着、屈伸不利，甚或关节肿大灼热为主症，也可兼见肢体麻木不仁或肿胀。临床应与肢体痿弱不用，肌肉瘦削为特点的痿证相鉴别。

痹证为临床内科常见病，西医学中风湿性关节炎、风湿热、类风湿关节炎、强直性脊柱炎、痛风、颈椎病、腰椎间盘突出、骨关节退行性病变等，均可参照痹证进行辨证论治。

二、辨治要领

痹证,辨治首先应分清风寒湿痹与湿热痹。湿热痹以关节红肿灼热疼痛为特点;风寒湿痹虽有关节疼痛,但局部无红肿灼热,若痛有定处,疼痛剧烈则为痛痹,若痛无定处,游走者则为行痹,若肢体酸痛重着,麻木不仁者则为著痹。病程日久者,还需辨识有无痰瘀阻滞、气血虚损、肝肾亏虚的证候。

1. 行痹

"风者善行而数变,故其痛流行而无定处",风邪偏胜者,疼痛游走不定,称为行痹。疼痛多发于上肢、腕、肘、肩、背,伴关节屈伸不利,时有畏风恶寒,舌苔薄白,脉弦或浮。治疗:当以疏风为主,散寒除湿佐之。方用蠲痹汤、防风汤等。

2. 痛痹

寒邪偏胜者,疼痛剧烈固定,称为痛痹。喜温恶冷,舌苔白,脉弦而迟缓或沉细。治疗:当温其阳气,以散寒为主,疏风除湿佐之。方用蠲痹汤、乌头汤等。

3. 著痹

湿邪偏胜者,痛处酸重麻木,称为著(着)痹。伴见肢体沉重,重者关节屈伸不利,肢体麻木不仁,且病位多固定不移,遇阴雨复发等特征。治疗:以除湿为主,散寒疏风佐之。方用麻杏苡甘汤或薏苡仁汤等。

4. 湿热痹

风寒湿三气杂至,合而为痹,日久化热而成湿热痹。表现为肢体肌肉烦痛,伴局部潮热,或有红肿,口苦,尿黄,舌苔黄腻,多见脉弦细数。治疗:应清热利湿,使湿热并除。方用加味二妙汤、四妙散、宣痹汤等。

5. 气血虚弱痹

痹证日久,导致气血亏虚。症见:肢节疼痛,麻木,形体消瘦,心悸气短,舌淡苔白,脉细。《金匮要略》称此类痹为尪痹。喻嘉言《医门法律》曰:"未可先治其痹,应先养其气血",宜补气养血,祛风散寒。方用黄芪桂枝五物汤、三痹汤。

6. 肝肾亏虚痹

肾主骨,肝主筋,痹痛日久,则损伤筋骨,出现肢体关节疼痛,腰酸膝软,或骨重不举,头晕耳鸣,舌淡苔白,脉沉细。治宜滋肝补肾,强筋壮骨。方用独活寄生汤或鹿茸四斤丸。

7. 痰瘀合阻痹

痹阻日久,经络长期为邪气壅阻,营卫不行,湿聚为痰,络脉瘀阻,痰瘀互结。见痛势剧烈,日轻夜重,关节肿大变形,屈伸不利,患处皮色黯黑,舌质紫,苔白滑腻,脉细或沉有力。治宜祛瘀涤痰,通络止痛。主方身痛逐瘀汤或黄芪虫藤饮等。

三、个人经验

1. 首辨风寒与湿热

《古今医案》曰:"湿热与风寒,确乃痹证两大纲。"临床治痹证,必须先辨明风寒湿痹与湿热痹两大类,再于风寒湿痹中察其偏风、偏寒、偏湿之别,于湿热痹中审其热胜、湿胜之差。风寒湿痹者,关节疼痛部位伴有明显的寒冷感,触之局部不热不肿,遇冷及阴雨天气症状加重,遇热则症状减轻。风湿热痹者,以下肢为甚,关节局部红、肿、灼热、痛,舌红苔黄腻,脉滑数。

2. 次辨部位遣方药

根据痹证局部疼痛麻木的部位不同,临床遣方用药各有差异。

颈项部痹痛　颈项为足太阳经所循之位,风寒湿,侵犯太阳经,导致太阳经腧不利,营卫失和,出现恶风、畏寒、颈项强痛,主以葛根姜黄散合羌活胜湿汤疏风散邪、解肌止痛。

肩臂、上肢痹痛:"手之三阳从手走头""伤于风者,上先受之",上肢酸胀疼痛,活动不便者,多以风邪为主,主以蠲痹汤祛瘀通络、蠲痹止痛。

下肢痹痛:"伤于湿者,下先受之",湿多下行,流注下肢,阻滞经隧,出现下肢痹痛,活动受限。湿邪流连,郁久化热,形成湿热痹阻,主以加味二妙汤清利湿热。

膝部肿痛:"膝者筋之府",湿热结聚不散。以风湿下注为主者,则用独活寄生汤祛风散寒,除湿止痹;以湿热交结为主者,则用加味二妙散清热利湿。以肝肾不足,筋骨失养为主者,则用四斤丸补肝肾、壮筋骨、祛风湿。

足跟疼痛:足跟为足少阴肾经循行之处,受风寒湿邪侵袭多致肾虚夹湿,出现足跟酸楚疼痛,行走不便,则用四斤丸合二妙散补肾强筋,祛湿散邪。

腰部疼痛:腰为肾之府,若痹邪阻滞经络,腰部疼痛转侧不利,则通气散主之；若湿热停滞，则四妙散主之；若肝肾亏虚，气血不足之人，复感风寒湿邪，则独活寄生汤主之。

3. 痹证虚实宜详审

痹证初起，多属实证。肢体疼痛发作剧烈或红肿热痛较甚者，亦多属实证。治痹初起或其急性发作时，务在祛邪，不可骤用滋补药品，以免滞留邪气。若痹证日久，反复发作，多属虚实夹杂，应当虚实兼顾，攻补兼施，尤需注意补益气血，不可过用或纯用发散辛燥攻伐之剂，以免愈伤正气。

4. 久痹顽痹重疏通

"久痛入络""久病必瘀"，凡顽痹之证，邪气深入经隧、骨骼，气血瘀滞，单以祛风、散寒、燥湿难以奏效，唯以钻透剔邪之类，才能搜风通络、化瘀止痛，余自创黄芪虫藤饮，专攻这类痹痛。黄芪虫藤饮由黄芪、全蝎、地龙、僵蚕、蜈蚣（去头足）、海风藤、鸡血藤、络石藤、甘草等组成，主治经络瘀阻痹证。本方以黄芪为主药，取其益气之功用，以达"气行则血行"之效；全蝎、地龙、僵蚕、蜈蚣四味虫类药，善走窜通达，搜风剔络，深入经隧祛邪外出，搜风通络止痛；海风藤、鸡血藤、络石藤，因藤类药轻灵，易通利关节而达四肢；再加甘草调和诸药且解药中之毒。各药配伍，融攻补于一方，共成补气、活血、通络之剂。在诊疗之中，当抓住痹痛固定，日久不消，关节肿大变形，屈伸不利，四肢麻木，舌有紫质，脉细或弦等特点，只要辨证准确，用药无不良反应，则守方施治，取效甚著。

四、病案举例

例一、符某，男，42岁，门诊病例，2010年4月8日初诊，患四肢麻木、疼痛，双下肢尤甚，病已1年半。伴双腿乏力、痉挛、酸胀，头晕、颈胀。舌紫红，苔薄黄腻，脉细。辨证：气血瘀滞，兼有湿热。治法：活血化瘀，通络止痛兼清湿热。主方：黄芪虫藤饮合四妙丸。用药：黄芪30g，全蝎5g，地龙10g，僵蚕15g，蜈蚣（去头足）1条，海风藤15g，鸡血藤20g，络石藤10g，苍术8g，黄柏8g，薏苡仁10g，川膝20g，木瓜15g，天麻15g，葛根30g，甘草6g。15剂，水煎服。半月后复诊，肢体酸胀减轻，大腿刺痛，耳鸣，头部重闷。舌紫红，苔薄黄，脉细。以黄芪虫藤饮合补阳还五汤活血通络，进一步止痹痛：黄芪40g，全蝎5g，地龙10g，僵蚕20g，蜈蚣（去头足）1条，海风藤15g，鸡血藤20g，络石藤10g，桃仁10g，红花4g，赤芍10g，川芎15g，当归尾

10g,甘草6g。15剂,水煎服。药后肢体疼痛、麻木、耳鸣缓解,头晕、颈胀减轻,但时有腿部挛急,睑肌痉挛。舌红,苔薄黄,脉细。于前方加芍药、木瓜,20剂,水煎服。药后复诊,效佳,嘱守方服用15剂,以收全功。

例二、曾某,男,72岁,退休干部,2009年9月25日初诊,全身麻木疼痛,四肢关节屈伸不利,疲乏,头昏沉,行步不正,病已2年。伴颈胀,时作呕逆,舌红,苔薄黄,脉弦细。辨证为气虚血瘀痹证。治以益气祛瘀,活络止痛。主方:黄芪虫藤饮加味。黄芪30g,全蝎5g,地龙10g,僵蚕15g,蜈蚣1条,鸡血藤15g,海风藤15g,钩藤15g,天麻20g,葛根30g,法半夏10g,黄芩10g,甘草6g。15剂,水煎服。半月后复诊,患者全身麻木、头昏、颈胀减轻,仍疲乏,行步不稳,舌红,苔薄黄,脉弦细。继前方,服药1月后,诸症明显好转。再进原方30剂,身痛基本解除,诸症消失。

例三、廖某,男,70岁,长沙市人,2009年3月2日初诊,诉痛风反复发作10年不愈,左足踝部肿痛1个月。舌苔薄黄腻,脉滑数。辨证为湿热痹。治以清热除湿止痹。主方:加味二妙汤。苍术6g,黄柏10g,薏苡仁15g,炮甲10g,红花3g,萆薢15g,防己6g,秦艽10g,川牛膝15g,当归10g,海桐皮10g,龙胆草6g,赤小豆20g,甘草6g。10剂,水煎服。药后复诊,诉足踝部肿痛已止而左膝部作痛,舌苔薄黄,脉滑数。续原方加桑寄生、独活,服药15剂,膝痛亦止,舌苔薄黄,脉细。拟前方再进30剂,以收全功。

附方:

1. 蠲痹汤(《医学心悟》):羌活　独活　桂心　秦艽　当归　川芎　甘草　海风藤　桑枝　乳香

2. 防风汤(《太平惠民和剂局方》):秦艽　独活　麻黄　半夏　防风　升麻　防己　白术　石膏　芍药　黄芩　甘草　当归　远志　人参

3. 乌头汤(《金匮要略》):麻黄　芍药　黄芪　甘草

4. 麻杏薏甘汤(《金匮要略》):麻黄　杏仁　薏苡仁　炙甘草

5. 薏苡仁汤(《奇效良方》):薏苡仁　当归　芍药　麻黄　官桂　甘草　苍术

6. 加味二妙汤(《医宗金鉴》):苍术　黄柏　龟板　萆薢　牛膝　秦艽　当归　防己

7. 四妙丸(《成方便读》):苍术　黄柏　牛膝　苡米

8. 宣痹汤(《温病条辨》):防己　杏仁　滑石　连翘　山栀　苡米　半夏　蚕砂　赤小豆

9. 黄芪桂枝五物汤(《金匮要略》): 黄芪　桂枝　芍药　生姜　大枣

10. 三痹汤(《妇人大全良方》): 川续断　杜仲　防风　桂心　细辛　人参　白茯苓　当归　白芍药　甘草　秦艽　生地黄　川芎　独活　黄芪　川牛膝

11. 独活寄生汤(《备急千金要方》): 独活　桑寄生　杜仲　牛膝　细辛　秦艽　茯苓　肉桂心　防风　川芎　人参　甘草　当归　芍药　干地黄

12. 鹿茸四斤丸(《太平惠民和剂局方》): 肉苁蓉　熟地黄　牛膝　鹿茸　菟丝子　木瓜干　杜仲　天麻

13. 身痛逐瘀汤(《医林改错》): 秦艽　川芎　桃仁　红花　甘草　羌活　没药　五灵脂　香附子　牛膝　地龙　当归

14. 黄芪虫藤饮(熊继柏经验方): 黄芪　全虫　僵蚕　蜈蚣　地龙　鸡血藤　海风藤　络石藤　甘草等

15. 葛根姜黄散(熊继柏经验方): 葛根　片姜黄　威灵仙

16. 羌活胜湿汤(《太平惠民和剂局方》): 羌活　藁本　蔓荆　川芎　防风　独活　甘草

第十九讲　失眠证治

　　失眠在《内经》中称为"不得眠""不得卧""目不瞑"，在《难经》和《景岳全书》等古籍中被称为"不寐"。《内经》对失眠的病因病机有详细的分析，认为主要是阴阳失调、营卫失和所导致。另外，《素问·逆调论》指出："胃不和则卧不安"，即脾胃不和、痰湿食滞内扰也可以导致睡眠不安。张仲景在《伤寒杂病论》中用"黄连阿胶汤"和"酸枣仁汤"治疗失眠，两方至今仍为临床所常用。孙思邈的《千金翼方》中记载了用丹砂、琥珀等一些重镇安神药，以及在半夏秫米汤基础上选用温胆汤等治疗"大病后虚烦不眠"。李中梓在《医宗必读·不得卧》中将失眠原因概括为五个方面："一曰气虚，一曰阴虚，一曰痰滞，一曰水停，一曰胃不和"，并论述了具体治疗方法和药物。可见，历代医家对失眠的病因病机和治疗用药都有比较系统的认识。

一、主症辨析

　　失眠是以患者经常不能获得正常睡眠为主要特征，其症状轻重不一：或入睡困难，或睡而易醒，或醒后不能再睡，甚者彻夜不眠，常伴有头痛头昏，心悸健忘，神疲乏力，心神不宁，多梦等症。

　　失眠或称"不得卧"，但"不得卧"有两种含义：一是指患者因疾病所苦不能躺下而言，如《金匮要略·痰饮咳嗽病脉证治》："咳逆倚息不得卧，小青龙汤主之。"又如《金匮要略·胸痹心痛短气病脉证治》："胸痹不得卧，心痛彻背者，栝蒌薤白半夏汤主之。"一是指烦躁不眠，如《伤寒论·辨少阴病脉证并治》中的"少阴病，得之二三日以上，心中烦，不得卧，黄连阿胶汤主之。"因此,在临床应仔细鉴别。

失眠是临床常见病症,西医学的神经官能症、更年期综合征、高血压、贫血及某些精神病,都可能兼有失眠症状,均可参考本篇进行辨证论治。

二、辨治要领

失眠的病机主要为心神失养或心神不安,但又涉及肝胆脾胃肾等脏腑气血、阴阳失和。因此,失眠的辨证要点在于,一是辨脏腑病位,二是辨虚实。虚证多为阴血不足,心神失养;实证多为火盛或痰浊扰乱心神。临床常见的失眠主要可分六型。

1. 心肝血虚

症状:虚烦失眠,兼心悸不安,头目眩晕,咽干口燥,舌红,脉细。治法:宜养血安神,清热除烦,主方用酸枣仁汤。血虚甚而头目眩晕重者,用补肝汤;若寐而易惊,则加龙齿、珍珠母以镇惊安神;若兼有精神恍惚,常悲伤欲哭,不能自主,心中烦乱者,为心阴不足,肝气失和之脏躁,可合甘麦大枣汤。

2. 心脾两虚

症状:患者入睡困难,或多梦易醒,醒后再难入睡,兼见精神疲倦,心悸健忘,头晕目眩,或饮食无味,食后腹胀,面色萎黄,女性患者还兼见月经过多、崩漏,舌质淡,苔薄,脉细而弱。治疗:宜补益心脾,养血安神,主方为归脾汤。偏于心血不足者,可加熟地、白芍以养血;偏于脾气虚、脘痞纳呆、便溏者,可用归芍六君子汤加酸枣仁。

3. 阴虚火旺

症状:失眠而兼有心悸,心烦,口干咽燥,五心烦热,盗汗或兼有头晕,耳鸣,健忘,腰膝酸软,遗精等症,舌质红苔少,脉细数。治疗:宜滋阴降火,清心安神,主方为黄连阿胶汤。若失眠心中烦热、口苦,同时兼下肢畏冷,此乃心肾阴阳水火升降失调,当合交泰丸以交通心肾。

4. 心胆气虚

症状:失眠,多梦易醒,胆怯,心中惕惕不安,易惊善恐,常伴心悸,气短,疲乏自汗等症,舌淡,脉弦细。治法:宜益气镇惊,安神定志,主方用孔圣枕中丹,可合酸枣仁汤。

5. 痰热内扰

症状:失眠而兼有心烦胸闷,恶心欲呕,痰多,头重目眩,口苦等症,舌红苔黄腻,脉滑数。治疗:宜化痰清热,和中安神,方用黄连温胆汤,常加龙齿、珍珠母以镇惊安神。

6. 胃气不和

症状:失眠而兼有食滞不化,症见脘腹胀满,嗳腐吞酸,或有恶心、呕吐,大便臭秽或便秘,舌苔黄腻,脉弦滑或滑数。治法:宜消导和中。主方为保和丸或枳实导滞丸。

三、个人经验

1. 失眠宜分年龄老少而辨虚实

一般而言,年轻人失眠多实证,以痰热内扰、心火内扰为主;老年人失眠多虚证,以阴血不足,心神失养或虚热内扰,心神不宁为主。

2. 治疗失眠的几个验方

痰热内扰是失眠的常见证型,治疗此型失眠的经验方是黄连温胆汤。温胆汤具有理气化痰,清胆和胃的功效,是治疗胆胃不和,痰热内扰之虚烦不眠的要方,再加黄连苦寒而泻心火,更能增强疗效。而心胆气虚,心神不宁的失眠证,经验方是孔圣枕中丹合酸枣仁汤。孔圣枕中丹能补肾宁心,益智安神,再合酸枣仁汤更能增强养血安神之效。

3. 不可忽视阳虚失眠

前面已讲述了失眠的常见证型,但是在大量失眠病人中有极个别属阳虚失眠。此类失眠的特点是伴有明显的畏寒怕冷。阳虚何以失眠呢?因为失眠与人体阴阳失调、营卫失和有着密切关系。《灵枢·邪客》指出:"卫气者……昼日行于阳,夜行于阴……今厥气客于五脏六腑,则卫气独卫其外,行于阳,不得入于阴……故目不瞑。"卫阳之气因邪气干扰而夜不能入阴,则内脏的气虚不能敛阳,于是神魂不宁出现失眠。

4. 治因虚失眠当有守有方

虚证失眠多属慢性病,治疗往往需要一定的过程,并且要守法守方持续进行,不可急于求成,欲速则不达矣。

四、病案举例

例一、黄某,女,35岁。失眠半年,每晚仅睡3~4小时,易心烦,精神紧张,健忘,口干夜甚,二便尚可。诊见患者舌红,苔薄少,脉细。

辨证分析:此患者失眠而兼心烦健忘,口干夜甚,舌苔薄少,脉细,乃阴血不足,心神失养之象。

治疗:以酸枣仁汤养血除烦,合枕中丹潜镇安神,更加珍珠母、琥珀以镇惊安神,消除精神紧张之症,先服10剂后失眠减轻,但仍心烦,精神紧张,健忘,口干,手足心热,继用上方加地骨皮退虚热,花粉生津止渴,再服15剂,诸症均减,每晚能睡6小时左右。

例二、史某,男,41岁。诉失眠2月,入睡困难,伴口苦,心烦,恶心,呕逆甚则呕吐苦水,大便秘结。诊见患者舌红,苔黄腻,脉滑数。

辨证分析:此患者失眠而兼口苦心烦,呕吐苦水,苔黄腻,脉滑数,是胆胃不和,痰热内扰之象。

治疗:宜清胆和胃,泻热化痰。方用泻心汤合温胆汤。服上方15剂后失眠,心烦,口苦,呕逆均明显减轻,便秘已畅,继用上方10剂而愈。

例三、朱某,男,4岁。患儿近2周来夜寐不安,稍睡即醒,醒后许久不能入睡。伴食少,胸腹部皮肤发痒而无疮疹,大便秘结。诊见患儿舌红,苔黄白腻,纹紫。

辨证分析:此患儿失眠而食少便秘,苔黄白腻是食积化热,阻滞胃肠,胃失通降而胃气不和,此即所谓"胃不和则卧不安"也。

治疗:宜消食去滞和胃。主方为保和丸加少许大黄,并加白鲜皮、蝉衣、苦参以祛风止痒,5剂而病愈。

例四、张某,女,70岁。患失眠长达30年,近10年来失眠逐渐加重,长期靠服用安眠药维持,每晚只睡2~3小时。近10年来,又并发严重的恶寒畏冷症状,一身畏冷,尤其是脘腹部感觉寒冷,即使在暑热夏天也必须用棉毯裹腹,且一定要进热饮热食。

辨证分析:患者长期失眠而并见严重的恶寒畏冷症状,且畏进一切凉饮冷食,其阳虚征象已很明显,故诊断其为阳虚失眠。

治疗:宜温阳安神。方用半夏秫米汤合桂枝加龙骨牡蛎汤。《灵枢·邪客》记载:"饮以半夏汤一剂,阴阳已通,其卧立至。"半夏汤即半夏秫米汤,有祛除肠胃湿痰壅滞、调和营卫的功用。桂枝加龙牡汤出自《金匮要略》,原本用治阳虚而不能固摄阴精的失精家,本《内经》"阴阳之要,阳密乃固"之义,故借用之。服上方30剂后失眠明显减轻,腹部畏寒显减,饮食不再需要高温,继用上方加减,共进药90剂而痊愈。

附方：

1. 酸枣仁汤（《金匮要略》）：酸枣仁　甘草　知母　茯苓　川芎

2. 补肝汤（《医学六要》）：当归　白芍　生地　川芎　炙甘草　木瓜　酸枣仁

3. 甘麦大枣汤（《金匮要略》）：甘草　小麦　大枣

4. 归脾汤（《正体类要》）：白术　当归　白茯苓　黄芪　远志　龙眼肉　酸枣仁　人参　木香　甘草　生姜　大枣

5. 归芍六君子汤（《成方便读》）：当归身　白芍　人参　白术　茯苓　陈皮　半夏　甘草

6. 黄连阿胶汤（《伤寒论》）：黄连　黄芩　芍药　阿胶　鸡子黄

7. 交泰丸（《医方集解》）：黄连　肉桂

8. 孔圣枕中丹（《备急千金要方》）：远志　菖蒲　龟甲　龙齿

9. 黄连温胆汤（《六因条辨》）：黄连　竹茹　枳实　半夏　陈皮　茯苓　甘草　大枣

10. 保和丸（《丹溪心法》）：山楂　神曲　半夏　茯苓　陈皮　连翘　莱菔子

11. 半夏秫米汤（《灵枢》）：半夏　秫米

12. 桂枝加龙骨牡蛎汤（《金匮要略》）：桂枝　芍药　生姜　炙甘草　大枣　龙骨　牡蛎

第二十讲　淋证证治

淋之名称,首见于《内经》,《素问·六元正纪大论》云:"阳明司天之政……初之气……小便黄赤,甚则淋。"汉代张仲景在《金匮要略·消渴小便不利淋病脉证并治》中对淋证的症状有详细的描述:"淋之为病,小便如粟状,小腹弦急,痛引脐中。"说明淋证是以小便淋沥不爽,尿道刺痛为主症的病证。《金匮要略·五脏风寒积聚病脉证并治》中称其为"淋秘",并将其病机归为"热在下焦"。《华氏中藏经·论诸淋及小便不利》云:"诸淋状候变异,名亦不同,则有冷、热、气、劳、膏、砂、虚、实之八种耳。"首开淋证分类的先河。其后历代医家对淋证的论述很多。巢元方在《诸病源候论·淋病诸候》中指出:"诸淋者,由肾虚而膀胱热故也。"成为后世多数医家诊治淋证的主要依据。张景岳在《景岳全书·淋浊》中提出"凡热者宜清,涩者宜利,下陷者宜升提,虚者宜补,阳气不固者宜温补命门"的治疗原则。清·程钟龄在《医学心悟·热淋》中提到:"淋有六种,一曰石淋……二曰膏淋……三曰气淋……四曰血淋……五曰劳淋……六曰冷淋……"对淋证的症状、病机及治疗进行了高度概括。对临床具有指导意义。

一、主症辨析

淋证是以小便频数急迫,短涩刺痛,淋沥不尽,甚或痛引腰腹为主症的病证。各种淋证又有不同的特殊表现。热淋起病多急骤,小便赤热,溲时灼热,或伴有发热,腰痛拒按。石淋以小便排出砂石为主症,或排尿时突然中断,尿道窘迫疼痛,或腰腹绞痛难忍。气淋小腹胀满较明显,小便艰涩疼痛,尿后余沥不尽。血淋为溺血而痛。膏淋小便浑浊如米泔水或滑腻如膏脂。

劳淋小便不甚赤涩,溺痛不甚,但淋沥不已,时作时止,遇劳即发。

二、辨治要领

淋证有六淋之分,证情有虚有实,实证多属湿热,虚证多为气虚。而临床所见,又多虚实夹杂。治疗须分清标本虚实之主次,实则清利,虚则补益,标本兼顾。

1. 热淋

症状:尿频尿急,溺时涩痛,淋沥不畅,小便浑赤,甚或癃闭不通,小腹急满,口苦咽干。舌苔黄腻,脉滑数。治疗:宜清热利湿通淋,方用八正散。肝火偏旺者,用龙胆泻肝汤。

2. 石淋

症状:尿中夹砂石,排尿涩痛,或排尿时突然中断,尿道窘迫疼痛,或突发一侧腰腹绞痛难忍,甚则牵及外阴,尿中带血,舌红,苔薄黄,脉弦或数。治疗:宜清热利湿,通淋排石。方用石韦散合三金散。病程日久,阴液耗伤者,宜合大补阴丸。

3. 血淋

症状:小便热涩刺痛,尿色深红,疼痛满急,心烦,舌尖红,苔黄,脉滑数,此乃实热证。若尿色淡红,尿痛涩滞不显,腰膝酸软,神疲乏力,舌淡红,脉细数,此乃虚热证。治疗:偏实者宜清热凉血止血;偏虚者宜滋阴清热止血。实者用八正散或小蓟饮子,虚者用知柏地黄丸合二至丸。

4. 气淋

症状:气淋有虚有实,郁怒之后加重,小便涩滞,淋沥不宣,少腹胀满疼痛,苔薄白,脉弦,此属实证。若尿时涩滞,小腹坠胀,尿有余沥,面白不华,舌质淡,脉虚细无力,此属虚证。治疗:实证用沉香散,虚证用补中益气汤。

5. 膏淋

症状:小便浑浊涩痛,乳白或如米泔水,上有浮油,置之沉淀,排尿不畅,少腹坠胀疼痛。舌红,苔黄腻,脉滑数。治疗:宜清热利湿,分清别浊。方用《医学心悟》中的萆薢分清饮。

6. 劳淋

症状:小便不甚赤涩,溺痛不甚,但淋沥不已,时作时止,遇劳则甚,精神疲乏,病程缠绵。舌薄黄,脉细数。用补中益气汤加黄柏、车前子。若淋证迁延日久,腰膝酸疼,手足心热,小便黄而热涩,属肾虚有热,治当滋肾阴而清热利小便,可用知柏济生汤治疗,疗效甚佳。知柏济生汤乃济生肾气丸易桂附为知柏而成。

三、个人经验

1. 辨治淋证,先别六淋之类别

湿热蕴结膀胱,气化不利,小便灼热刺痛,则为热淋;膀胱湿热,灼伤血络,迫血妄行,小便涩痛有血,或瘀血停蓄,茎中割痛难忍,便是血淋;湿热久蕴,下如砂石,遂成石淋;湿热久蕴,气化不利,滴下浊液,尿如脂膏,即为膏淋;气滞不通,水道阻塞,脐下胀痛,则为气淋;久淋不愈,或脾肺气虚,或肾气受损,病程缠绵,遇劳而发,遂成劳淋。

2. 治淋证,须辨证候之虚实

淋证须辨虚实,病初多实,久病多虚,亦可虚实并见,实证病位多在膀胱和肝,虚证病位多在肺脾和肾。在淋证的临床辨治中,虚实二纲应列为八纲之首,《证治汇补·淋病》曰:"淋有虚实,不可不辨。"治疗上,属实证者,宜清热利湿为先;属虚证者,则以补益肺脾肾为主,虚实两者要兼顾。淋证的治法,古有忌汗、忌补之说,如《伤寒论》云:"淋家不可发汗";《丹溪心法·淋》说:"最不可用补气之药,气得补而愈胀,血得补而愈涩,热得补而愈盛。"验之临床实际,对湿热之证确不可补,但也有肺脾气虚中气下陷及肾虚不固之证,自当运用益气、补肾之法治之。

3. 治淋证,要注重调畅气机

唐容川《血证论》提出:"气与水本属一家,治气即治水""气行水亦行",故治疗淋证时必须重视调畅气机,在组方中常合金铃子散疏气机、止疼痛。

四、病案举例

例一、蔡某,男,70岁,反复尿频、尿急、尿痛30余年。西医诊断"慢性肾盂肾炎"。症见:尿频,尿急,尿热,小腹坠痛,兼腰痛,五心烦热。舌红紫,苔薄黄腻,脉细数。

辨证分析:患者年老病久,当属虚证,且伴腰痛、五心烦热、脉细数等症,故为肾阴虚内热;苔黄腻者,为膀胱湿热未清;久病成瘀,故舌紫。

治疗:治以滋阴清热、化瘀通淋,方选知柏济生汤合金铃子散。处方:生地 10g,怀山药 15g,茯苓 10g,泽泻 10g,丹皮 10g,山茱萸 10g,知母 10g,黄柏 10g,车前子 10g,川牛膝 10g,川楝子 10g,延胡索 10g。15 剂,水煎服。药后诸症悉减,原方再进 15 剂,诸症平息。(可以原方做成丸剂,以善后巩固之。)

例二、肖某,女,34 岁,尿频、尿急、尿痛 10 天。西医诊断"急性膀胱炎"。症见:尿频,尿急,尿痛,尿热,尿色黄赤,口苦,心烦,目中赤缕。舌红,苔黄腻,脉数。

辨证分析:此淋证初起,湿热客于下焦,膀胱气化不利,故见尿频、尿急、尿痛、尿灼热,舌苔黄腻。而脉数、口苦、心烦、目中赤缕为肝经火旺之象。

治疗:清火利湿、通淋止痛,方用龙胆泻肝汤加味。处方:龙胆草 6g,栀子 10g,黄芩 15g,柴胡 10g,生地 15g,车前子 10g,泽泻 10g,木通 5g,当归 10g,生甘草 10g,黄柏 10g。10 剂,水煎服。药后诸症悉减,原方再进 15 剂,其病痊愈。

例三、赵某,女,47 岁。排尿涩痛,曾见尿中排出砂石,腰胀痛,经量少。西医诊断"双肾结石"。舌紫,苔薄黄腻,脉弦细数。

辨证分析:患者曾尿中排出砂石,尿涩痛,是典型的石淋。舌紫是兼瘀之象,苔黄腻是兼湿热之征。

治疗:清热利湿、通淋排石,石韦散合三金散加减。处方:金钱草 30g,海金沙 30g,鸡内金 20g,石韦 10g,冬葵子 15g,川牛膝 20g,延胡索 10g,萹蓄 10g,瞿麦 10g,黄柏 10g,琥珀 6g,王不留行 20g,广木香 6g。20 剂,水煎服。二诊时,患者尿涩尿痛显减,腰胀痛显减。拟原方再进 30 剂,诸症平息。

附方:

1. 八正散(《太平惠民和剂局方》):车前子　瞿麦　萹蓄　滑石　山栀子仁　甘草　木通　大黄

2. 龙胆泻肝汤(《太平惠民和剂局方》):龙胆草　黄芩　栀子　泽泻　木通　车前子　当归　生地　柴胡　甘草

3. 石韦散(《证治汇补》):石韦　冬葵子　瞿麦　车前子　滑石

4. 三金散(经验方):金钱草　海金沙　鸡内金

5. 大补阴丸(《丹溪心法》):黄柏　知母　熟地　龟板

6. 小蓟饮子(《济生方》):生地黄　小蓟　滑石　木通　蒲黄　藕节

淡竹叶　当归　山栀子　甘草

7. 知柏地黄丸(《医方考》):熟地黄　山萸肉　山药　泽泻　牡丹皮
白茯苓　知母　黄柏

8. 二至丸(《扶寿精方》):女贞子　墨旱莲

9. 沉香散(《太平圣惠方》):沉香　黄芪　陈皮　滑石　黄芩　榆白皮
瞿麦　韭子　甘草

10. 补中益气汤(《内外伤辨惑论》):黄芪　白术　陈皮　升麻　柴胡
人参　甘草　当归

11. 程氏萆薢分清饮(《医学心悟》):萆薢　文蛤粉　石韦　车前子
茯苓　灯心草　莲子心　石菖蒲　黄柏

12. 知柏济生汤(熊继柏经验方):熟地黄　山茱萸　牡丹皮　山药
茯苓　泽泻　牛膝　车前子　知母　黄柏

13. 金铃子散(《太平圣惠方》):金铃子　延胡索

第二十一讲　便秘证治

　　关于便秘的描述首见于《内经》,《素问·举痛论》曰:"热气留于小肠,肠中痛,瘅热焦渴,则坚干不得出,故痛而闭不通矣。"《灵枢·邪气藏府病形》曰:"肾脉微急,为不得前后。"东汉张仲景《伤寒杂病论》有阴结、阳结、不更衣、脾约、闭等记载,仲景对便秘有了较全面的认识,提出了寒、热、虚、实不同的发病机制,设立了承气汤的苦寒泻下,麻子仁丸的养阴润下,厚朴三物汤的理气通下,以及蜜煎导诸法,为后世医家认识和治疗本病确立了基本原则。隋·巢元方《诸病源候论》在"大便病诸候"之下分列"大便难"和"大便不通"两候,唐·孙思邈《备急千金要方》将便秘称为"秘涩",始有专篇论述。朱肱《类证活人书》首用"大便秘"一名。程钟龄的《医学心悟·大便不通》更是将便秘分为"实秘、虚秘、热秘、冷秘"四种类型。关于便秘的治疗,《金匮要略》有"趺阳脉浮而涩,浮则胃气强,涩则小便数,浮涩相搏,大便则坚,其脾为约,麻仁丸主之"的记载。李东垣则强调饮食劳逸与便秘的关系,并指出治疗便秘不可妄用泻药,如《兰室秘藏·大便结燥门》谓:"若饥饱失节,劳役过度,损伤胃气,及食辛热厚味之物,而助火邪,伏于血中,耗散真阴,津液亏少,故大便燥结。"可见历代诸家对便秘一症的认识颇为全面。

一、主症辨析

　　便秘既是一种独立的疾病,也是一个在多种急慢性疾病过程中经常出现的症状。本病主要临床特征为大便排出困难,或排便间隔时间延长,粪质多干硬。或粪质并不干硬,也有便意,但排便无力,排出不畅,常需努挣,排便时间延长。

本病起病缓慢，多属慢性病变过程，多发于中老年。

二、辨治要领

便秘的病位在大肠，但与脾胃肺肝肾等脏腑密切相关。临床上所见有实证，有虚证。常见的实证便秘（实秘）分为三种证型：

1. 肠胃积热（热秘实证）

多因素体阳盛，或肺热肺燥，下移大肠，或过食醇酒厚味，过食辛辣，致肠胃积热，耗伤津液，肠道干涩失润，而成"热秘"。症状：大便干结，腹胀腹痛，面红身热，口干口臭，心烦不安，小便短赤，舌红，苔黄燥，脉滑数。治法：泻热导滞，润肠通便。主方：火热症状较重者用小承气汤。肠燥便秘者用麻子仁丸。

2. 气郁便秘（气秘实证）

多因气机郁滞，气机不利，导致腑气郁滞，通降失常而成气秘。症状：大便干结，或不甚干结，欲便不得出，或排便不畅，每于情绪不好时便秘加重，肠鸣矢气，腹中胀痛，胸胁满闷，嗳气频作，纳谷不香，舌淡红，舌苔薄腻，脉弦。治法：顺气导滞通便。主方：六磨汤。若腹部手术后，出现便秘不通，属气滞血瘀者，可用桃仁承气汤为主方。

3. 寒实内结便秘（冷秘实证）

多因阴寒积滞，恣食生冷，凝滞胃肠，传导失常，糟粕不行，而成冷秘。症状：大便艰涩，腹痛拘急冷痛，胀满拒按，手足不温，呃逆呕吐，舌苔白腻，脉弦紧。治法：温里散寒，通便导滞。主方：大黄附子汤。

虚秘即一切虚证所致的便秘，有气虚，有血虚、阳虚，亦有津亏，以致大便秘结不通。虚证便秘主要有四种类型：

1. 气虚便秘

症状：粪质并不干硬，也有便意，但临厕排便困难，需努挣方出，挣得汗出短气，便后乏力，体质虚弱，面白神疲，肢倦懒言，舌淡苔白，脉弱。治法：补气生津润肠。主方：新加黄龙汤或黄芪汤。

2. 血虚便秘

症状：大便干结，排出困难，面色无华，心悸气短，健忘，口唇色淡，舌淡，苔薄白，脉细。治法：养血润肠。主方：玉烛散合五仁丸。

3. 津亏便秘

症状：大便干结，如羊屎状，形体消瘦，口干，舌红少苔，脉细数。治法：滋阴润肠通便。主方：增液汤或增液承气汤。

4. 阳虚便秘

症状：大便或干或不干，皆排出困难，小便清长，面色㿠白，四肢不温，腰膝酸冷，舌淡苔白，脉沉迟。治法：温阳润肠。主方：济川煎。

三、个人经验

1. 辨治便秘首分虚实寒热

冷秘、热秘、气秘属实证，阴阳气血不足所致的虚秘则属虚证。年轻体壮，腹胀腹痛，嗳气频作，面赤口臭，舌苔厚，多属实。年高体弱，或久病新产之后，粪质不干，欲便不出，便下无力，心悸气短，腰膝酸软，四肢不温，舌淡苔白，多属气虚；或大便干结，潮热盗汗，五心烦热，舌红少苔，脉细数，多属阴血不足；粪质干结，排出艰难，舌淡苔白滑，多属寒；粪质干燥坚硬，便下困难，肛门灼热，舌苔黄燥或垢腻，则属热。

2. 特殊类型的便秘治疗

慢性便秘多是一种病证，急性便秘常常是一个症状。在急性肺部疾病中，如肺炎、肺气肿、肺心病急性发作时，以及肺癌患者常常伴有大便燥结，同时伴胸满喘促，咳嗽痰多，黄稠痰，查舌质红，苔黄腻，脉滑数。此时辨证为痰热阻肺之热秘，治以清肺化痰，通腑泻下，主方宣白承气汤。此乃肺与大肠表里同治之法，亦为釜底抽薪法。

临床上还见于有较严重的外伤史或手术史的病人以及不完全性肠梗阻患者。表现为大便秘结不解，腹胀痛、拒按，或有呃逆，呕吐；甚至夜间发热，谵语烦渴等；舌质黯或紫黯，或有瘀斑，脉弦或沉实有力。属瘀血便秘，治以活血化瘀，行气通便。主方用吴鞠通所创桃仁承气汤。

四、病案举例

例一、李某，女，63岁。2012年11月22日初诊，患者有"慢性结肠炎"病史，便秘20余年，大便干结，4~5天一次大便，伴腹胀，口干，舌红，苔薄黄，脉细。

辨证分析:患者便秘反复发作 20 年不愈,可知为虚证便秘,口干,舌红,苔薄黄,脉细。可知为阴虚便秘。

治疗:初诊用增液汤合麻仁丸加减,处方:玄参 30g,麦冬 20g,生地 20g,桃仁 10g,火麻仁 30g,白芍 15g,枳壳 10g,厚朴 10g,杏仁 10g,大黄 5g。服药 15 剂,症状没有缓解,便秘未减。舌脉同前。续服麻仁丸合大剂量增液汤再加三仁丸治之,处方:玄参 30g,生地 30g,麦冬 30g,火麻仁 30g,杏仁 10g,白芍 20g,枳壳 15g,厚朴 15g,大黄 4g。枣仁 10g,柏子仁 10g,桃仁 10g。再服 30 剂。便秘好转,为巩固疗效,患者坚持服用上方 2 月,便秘消除。20 年的顽症治愈。

例二、邓某,男,36 岁。大便不通 7 天,2007 年 9 月 21 日初诊,在某医院住院,诊断为"肠梗阻"。但查不出明确的梗阻部位,拟剖腹探查。因患者体质较弱,家属不同意手术,坚持保守治疗。症见:低热(体温在 37.5~38.0℃),大便不通,频吐苦水,腹部胀痛难忍,拒按,舌红,苔黄腻,脉滑数。

辨证分析:患者大便不通,腹满而痛,痞、满、实症俱备,且舌苔黄腻,脉滑数,属阳明腑实热结证。

治疗:通腑泻下,初诊用小承气汤。因患者大便不通,同时伴有呕吐,药轻恐不能取效,故大黄、枳、朴用量均大,加法夏、竹茹止呕。处方:生大黄 30g,枳实 20g,厚朴 20g,法夏 20g,竹茹 30g。2 剂,水煎服,嘱其少量频服,每小时服药 1 次。服药 2 剂后,大便已通,但量不多,仍呕苦,腹胀痛。辨证属少阳阳明合并,改用大柴胡汤加味。服药 2 剂后,症状消除。

例三、周某,女,49 岁。2013 年 5 月 12 日初诊,患者有习惯性便秘病史 6 年,近 3 月来症状加重,每天必须服用大黄胶囊或芦荟胶囊方解大便,伴腹胀,疲乏,口干,舌淡,苔薄白,脉细。

辨证分析:患者便秘病史 6 年不愈,知为虚证便秘,疲乏,口干,舌淡,苔薄白,脉细。乃气阴两虚便秘。

治疗:补气滋阴,润肠通便。方用新加黄龙汤加减,处方西洋参 6g,玄参 20g,生地 20g,麦冬 30g,当归 10g,大黄 4g,甘草 6g,火麻仁 30g,枳壳 10g。服药 15 剂,症状稍有减轻,精神好转,但便秘仍未减,舌脉同前,续服原方加减 30 剂,便秘好转。效不更方,续服 1 月,大便已转为正常。

附方:

1. 小承气汤(《伤寒论》):大黄　枳实　厚朴
2. 麻子仁丸(《伤寒论》):麻子仁　芍药　枳实　大黄　厚朴　杏仁

3. 六磨汤(《世医得效方》)：枳实 木香 乌药 沉香 槟榔 生大黄

4. 大黄附子汤(《金匮要略》)：大黄 熟附子 细辛

5. 新加黄龙汤(《温病条辨》)：人参 玄参 生地 麦冬 当归 大黄 海参 芒硝 姜汁 甘草

6. 黄芪汤(《金匮翼》)：生黄芪 鱼腥草 赤芍 丹皮 桔梗 瓜蒌 生大黄

7. 玉烛散(《儒门事亲》)：当归 川芎 熟地 白芍 大黄 芒硝 甘草

8. 五仁丸(《世医得效方》)：桃仁 杏仁 柏子仁 松子仁 郁李仁 陈皮

9. 增液汤(《温病条辨》)：生地 玄参 麦冬

10. 增液承气汤(《温病条辨》)：生地 玄参 麦冬 大黄 芒硝

11. 济川煎(《景岳全书》)：当归 牛膝 肉苁蓉 泽泻 升麻 枳壳

12. 宣白承气汤(《温病条辨》)：生石膏 生大黄 杏仁粉 栝楼皮

13. 桃仁承气汤(《温病条辨》)：桃仁 芒硝 生大黄 当归 芍药 丹皮

第二十二讲　痛经证治

有关痛经的记载，最早见于《金匮要略》。《金匮要略·妇人杂病脉证并治》曰："带下经水不利，少腹满痛，经一月再见者，土瓜根散主之"，描述了痛经的症状，并从"瘀血"立论，采用活血化瘀之治法。隋·巢元方在《诸病源候论》中首立"月水来腹痛候"，对痛经的证候、病因及病机进行了探讨，文中提到："妇人月水来腹痛者，由劳伤血气，以致体虚，受风冷之气，客于胞络，损冲任之脉……故月水将下之际，血气动于风冷，风冷与血气相击，故令痛也"。唐·孙思邈在《备急千金要方》中对痛经的治疗作了详细记载，方多用虫类破血药，兼用温通药，较少采用补益药，弥补了《诸病源候论》有论无方之不足。陈自明在《妇人大全良方》中详述了"气滞血结"的机制，治疗上以理气化瘀温通为主，酌加补益之品，很少使用虫类破血药和攻下药，推崇温经汤、桂枝桃仁汤、万病丸等方药。朱丹溪在《格致余论》中说："将行而痛者，气之滞也，来后作痛者，气血俱虚也"。指出痛经由气滞及气血虚弱所致，在辨证上根据经将行作痛、经来后作痛分虚实，开创了虚实论治痛经的先河。傅山在《傅青主女科·调经门》中详细论述了痛经的主要病机是肝郁、寒湿和肾虚，分别治以宣郁通经汤、温脐化湿汤和调肝汤。可见历代医家对痛经一证的认识颇详。

一、主症辨析

痛经，亦称"经行腹痛"，是在经期或经行前后，出现周期性小腹疼痛，或痛引腰骶的一类病证。严重者伴头晕或恶心呕吐，甚者可见面色苍白、手足厥冷、剧痛昏厥等危象。

二、辨治要领

　　经行腹痛,证有虚实。实者或因寒滞,或因血滞,或因气滞,或因湿热,不通则痛;虚者有因冲任虚寒,有因气血虚弱,不荣则痛。实痛者,多痛于未行之前,经通而痛自减;虚痛者,于既行之后,血去而痛未止,或血去而痛益甚。月经色淡质稀者为虚,经色紫黯质稠者为实。痛甚于胀多为血瘀,胀甚于痛多为气滞。就临床所见而言,气血失调是痛经产生的最重要的病机,治痛经之本在于调理气血。

　　1. 气滞血瘀。每于经前或经期小腹胀痛,经量少,经行不畅,经色紫黯有块,或兼乳房胀痛,舌质紫黯,舌边或有瘀点,脉弦细。治宜行气化瘀为主,佐以温经。若痛过于胀,以痛为主者,则以琥珀散为主方治疗。《济阴纲目》云:"琥珀散治妇人月经壅滞,每发心腹脐绞痛不可忍,及治产后恶露不快,血上抢心,迷闷不省,气绝欲死。"若胀过于痛,以胀为主者,则以加味乌药汤为主方治疗。

　　2. 寒凝血瘀。经前或经期小腹冷痛,得热痛减,经量少,色黯有块,畏寒肢冷,面色青白,舌质黯,苔白,脉沉紧或弦。因经行前后感受寒邪,或过食寒凉生冷,寒邪客于冲任、胞宫,寒凝经脉致瘀血内阻,不通则痛。治宜温经散寒,祛瘀止痛。可选桂枝茯苓丸或少腹逐瘀汤。

　　3. 冲任虚寒。经期或经后小腹冷痛,月经量多,兼腰膝酸软,舌淡,苔薄白,脉细。因素体阳虚,冲任虚寒。主以温经汤或当归建中汤。

　　4. 湿热蕴结。经前或经期小腹灼痛,痛连腰骶,或平时小腹痛,至经前疼痛加剧,经量多或经期长,经色紫红,质稠或有血块,平素带下量多,黄稠臭秽,舌红,苔黄腻,脉滑数或濡数。治宜清热除湿,化瘀止痛。常用当归芍药散合易黄汤。

三、个人经验

　　1. 辨治痛经,当先审证候之虚实
　　辨虚实当从痛经的程度和性质、痛经发生的时间、月经的色质以及重要兼症来辨析,而不要局限于喜按喜揉或拒按来判断虚实,因为绝大多数痛经患者都喜按喜揉。凡经前腹痛而胀,月经量少而不畅者,为实证;凡经后腹痛而不胀,月经量多者,为虚证。在临床上,痛经以实证为多见,实证中又以气滞血瘀型为多见。

2. 治疗痛经,以通调气血为主

《素问·调经论》云:"血气不和,百病乃变化而生。"而气血失调正是痛经的主要病机,故痛经的治疗,总以通调气血为主,因于寒者,宜温而通之;因于热者,宜清而通之;因于气滞血瘀者,宜行而通之;因于虚者,则宜补而通之。如《医宗金鉴》所言:"更当审其凝滞胀痛之故,或因虚、因实、因寒、因热分而治之。"

四、病案举例

例一、易某,女,40岁。诉每值行经数日,少腹剧痛,月经后期,而色黯。病已十余年。就诊时症见:行经第三天,少腹冷痛,头晕,腰膝酸软,舌边紫,苔薄白,脉弦细。

辨证分析:《医宗金鉴·妇科心法要诀》云:"腹痛经后气血弱,痛在经前气血凝。"本案少腹疼痛。且月经后期而色黯,舌苔薄白而脉细,当属虚证。

治疗:治以温经散寒,养血祛瘀。选用《金匮要略》温经汤加减。

处方:党参10g,吴茱萸3g,川芎10g,当归10g,酒白芍10g,丹皮10g,官桂5g,法半夏10g,延胡索10g,香附10g,甘草6g。15剂,水煎服。药后少腹冷痛显减,精神转佳。原方续服15剂,至下次月经,未发少腹疼痛。

例二、胡某,女,31岁。诉经期小腹疼痛剧烈,难以耐受。病已3年。西医诊断"子宫腺肌症"。就诊时正值经期,小腹坠胀痛甚,经量不多,经色黯,有瘀块,平素畏冷,舌边紫,苔薄白,脉细。

辨证分析:本例患者素经行小腹坠胀痛甚,经色黯,有瘀块,舌紫,有瘀块,为气滞血瘀之象。

治疗:治以行瘀通经为主,兼以行气。方选琥珀散加味。处方:琥珀10g,三棱6g,莪术6g,丹皮10g,官桂5g,延胡索10g,乌药10g,刘寄奴15g,当归10g,酒白芍10g,广木香6g,田七粉9g。10剂,水煎服。次诊时诉药后经期腹痛显减,但觉疲乏。再以原方加西洋参6g,扶正固本、以图缓攻,再进15剂。后随访得知病获痊愈。

例三、李某,女,41岁。诉15岁初潮,每逢经期,少腹疼痛。就诊时症见：少腹疼痛,痛引腰骶,得热则舒,经量极少,经色黯黑,四肢不温,舌质紫,苔薄白,脉弦细。

辨证分析：本例患者素体阳虚,寒邪客于冲任,与经血相搏,血为寒凝,不通则痛。

治疗：治以活血祛瘀,温经止痛。选用少腹逐瘀汤加减。处方：小茴香10g,炮姜6g,生蒲黄6g,五灵脂10g,煅没药10g,当归10g,川芎10g,延胡索10g,肉桂5g,赤芍15g,桃仁10g,广香6g,乌药15g。20剂,水煎服。药后少腹痛显减,四肢转温,原方再进20剂,病获痊愈。

附方：

1. 琥珀散(《普济本事方》)：三棱　莪术　赤芍　刘寄奴　牡丹皮　官桂　熟地黄　菊花　真蒲黄　当归

2. 加味乌药汤(《济阴纲目》)：乌药　缩砂　木香　延胡索　香附　甘草

3. 桂枝茯苓丸(《金匮要略》)：桂枝　茯苓　牡丹皮　芍药　桃仁

4. 少腹逐瘀汤(《医林改错》)：小茴香　干姜　延胡索　没药　当归　川芎　官桂　赤芍　蒲黄　五灵脂

5. 温经汤(《金匮要略》)：吴茱萸　麦冬　当归　芍药　川芎　人参　桂枝　阿胶　牡丹皮　生姜　甘草　半夏

6. 当归建中汤(《千金翼方》)：当归　桂心　芍药　黄芪

7. 当归芍药散(《金匮要略》)：当归　芍药　茯苓　白术　泽泻　川芎

8. 易黄汤(《傅青主女科》)：山药　芡实　黄柏　车前子　白果

第二十三讲　崩漏证治

崩证最早见于《内经》,《素问·阴阳别论》云:"阴虚阳搏谓之崩";漏下之名最早见于《金匮要略·妇人杂病脉证并治》,其曰:"妇人有漏下者,有半产后因续下血都不绝者,有妊娠下血者"。至隋代巢元方《诸病源候论》中首列"漏下候""崩中候""崩中漏下候",谓"非时而下淋漓不断谓之漏下";"忽然暴下谓之崩中",并指出漏下崩中可以互见。明·方广在《丹溪心法附余》中提出了塞流、澄源、复旧的治崩大法:"初用止血以塞其流,中用清热凉血以澄其源,末用补血以还其旧。若只塞其流不澄其源,则滔天之势不能遏;若只澄其源而不复其旧,则孤子之阳无以立",这个观点对后世治疗崩漏有着深远影响。

一、主症辨析

崩漏以妇女不在行经期间阴道出血为主要表现,一般突然出血,来势急,血量多的叫崩;淋漓下血,来势缓,血量少的叫漏。宋·严用和《济生方》谓:"崩漏之病,本乎一证。轻者谓之漏下,甚者谓之崩中"。如果月经行经延长达 2 周以上者,也属崩漏范畴,称为"经崩"或"经漏"。血崩日久,耗伤气血,渐变为"漏";漏下不止,病势加剧,也可致"崩",故二者常合而称之"崩漏"。

二、辨治要领

崩漏虽然都是阴道不规则下血,但崩者,山崩地裂之意,指妇人忽然阴道大下血；漏者，淋漓漏下之意，就是出血量较少但持续时间较长。崩是急性病，是急症重症；漏是慢性病。关于两者的概念区别，《医宗金鉴·妇科心法要诀》讲得很清楚："淋漓不断名为漏，忽然大下谓之崩"。

不论是崩中还是漏下，总的辨证以虚、实为纲。虚证的重点是气虚，气虚不能摄血，而致血崩血漏；实证以血热最为常见，邪热迫血妄行，轻则为漏，甚则为崩。此外，还有血瘀证，血瘀证是虚实夹杂证，亦虚亦实，本虚标实。

1. 气虚崩漏证

月经非时而下，量多如崩，色淡质稀，兼神疲体倦，气短懒言，不思饮食，少自汗，面色淡黄。舌淡胖，苔薄白，脉缓弱。治宜益气摄血，可选固本止崩汤。

2. 血热崩漏证

常见经血非时而下，量多如崩，血色深红，兼心烦少寐；舌红，苔黄，脉滑数。治宜清热凉血，固冲止血。宜用荆芩四物汤或清热固经汤。

3. 血瘀崩漏证

多由经期感寒及产后余血未尽而发为崩漏。常见经血非时而下，量多或少，淋漓不净，血色紫黯有块；常兼少腹疼痛；舌紫，或有瘀点，脉细或弦。治宜活血祛瘀，固冲止血。可选加参生化汤。

4. 冲任不固漏下

长期总漏下，行经时间超过 1 周以上，甚则半月、一月淋漓不止，更甚者漏下长时间反复发作，体疲乏，腰酸，舌淡脉细。此为冲任不固之漏下，治以固冲任，止漏下，用胶艾汤或加参胶艾汤。

三、个人经验

1. 治崩要谨守塞流、澄源、固本三法则，亦即治崩的三个步骤。塞流是第一步，就是要迅速止血，这是崩证治疗的当务之急；第二步是澄源，就是要找出病因，针对病因进行治疗；第三步是固本，血止之后要进一步扶正调养，预防复发，固本的要点在于补气血、固冲任。

2. 治崩止血验方——三炭三甲饮合独参汤。血崩证治疗的关键在于尽快止血，否则容易导致休克等危重病情。通过长期实践，总结出止血秘方：三炭三甲饮合独参汤。组成：侧柏炭、地榆炭、蒲黄炭、煅龙骨、炒龟板、乌贼骨、人参。其中"三炭"凉血止血,"三甲"收敛固涩止血,重用人参补气摄血,经反复临床验证,此方效果显著。

3. 辨治漏下重点在于固冲任。冲脉为十二经之血海,任脉总任人体阴经之血气,二脉损伤,则经血漏下。临床诊治时还需详辨寒热,一般初起为实热,日久属虚寒。固冲任的要方是胶艾汤,并根据偏寒偏热再随证加减。

4. 止血药必须炮制炒炭。治崩漏之证,止血为要务之一,止血药物要重视炮制,炒炭为佳,如:棕榈炭、艾叶炭、栀子炭、荆芥炭、地榆炭、侧柏炭、蒲黄炭、阿胶珠、仙鹤草炭、贯众炭、干姜炭等。

四、病案举例

例一、血崩危症

伍某,女,40岁,湖南常德人。此案系20世纪60年代在农村行医时诊治的病人。当时农村地区还未开展计划生育,患者已生育3个子女,怀第4胎时自行采用农村土办法堕胎,胎下后大出血。接诊时病人已大出血1日,其床上床下都是血。病人处于昏睡状态,四肢厥冷,大汗淋漓,少气乏力,声低气短,舌淡,苔白,脉细,已经是休克状态了。当时山区离医院很远,无法将病人送医院,而且乡医院也还未开展清宫术。病情危重紧急,急予大剂固本止崩汤。处方:高丽参15g,黄芪30g,炒白术15g,当归10g,熟地15g,干姜炭10g。嘱每日2剂,频频饮服。很快病人血止,后经调理逐渐康复,起死回生。

例二、血崩重症

于某,女,32岁,北京市人,2010年就诊。患者月经每两月一行,每次行经经量特别多,出现大崩血,崩血可持续4~5天,曾多次送医院抢救。来长沙就诊时才从医院抢救出院不久,血崩复作。此患者属血崩证,首先当塞流止血,予加参三炭三甲饮。处方:西洋参片15g,侧柏炭15g,地榆炭30g,蒲黄炭15g,煅龙骨30g,炒龟板20g,乌贼骨30g。15剂,水煎服,每日1剂。服药15剂后,病人血止,前来复诊。崩血已止,后当固本,改加参胶艾汤善后,15剂。服用两个疗程后病获痊愈。

例三、漏下症

吴某,女,29岁,教师,长沙市人。2009年5月18日初诊。主诉月经漏下6个月。患者诉近半年来,月经总是提前7~8天,经行后又淋漓不尽,量不多,伴疲乏,头晕。舌淡,苔薄黄,脉细。妇科 B 超等检查未发现异常。

辨证分析:此患者为典型的漏下证,经量不多,持续时间较长,结合舌脉辨证为冲任不调之崩漏证。

治疗:治宜固摄冲任,调经止血。方用加参胶艾汤加味。处方:西洋参片 10g,阿胶珠 20g,艾叶炭 15g,当归身 10g,白芍 10g,熟地 15g,川芎 15g,侧柏叶炭 10g,地榆炭 10g,棕榈炭 10g,炙甘草 6g。月经前服药,10 剂为 1 疗程,连服 3 个疗程。二诊时患者诉漏下显减,三诊时月经已正常。

例四、漏下症

史某,女,28 岁,湖南省岳阳市人。2008 年 10 月 12 日初诊。诉 1 个月前行药物人流术后漏血半个月,后继行清宫术,术后仍然漏血不止,已持续 1 个月。出血量少,色紫黯,夹有黑块。兼腹痛、腰痛。舌淡紫,苔薄白,脉弦细。

辨证分析:患者系因人流术后漏下不止,血色紫黯,夹有瘀块,并兼腹痛,结合舌脉辨证为气虚血瘀证。

治疗:治当益气养血,祛瘀温经以治漏。方选加参生化汤。处方:西洋参片 15g,当归 10g,川芎 6g,桃仁 6g,干姜炭 6g,田七片 15g,甘草 6g。15 剂,水煎服。二诊诉漏下已止,改加参胶艾汤 15 剂,善后。

附方:

1. 固本止崩汤(《傅青主女科》):熟地黄 白术 黄芪 当归 黑姜 人参

2. 荆芩四物汤(《医宗金鉴》):生地黄 荆芥炭 当归 川芎 白芍 黄芩

3. 清热固经汤(《简明中医妇科学》):炙龟板 牡蛎粉 清阿胶 大生地 地骨皮 焦山栀 生黄芩 地榆片 陈棕炭 生藕节 生甘草

4. 加参生化汤(《傅青主女科》):人参 当归 川芎 桃仁 炙甘草 炮姜 大枣

5. 胶艾汤(《金匮要略》):阿胶 艾叶 川芎 当归 芍药 干地黄 甘草

6. 加参胶艾汤(熊继柏经验方):西洋参或党参 阿胶 艾叶 川芎 当归 芍药 干地黄 甘草

7. 三炭三甲汤(熊继柏经验方):侧柏炭 地榆炭 蒲黄炭 煅龙骨 炒龟板 乌贼骨

附：师徒解惑现场答疑

1. 某博士问：治疗痿证的常用方剂,如"虎潜丸""五痿汤""加味金刚丸"等各自的运用要点是什么?

熊教授答：痿证是难治病,《内经》认为其病因有三：①五脏气热,即肺气热、肝气热、心气热、肾气热、脾气热。②肺热叶焦,"五藏因肺热叶焦,发为痿躄"。③阳明胃虚,"故阳明虚则宗筋纵,带脉不引,故足痿不用也。"《内经》最早称痿证为"痿躄",躄即四肢痿废不用,后世医家有将其称之为"瘫痿"者,但临床常见者多为两足痿废,此病为慢性病,临床治愈率较低。

《医宗金鉴》讲了两种痿证,为临床最常见者：一为肝肾阴虚致痿,其特点除两足痿废不用外,有足心发热,两腿时烦热,舌苔薄黄,脉细数。主方为虎潜丸（现称壮骨丸。其中虎骨已禁用）。二为湿热致痿,其特点是两腿痿弱,并有酸重感,甚则两足浮肿,舌苔黄而腻。主方是加味二妙散。此方我亦常用来治湿热痹证,效果很好,治痹证时不用龟板,治痿证时用龟板。

五痿汤出自《医学心悟》,其理论源自"治痿独取阳明",其基本方为四君子汤,主治脾胃虚弱,但又加黄柏、知母、当归、麦冬、苡米,针对五脏气热。此方针对《内经》所谓"阳明虚则宗筋纵,带脉不引,故足痿不用"效果很好。此外,还有张锡纯的振颓汤,其效果不如五痿汤,故很少用。

加味金刚丸是古人的经验方,是在原《保命集》金刚丸（萆薢、肉苁蓉、菟丝子、杜仲）基础上加巴戟天、天麻、僵蚕、全蝎、牛膝、木瓜、乌贼骨、马钱子等而成。我很少用乌贼骨,马钱子有剧毒,也不用,此方不用马钱子效果也很好,能强筋骨、祛风湿、通经络,可治中风、小儿麻痹症及风湿等所致的瘫痪，特别是兼有痉挛、麻木或关节变形的长期瘫痪。

另外，我还要补充解释关于"治痿独取阳明"的理论。今人论及痿证的治疗，均引用此话，以致很多人误以为治疗痿证"独"用治阳明一法即可，实则大错，历代医家中亦有犯此错者，如张志聪、陈士铎等。"治痿独取阳明"来源于《素问·痿论》："帝曰：如夫子言可矣，论言治痿者独取阳明，何也？"张景岳指出，文中"论言"二字是指《灵枢·根结》所言："太阳为开，阳明为阖，少阳为枢。故开折则肉节渎而暴病起矣，故暴病者取之太阳……阖折则气无所止息而痿疾起矣，故痿疾者取之阳明……枢折即骨繇而不安于地，故骨繇者取之少阳。"从上文可知，治痿独取阳明是指针刺取穴而言，是以太阳、阳明、少阳三经比较而言，如暴病者取之太阳而不取阳明、少阳；痿疾者取之阳明而不取太阳、少阳；并非所有痿证只取阳明，否则如何解释虎潜丸、加味金刚丸、加味二妙散等治痿良方？ 李中梓还讲过有瘀血成痿者。我曾经治疗过一位老人，两小腿硬肿而色黑、痿废不用，西医所谓脉管炎，即是瘀血成痿者。痿证该如何治疗呢？《素问·痿论》曰："各补其荥而通其俞，调其虚实，和其逆顺，筋、脉、骨、肉，各以其时受月，则病已矣。"此乃痿证的针刺疗法，即应辨虚实、调经脉，并分四时而施治。

2. 某博士问：运动神经元病变，以上肢痿证为主，虚实寒热不明显者，该如何辨证？ 是属肝肾阴虚吗？

熊教授答：上肢痿证很少有肝肾阴虚的，因为肝主筋，肾藏精生髓主骨，腰为肾之府，膝为筋之府，故肝肾虚弱、精血亏虚者均有腰膝酸软症状。上肢痿证往往是两种情况：虚者为脾胃虚，实者为经络不通。因脾主四肢，胃为多气多血之腑，脾胃虚则气血不足而不能充养肌肉故成痿证；风湿之邪客于经络，以致经络闭阻、气血不达亦可成痿。我的秘方黄芪虫藤饮是治后者的验方，其中五虫（地龙、僵蚕、全蝎、蜈蚣、乌梢蛇）可祛风通络，五藤（鸡血藤、海风藤、络石藤、忍冬藤、钩藤）可活血、祛风湿而通络，加黄芪则是受补阳还五汤启发，益气以行血。

3. 某博士问：消风散、乌蛇消风散、紫红消风散、消风败毒散、枇杷清肺饮、五味消毒饮几首方剂治疗风疹、湿疹时的运用要点如何？

熊教授答：凡风疹块、风疹、湿疹、疮疹均突出皮肤。风疹块表现为成块的皮肤瘙痒或划痕症；风疹为疹点，严重者为疮疹；湿疹痒甚，抓破流水、糜烂。《医宗金鉴》中记载有特殊湿疹，名"四弯风"，乃"湿热伤胃，患于肌肤"。

　　风疹块和风疹乃风热所致,主方为消风散。消风散基本方实为吴鞠通治疗暑温加湿的白虎加苍术汤,再加入蝉衣、牛蒡子、荆芥、防风等祛风药以及少量活血药而成。若风疹块和风疹颜色紫黑,夜甚昼轻,遇风则甚而热象不显,时间较长者,乃风热伤血络,血络瘀阻,用乌蛇消风散。其中有赤芍、丹参、牡丹皮,其消风、祛瘀能力较消风散强。紫红消风散是我自创的,即消风散加紫草、红花,紫草清热解毒消疮,红花活血化瘀,用于风疹块和风疹反复发作、多年不愈,以热为主,兼有瘀阻者。

　　湿疹用萆薢渗湿汤加苦参。

　　五味消毒饮用于一般疮疹,火象不显者。消风败毒散和枇杷清肺饮用于治疗面部痤疮。以风热为主或风热夹湿,表现为色红、痒甚或肿者,用消风败毒散。此方可清上焦风热,还有利水作用,故又可治水痘。若面疮色紫,挤出白脂粒,则加三棱、莪术,或加牡丹皮、赤芍;若便秘,则加酒大黄。

　　4. 某博士问:请问甘露消毒丹、丹栀逍遥散在肝病中的运用?

　　熊教授答:肝病很复杂,有急、慢性肝病和肝硬化。急性肝病黄疸期必有湿热,应分清主次清湿热,除湿之法是利小便,清热之法是通大便。若以湿为主用茵陈四苓散,以热为主用茵陈蒿汤,若患者大便溏,则不用茵陈蒿汤,改用栀子柏皮汤。

　　慢性肝病患者,若湿热并重,以热为主,表现为转氨酶升高,口苦,胸闷,舌苔黄腻,则用甘露消毒丹。无咽痛可去射干,湿不重且不呕者,改白蔻仁为苡米。慢性肝病者,若以湿为主,表现为转氨酶升高,口不苦,舌苔白腻,则用三仁汤。若症状不显,转氨酶不高,仅见疲乏,胁痛,食纳不佳,口微苦,舌苔不腻,则用丹栀逍遥散。

　　肝硬化患者,若表现为腹胀,水肿,尿少,常用二金汤合茵陈四苓散;若水肿严重,则用二金汤合五皮饮;若四肢瘦弱,腹大如鼓,疲乏较甚,乃虚实夹杂,湿热壅塞,其中以热为主者,用中满分消丸,以湿为主者,用胃苓汤。

　　肝病的基础病因是湿热,但肝硬化亦有以瘀为主者。因肝藏血,湿热伤肝,亦可致肝脉瘀阻或水瘀互结,表现为腹大如鼓,青筋暴露,蜘蛛痣,或黑疸(肤色黑而黄,目睛黄)。应利水化瘀、清湿热,主方为调营饮。此病治疗需慎重,时间较长,后期需扶正祛邪,勿操之过急。

　　5. 某博士问:关于中风的治疗,请您讲解一下。

　　熊教授答:中风应首辨病位:中经络者,病在四肢、面部,表现为半身不遂,面瘫,甚则舌謇语涩。中脏腑者必有昏迷,并兼有中经络的症状,分为闭证和脱证。其中,猝倒无知,牙关紧闭,痰涎上涌,双手握固者为闭证;口开目合,手撒,遗尿,汗出如珠,声如鼾睡者为脱证。

治疗方面,中脏腑者病死率较高,闭证宜开窍醒脑,用涤痰汤送服至宝丹,或麝香。根据西医的观点,中风是瘀血阻塞,但据我临床所见,90%的中风都是因为痰。中医认为痰瘀互阻,但首要是化痰。我赞同朱丹溪所说的"中风以治痰为先",因痰在气分,瘀在血分,卫、气、营、血,层层深入,若先化瘀血,则引狼入室,故用涤痰汤加麝香。脱证宜固脱,用参附汤。

中经络者,根据不同主症而治。①表现为半身不遂为主者,若初起兼半身疼痛,口苦,口渴,舌苔黄,用大秦艽汤;若兼肢体麻木痉挛,用黄芪虫藤饮;若中风后期,痰象不显,而有瘀象,仅见肢体麻木不遂,则用补阳还五汤,或合黄芪虫藤饮。②以面瘫为主者,宜化痰息风活络,用牵正散合导痰汤,亦可用天麻四虫饮合导痰汤。③以舌謇语涩为主者,用解语丹。若兼遗尿,乃肾虚,用地黄饮子。地黄饮子原治舌强不能言、足废不能行的喑痱证,足少阴肾经上通于舌,肾虚受风,故舌强不能言。

6. 袁教授问:作为方剂学老师,我想站在教学的角度提个问题:方剂配伍是方剂教学的核心内容和重点内容,联系今天讨论的主题,我想到了一个治法——培土生金法。培土生金法联系到具体的方剂,一个是体现在补益方面,培土生金法其实是间接补益法,即通过补益脾来补肺,但是培土生金还有一种理解不是治法,而是配伍法,比如有两首典型方剂,一是钱乙的泻白散,是治疗肺热喘咳证,方中用到了粳米和甘草,就属于培土生金配伍法;还有一首方就是喻昌的清燥救肺汤,方中用到了人参和甘草,也属于培土生金配伍法。因此,我想请熊教授指导,培土生金治法和配伍法在临床中是否多用? 如何运用?

熊教授答:袁老师是全国著名的方剂学专家,关于培土生金法我讲两点:第一、我们临床应用的培土生金法是治疗肺虚证的,是根据《难经》"虚则补其母"的原则制定的治法,这种方法是间接补肺的方法,也是从根本上治疗的方法。肺虚有两种,一种是肺气虚,一种是肺阴虚。肺阴虚可直接滋养肺阴,如清燥救肺汤,但是,在滋养肺阴的同时可以滋养胃阴,也就是补土,土者,脾胃也,滋养胃阴可进一步滋养肺阴,如叶天士的叶氏养胃汤,吴鞠通的益胃汤,都是典型的通过滋养胃阴而补肺阴的方子。肺气虚,要通过补脾胃来补肺，如肺气虚所致喘促证，就要补土，用张景岳的金水六君煎治疗。又如陈修园的《医学三字经》里说："喘促证，治分门，鲁莽辈，只贞元……虚喘者，补而温，桂苓类，肾气论，平冲逆，泄奔豚，真武剂，治其源，金水母，主诸坤，六君子，妙难言，他标剂，忘本根。"为什么是金水母呢？因为土生金，金生水，要补肺滋肾，必须补其母，金之母是土，要补脾，所以说六君子，妙难言，用六君子汤来补土，治疗虚喘。另外，我们在治疗肺痨病时，对于慢性肺结核，病人不仅仅是肺阴虚，往往发展到肺脾两虚，出现咳嗽、气短、食少、便溏、形体消瘦，这种情况用什么方呢？还是用六君子汤。以上就是培土生金法作为治疗大法在临床上的应用。

　　第二、关于袁老师所说的泻白散用粳米、甘草，清燥救肺汤用人参、甘草的问题，其实这样配伍的方还很多，如白虎汤也用了粳米、甘草，麦门冬汤用了粳米、甘草，还有大枣，讲方剂时也可以说是培土生金，但是配伍这些药物主要起什么作用呢？主要是护胃气的作用。所以，像这一类的方不必硬性归类到培土生金法中。比如泻白散，它主要是清金培土的，准确地说，是清金护胃气，清燥救肺汤是润金培土，白虎汤是清肺胃之热来兼顾胃气，麦门冬汤是益气阴来顾胃气，诸如此类，说明我们中医治病始终要注意顾护胃气。我们看《伤寒论》《温病学》，写《伤寒论》的张仲景好像特别重视顾阳气，三阳病以后转为三阴病，三阴病基本上是以顾护阳气为基点的；而叶天士、吴鞠通的温病学讲究顾津液，不是有名言吗？"存得一分津液，便有一分生机"。这是他们的主导方向，但是这种理论包含了另外一个东西，就是特别注重顾护胃气。比如，白虎汤为什么要用粳米、甘草呢？粳米完全是为了顾胃气；比如，麦门冬汤为什么用粳米、大枣、甘草呢？完全是为了顾胃气。我们治疗肺痿时，除了麦门冬汤外，还有一个甘草干姜汤，这个方不纯粹是顾胃气的吗？干姜不仅温肺，更重要的是温中，中者，中焦也，不就是脾胃吗？甘草补中，你看甘草干姜汤到底是温胃的成分多？还是温肺的成分多呢？肯定是温胃的成分多。当然，除此之外还有很多顾胃气的方，还有一些既补阳气也顾胃气的方，如桂枝汤、五苓散。《温病学》就更不用说了，其中有大量的方都是顾胃气。因此，顾胃气始终是中医治病的一个基本原则，为什么呢？因为人以胃气为本，有胃气则生，无胃气则死。因此，无论治疗急性病还是慢性病，特别是慢性病，一定要注意顾胃气。所以，在很多清热或清肺的方剂中都有护胃气的药，我们在教学中应将其重点摆在顾胃气上，而不是放在培土生金上，这就对了。

7. 某教授问："轻可去实"一词来源于徐之才的《药对》。徐之才根据功用将药分成"宣、通、补、泻、轻、重、滑、涩、燥、湿"十类，即宋代成无己称之的"十剂"。"轻可去实"即为其中之一，原指麻黄、葛根清扬宣散之属，叶天士在《温热论》中提出："在表初用辛凉轻剂。"在叶天士医案中指出："仿徐之才轻可去实，用有气无味之药。"后人多理解"轻可去实"即用轻清疏解的药物以治疗风温初起的表实证。请问熊老师"轻可去实"您如何理解？在肺系疾病中有什么特殊的病例或运用心得？

熊教授答："轻可去实"，本意是讲轻清之剂可以祛除实邪，这是针对表邪而言。《内经》云："因其轻而扬之。"因其轻是指病邪轻浅，可用宣扬的方法，如用桑菊饮、银翘散。而"轻可去实"的轻不是指病邪，而是指轻剂，这就告诉我们祛实邪不一定要用实药、用重药。比如，大承气汤攻下里实，十枣汤攻逐水饮，大陷胸汤治疗水热结胸，这都是"实可去实"。而我们用轻剂亦可祛实邪，哪些轻剂可以祛实呢？比如，治风寒表证时我们不用麻黄汤而用荆防败毒散，治结胸证我们不用大陷胸汤而用小陷胸汤，治里热积滞我们不用大承气汤而改用小承气汤或调胃承气汤，这些都是"轻可去实"。任何方剂都有轻剂、重剂，在分量上亦有轻重，如余师愚的清瘟败毒饮就分为大剂、中剂、小剂，他称为大方、中方、小方，大剂的石膏用半斤，小剂的石膏用一两，这个悬殊多大呀。并不是说我们用桑叶、菊花、金银花、连翘就可以除实邪，其实通俗地说就是"四两拨千斤"。比如治食积，较重的用枳实导滞汤或承气汤，这就是"实可去实"，食积轻的用保和丸，这就是"轻可去实"。这就是剂量上的大小、用药的轻重以及药物的缓急。同样可祛除实邪，那就要根据病邪的轻重缓急来选择用药用方的轻重缓急。绝不能把"轻可去实"解释成麻黄祛寒邪，石膏祛热邪，那就是错误的。

8. 某博士问：熊老师，您刚才提到甘草干姜汤，它在《金匮要略》里面是治疗肺痿"肺中冷"的主方。《金匮要略·肺痿肺痈咳嗽上气病脉证治》："热在上焦者，因咳为肺痿。"阴液亏耗为肺痿发生的根本原因，然肺痿又有虚热、虚寒之分。对于虚寒肺痿，"肺中冷，必眩，多涎唾，甘草干姜汤以温之"。请问熊老师，您认为虚寒肺痿的辨证关键是什么？甘草干姜汤药物过于简单，临床上可加用什么药合适？《金匮要略》中提到的"必遗尿、小便数"是否必见？

熊教授答：首先，我们要把什么叫肺痿搞清楚。痿同萎，萎者，草木枯而不荣也,肺痿就是肺叶枯萎。《内经》称为"肺热叶焦",即肺有热邪,造成肺叶干枯,进而萎缩,实际上是肺失于滋养。西医有哪些病是属肺痿呢? 一是肺不张,二是肺纤维化。照此看来,肺痿不是急性病,而是慢性病,而且是虚证。《金匮要略》描述为"咳而吐涎沫",因此,肺痿的症状一是咳嗽,二是吐浊沫,并且还有气短。张仲景讲到肺痿与肺痈的区别时指出:"脉数虚者为肺痿,脉数实者为肺痈。"表面上脉数是热证,实际上告诉我们肺痿是个虚热证。虚热如何证实呢?《金匮要略》讲:"肺痿从何得之?""或从汗出,或从呕吐,或从消渴,小便利数,或从便难,又被快药下利,重亡津液。"为什么叫重亡津液? 或从便难,又被快药下利,这不是重亡是什么? 它是从多个方面重复消耗了津液,造成肺津耗伤,肺失滋养而成肺痿,因此,肺痿是个虚热证,它的主方是麦门冬汤。那为什么又产生一个肺寒痿呢? 有两种情况:一是肺痿病久,阴损及阳,造成肺阳虚寒;二是素体阳虚的。因此,甘草干姜汤治疗肺寒痿,除了有咳嗽、吐涎沫、气短外,还有胸背寒冷,口不渴,即使渴也是喜热饮的,舌苔白而不黄,脉细而不数。至于提到小便频数,那是肾虚的表现,甘草干姜汤证是中上焦的虚寒,并不会影响到肾。甘草干姜汤我在临床用过,确实有效,炙甘草是君药,干姜是臣药,炙甘草可用30g,干姜用10g,还可以适当加药,比如痰多的加白芥子,吐涎沫清稀的加茯苓,甚至还可以合苓桂术甘汤,苓桂术甘汤治疗胸阳不足,阳微阴弦,胸部阳气不足,往往引起饮邪上犯,这是必然的,心火一虚,阴霾就会来欺负。所以,我常说,学中医要善于思考,善于变通。不仅要聪明,还要有灵气、有悟性。

9. 某博士问:炙甘草汤治肺痿是什么情况呢?

熊教授答:严格地说,炙甘草汤是补心气的,治肺痿是后人借用来的。

10. 某博士问:我曾遇到一个病例:男,74岁,肺胀日久,吐涎沫,质清稀量多,微咳,口淡不渴,短气不足以息,神疲乏力,食少便溏,无小便数。舌质淡,苔薄白,脉细弱。另外,祝味菊有类似医案,他首诊用温药甘草干姜汤加菟丝子、补骨脂、法半夏、紫菀、百部等。二诊加黄附片12g,三诊加黄附片15g,四诊加黄附片21g,按语称之为"有勇有谋",请问熊教授此病例是否可用附片,附片运用原则和注意事项是什么? 另外,黄附片是什么附片?

熊教授答:没有黄附片,就是白附片。因为附子只有两种:白附片和黑附片,他可能是想与白附子区别,说成了黄附片。我顺便说说附子,首先,我们要认识附子的功效。附子是入少阴的,尤其是入肾的,是走四肢的。附子走而不守,干姜守而不走,什么意思呢? 干姜守中焦而不走四肢,附子走四肢而不守中焦。当然,这只是相对而言,让我们了解附子和干姜的区别,因为两者都是热药,都是温中的。我们再看看,古人用附子最突出的是张仲景,比如真武汤中有白术、附子、茯苓、芍药、生姜,白术是健脾的,茯苓是化饮的,附子是温肾阳的,附子与白术,一个温阳,一个健脾。又比如附子汤,是温肾阳的;四逆汤中,附子是温肾阳的,干姜是温中阳的;麻黄附子细辛汤、麻黄附子甘草汤,麻黄是散表寒的,附子是温肾阳的。张仲景用附子,90% 用于少阴寒化证,这就说明附子重点是温肾阳的,因为少阴既主肾又主心,所以,温肾阳的同时也可以温心阳,但温心阳绝不是重点所在。上次在广州的一个大会上有人问我如何看待"火神派"? 我说:"如果我们中医界上十万人、上百万人都不读中医书,只用附子,那中医还有什么好学的? 难道我们中医几千年的学术就是一味附子吗? 如果是这样,那我们还读四大经典干嘛?《温病学》《方剂学》《中药学》都不必学了。"临床上用附子肯定是温肾阳的,用甘草干姜汤治疗肺痿绝不可能用附子,如果谁说用附子,那他的药物学知识就没过关。如果四肢厥冷侧重于肾阳虚那就可以用附子,加味缩泉丸也要用附子,还有张景岳的右归丸、张仲景的金匮肾气丸都用了附子,为什么呢? 因为它们都是温肾阳的。因此,一定要把握这一点,那就是典型的肾阳虚才能用附子,其他情况切莫随便用附子。

最近,我在附一院急诊科看了一个危重病人,病人本来发高烧,突然阴损及阳,四肢厥冷,大汗淋漓,脉象为鱼翔脉。我当时就对学生说,这个病人肯定要死了。我问护士体温是多少,护士说是 37.8℃,我说肯定不对。果真,护士再一测量,只有 35.0℃多,而 37.8℃是两小时之前的体温。我跟病房主任讲,这病人救不活了,因为脉是死脉,可能就只能活到今天晚上了。病人家属不愿放弃,一再央求我开药,我开了个参附汤,结果,病人是第二天晚上死的,延缓了一天一夜。像这种情况,就要用附子,它不仅可以温肾阳,还可以温心阳,就是这个道理。

11. 某博士问: 中医有"肺主皮毛"的理论,请问在皮肤病的治疗过程中如何理解和体现肺的作用?

熊教授答:"肺主皮毛"出自《内经》,"皮毛者,肺之合也。"这是五脏主五体的基本理论。皮毛是人的表层,表层受邪,第一个影响的脏就是肺,所以《内经》说："皮毛者，肺之合也。"这是针对我们认识外感病，如感冒、咳嗽之类的疾病而言的，所以，我们治疗外感咳嗽要宣肺、要解表。如果碰到恶寒、咳嗽、流涕的情况就想到消炎，用黄芩、石膏、知母之类的药，那就糟了，这个咳嗽很可能要拖1个月才能好，这就是"肺主皮毛"的应用了。

治疗皮肤病是否要治肺呢？首先我们要搞清楚皮肤病到底病在哪里，皮肤病病在皮肤和肌腠，而肌肉是归脾胃所主。因此，皮肤病是关系到两个脏的，一个是肺，一个是脾。肺主气，气主血液运行，气虚则血虚，气滞则血瘀，气不行则血不行。由此又要联系到另外一个点，脾主湿，湿可化热，于是乎又联系到热了。所以说，皮肤病其实是很复杂的，与肺有关，与脾有关，与气、血有关，与湿、热有关。

我举个例子，比如我们常用的治疗风疹块的是消风散，消风散的基本方是白虎加苍术汤，白虎加苍术汤是吴鞠通用来治疗暑温夹湿的，那白虎汤是清哪里的热呢？是清阳明胃热的，而苍术是燥中焦之湿的，这就是典型的治脾胃的方。荆芥、防风、蝉衣、牛蒡子是消风的、散表的，散表不就解决了皮毛的问题了吗？生地、归尾是凉血、活血的，这就是消风散的组成。我再举个例子，比如风疹、麻疹初期，都是透发在皮肤，还有水痘也是透发在皮肤，当然这三个病是有区别的。我们一般用什么方呢？银翘散可以，荆防败毒散也可以，荆防解表汤也可以，为什么呢？它们都是宣肺的。如果有咳嗽，桑菊饮也可以。如果是麻疹初期，我们用宣毒发表汤，宣毒发表汤的重点是宣肺之风热，这不就体现了肺主皮毛吗？水痘也是在皮毛，但夹有水湿，其主方是腊梅解毒汤，我们很少用这个方，其实，就用银翘散加几味利湿的药，如木通、滑石、车前子就可以了。因此，我们治疗皮肤病的重点：一是在肺，二是在脾；一治皮肤，二治肌肉。

12. 某博士问：我想请教两组方剂的应用，一是治疗肺热咳喘时如何区别运用桑白皮汤和定喘汤？二是治疗腑实喘证时如何区别运用宣白承气汤与星蒌承气汤？

熊教授问：星蒌承气汤有哪些药？

回答：就是大承气汤加胆南星、瓜蒌。

熊教授答：那只能称为加味承气汤，不能称为正方。刚才你所提的问题都是关于喘证的，喘证的辨证以虚实为纲，张景岳说："实喘者，有邪，邪气实也；虚喘者，无邪，元气虚也。"实喘有风寒喘，有痰饮喘，痰饮中又包括寒痰和痰热，另外还有腑实喘。腑实喘又称表里俱实，为什么叫表里俱实呢？大肠者,肺之腑也。肺与大肠相表里,肺为脏属里,大肠为腑属表,表里俱实就是肺与大肠俱实,宣白承气汤就是用于腑实喘证。

如果是风寒喘轻症,就用华盖散,也可以用麻黄汤,但最准确的还是华盖散。因为华盖散的主方还是麻黄汤,只是没有桂枝而已,它的重点不是祛寒通阳,而是散寒平喘,所以加了桑白皮、苏子。如果是重症,就用小青龙汤,小青龙汤不仅散寒,更可治疗寒饮,射干麻黄汤虽然是治疗寒哮的,我想也可以用。如果饮邪太重,除了小青龙汤外,还可以用苓桂术甘汤。总之,只要是侧重于有寒有饮的都可以用。

如果是热喘,特别是痰热喘,有明显的痰和明显的热,那最好是用张景岳的桑白皮汤。这个方我经常用,效果很好。

如果是外寒加里热的喘证,俗称为"寒包火",有典型的外寒表证,如恶寒发热、流鼻涕,又有明显的里热征象,如高热、口渴、苔黄,脉数,这就是标准的麻杏石甘汤证。其实,还有一个效果更好的方——五虎汤,《医宗金鉴》中用五虎汤治疗暴喘,又名"马脾风"。

腑实喘的症状是怎样的呢? 它一方面有肺热表证,一方面有阳明腑实证。吴鞠通描述为:"喘促不宁,痰涎壅滞,脉右寸实大。"为何右寸实大呢? 右寸主肺。肺热壅盛,虽未讲大便秘结,但一般有大便秘结,宣白承气汤主之。

20世纪60年代,我在农村治疗过这么一个病人。那时候正是夏天,一个平时身体很壮实的生产队长突然发热、喘促,在医院治疗3天没好,我给他开了3剂麻杏石甘汤,吃了也没有效果。复诊时,我特意问了他的大便情况,他说不便秘、不腹胀。突然,我注意到一个现象,病人上身赤膊,满头大汗,还不停地扇风,但两腿却盖着棉被。问他怎么了? 他说是腿冷。这就奇怪了,为什么会腿冷呢? 一定是有邪气阻隔,使阳气不能下达。于是我明白了,给他开了个宣白承气汤,大黄用了10g,结果,3剂药就把他彻底治愈了。因此,如何理解宣白承气汤的用法呢? 吴鞠通虽然给我们指出了"喘促不宁,痰涎壅滞,脉右寸实大",但远远不止这些,还有口渴、心烦、大便秘结、舌苔黄腻,这些都可以视为宣白承气汤的适用证。另外,刘河间还用凉膈散治喘证,为什么呢? 因为火热犯上致喘,甚至还可以用调胃承气汤治喘证,道理都是一样的——通阳明腑实,换句话说,叫釜底抽薪。西医很难理解肺与大肠有什么关系,就好像我在西学中班讲课,讲到口舌生疮要利小便、治小肠,他们不明白,我讲膀胱咳,他们也不理解。因为西医讲究解剖,而中医重视人体的整体性，讲究经络的联系，学中医的人必须熟悉经络。

13. 某博士问：我曾治疗一银屑病患者，男，24岁，住院期间发高热达39.5℃，恶寒，无汗，脉数。我准备给他用大青龙汤，但主任说，大青龙汤恐怕发汗太猛，建议用麻杏石甘汤，麻黄用到10g，生石膏用了20g，结果3剂后仍未退烧。我想请熊老师指点一下这个案例。

熊教授答：大青龙汤就是麻黄汤加石膏、姜枣，其使用要点是"发热恶寒身疼痛，不汗出而烦躁者，大青龙汤主之"。烦躁为内热，小青龙加石膏也治烦躁，此烦躁乃外寒内饮，加实热。麻杏石甘汤、小青龙汤二者共同之处均治气喘，而不是高热为主。你所说的患者主症为发热，如果是发热兼气喘，则可以从上方中考虑；如果是发热而不是以气喘为主，那就是另外的病了。比如患者是发热兼恶寒的表证，那么春天可用银翘散，夏天就用新加香薷饮，这就不一样了。因此，关键是看主症是什么，若不以气喘为主症，就不能用麻杏石甘汤。

14. 某博士问：我想请教关于过敏性鼻炎方面的问题，过敏性鼻炎常用苍耳子散等方治疗，有些疗效好，而有些疗效不好。特别是一些肺气虚弱的患者，症见打喷嚏、流鼻涕很严重，四肢不温，畏风寒，舌苔薄白，脉浮而弱。当属正气不足而外感风寒的，我认为用苍耳子散加玉屏风散应该有效，但用了以后效果不好，不知道问题出在哪里？应该如何治疗？

熊教授答：鼻者，肺之窍也，所以，治肺可以治鼻。肺有气虚、有阴虚，风寒可以伤肺、风热可以伤肺、痰饮也可以伤肺，因此，鼻炎按中医辨证可分四型：风寒型、风热型、痰热型以及阴虚型。若是风寒型，可以用桂枝汤，甚至麻黄汤，鼻流清水、畏寒怕冷，还有人用五苓散；风热型用苍耳子散；痰热型用藿胆丸合温胆汤；阴虚型有典型的鼻干、口干，甚至鼻衄，则用甘露饮。若鼻炎反复发作，属肺气虚的，当然应该固表、补肺气，所以我常用玉屏风散合苍耳子散治疗。你刚才所说的案例可能有阳虚外寒，考虑用桂枝汤，甚至可以加点麻黄。

15. 某博士问：我想请教一个病案，这个可以算我的一个误诊病例。患者男性，29岁，发热恶寒1天。近一月工作较累，1天前无明显诱因出现高热，达39.6℃，伴恶寒、头痛、咽微痛，无明显咳嗽，食纳较差，二便可，舌红苔黄，脉数。因其主症为发热恶寒、头痛、咽痛，我判断为外感风热，予银翘散加减。当天晚上，患者来电话说，高热未退，而且吐了一口血痰。我感觉情况有变化，嘱患者去医院化验血常规、拍胸片检查，结果，诊断是大叶性肺炎。因此，我想请问老师，如何早期鉴别风热感冒与肺炎以减少误诊？

熊教授答：严格地说，这不算误诊。因为病邪伤人，传变很快，《内经》说："邪风之至，疾如风雨。故善治者，治皮毛，其次治肌肤，其次治筋脉，其次治六府，其次治五藏。治五藏者，半死半生也。故天之邪气，感则害人五藏……"这说明什么呢？病邪传变是很快的。特别是小儿疾病，传变最速，过去，我们把小儿病称为骤马证，为什么呢？因为骤马跑得快呀！凡是病邪伤人，都是可以传变的，而且随人的体质变化。如果这个病人素为阳刚之体、痰热之体，尽管感受风寒之邪也可以迅速从热化。如果病人素为痰热之体或有肺热，外感风寒之邪也可迅速发肺炎，这个一点也不奇怪。所以严格地说，这不算误诊，就算让我去看，他最开始肺部症状没表现出来，说不定我也会开银翘散。没有肺部的症状特点，肺炎很难发现，当然我看的时候会考虑得比你复杂一些。你当时看到发热、咽痛，开银翘散加减是对的。

至于外感发热演变为肺炎，很可能当时就有特点，比如气促、喉中痰多、舌苔黄腻、寸脉滑大或滑数有力，只是这些特点一下子不容易发现、没抓住。我常常讲，当中医，哪怕是名老中医，疗效也不可能是百分之百，能有80%的疗效就不错了，因为疾病太复杂，影响因素太多了。因此，这个不能算误诊，只说明我们看病要走一步看一步，因为病邪是流走的，病情是变化的，你能把握一个基本规律就不错了。

16. 某博士问：我想请教关于肺部肿瘤的治疗，您经常用犀黄丸，有时用胆黄丸，有时只用犀牛黄，那究竟这些药物运用的指征是什么呢？

熊教授答：治疗肺部肿瘤的正方是犀黄丸（犀角已禁用，现称西黄丸，下同），犀黄丸可治疗各种癌症，但重点是治肺癌。我使用时有哪些变化呢？一是病人如果吐血，就去麝香，因为麝香是走窜药；二是火气特别大时改成胆黄丸。至于乳香、没药不仅散瘀，更重要的是止痛，比如仙方活命饮用乳香、没药，是散瘀消肿、止痛的；如张锡纯的活络效灵丹用乳香、没药，是止痛的、散瘀的。所以，如果病人胸痛得厉害，就必须用犀黄丸，如果病人胸痛不厉害，可能分量就用轻一点，如果病人有呕吐，那用乳香、没药就要注意了。我读过张锡纯的《医学衷中参西录》，他的西医是不错的，但他用乳香、没药是用生的，要知道，病人吃了生乳香、生没药会呕吐的。所以，我们一定要用炮制过的乳香、没药。

17. 某博士问：熊老师，既然麝香是芳香走窜药，那会不会导致癌细胞扩散呢？

熊教授答：首先，我们不能用西医的思维来思考中医的问题，麝香在这里的作用是引药直达病所，并且去瘀消肿。况且，不是单独只用麝香，而是与西牛黄、乳香、没药配伍运用，因此，不会出现你所说的情况。